PATHOLOGIE UND KLINIK
IN EINZELDARSTELLUNGEN

HERAUSGEGEBEN VON

R. HEGGLIN
ZÜRICH

F. LEUTHARDT
ZÜRICH

R. SCHOEN
GÖTTINGEN

H. SCHWIEGK
MÜNCHEN

H. U. ZOLLINGER
FREIBURG

BAND XIV

LUNGENEMPHYSEM
MORPHOLOGIE,
PATHOGENESE UND FUNKTIONELLE BEDEUTUNG

VON

WOLFGANG HARTUNG

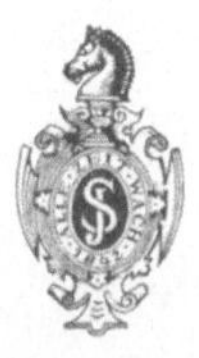

SPRINGER-VERLAG
BERLIN · GÖTTINGEN · HEIDELBERG
1964

LUNGENEMPHYSEM

MORPHOLOGIE, PATHOGENESE UND FUNKTIONELLE BEDEUTUNG

VON

WOLFGANG HARTUNG

PRIVATDOZENT DR. MED.
AM PATHOLOGISCHEN INSTITUT DER UNIVERSITÄT MÜNSTER I. W.
(DIREKTOR: PROFESSOR DR. MED. W. GIESE)

MIT 44 ABBILDUNGEN

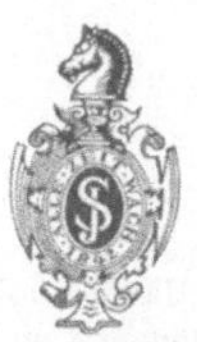

SPRINGER-VERLAG

BERLIN · GÖTTINGEN · HEIDELBERG

1964

ISBN 978-3-642-87382-9   ISBN 978-3-642-87381-2 (eBook)
DOI 10.1007/978-3-642-87381-2

© by Springer-Verlag OHG./Berlin · Göttingen · Heidelberg 1964

Softcover reprint of the hardcover 1st edition 1964

Library of Congress Catalog Card Number 63-23084

Inhaltsverzeichnis

A. Einleitung

Lungenemphysem ist ein häufiger pathologisch-anatomischer Befund. Es wird bei subtiler morphologischer Untersuchungstechnik bei etwa zwei Dritteln aller Obduzierten jenseits des 16. Lebensjahres diagnostiziert. Es tritt dabei in sehr unterschiedlicher Form und in wechselnder Ausdehnung über die Lungen auf. Seiner funktionellen Bedeutung nach kann es völlig belangloser Nebenbefund sein oder aber die Hauptkrankheit, die den Tod an kardio-respiratorischer Insuffizienz zur Folge hatte. In der diffusen Form des atrophischen Emphysems ist es eine nahezu konstante, nicht sicher als krankhaft zu wertende Erscheinung des höheren und hohen Lebensalters. In anderen Fällen wiederum tritt es als funktionell bedeutsame Komplikation zu anderweitigen Lungenerkrankungen.

Angesichts dieser Vielzahl von Erscheinungsformen und des Wechsels in der funktionellen Bedeutung ist eine scharfe Gliederung unerläßlich. Das hat sich insbesondere bei der Diskussion mit der Klinik gezeigt, die mit Hilfe der ihr heute zur Verfügung stehenden modernen Methoden der Lungenfunktionsprüfung zu einer weitgehend funktionellen Interpretation des Emphysems gekommen ist und in manchen Punkten einer Rückbesinnung auf das morphologische Substrat bedarf, sofern sie nicht nur noch bestimmte, gewöhnlich mit Emphysem verbundene Störungsformen diagnostizieren will. Auf der anderen Seite haben die manchen klinischen Tests ähnlichen neu entwickelten Untersuchungsmethoden der pathologischen Anatomie die postmortale Analyse der Funktionsstörungen in ihrer Strukturgebundenheit gefördert und damit die klinische und pathophysiologische Problematik auch dem Pathologen nahegebracht.

Diese neue, stark funktionell ausgerichtete Untersuchungsphase, in die die allgemeine und spezielle Pathologie des Emphysems nach längerem Stillstand seit LOESCHCKEs Darstellung nunmehr eingetreten ist, hat ähnlich wie die moderne klinische Funktionsdiagnostik eine Fülle neuer Fragen aufgeworfen. Auch hinsichtlich der Pathogenese haben sich durch die systematische Anwendung histomechanischer Techniken an der Lunge und am gesamten Thorax-Lungensystem neue Deutungsmöglichkeiten ergeben, die den Versuch gerechtfertigt erscheinen lassen, von der rein deskriptiven zu einer pathogenetisch und damit funktionell orientierten Emphysemklassifikation fortzuschreiten, wie sie von GIESE und seiner Schule angestrebt wird. Sie scheint die Möglichkeit zu bieten, die in der Emphysemfrage heute offensichtlich bestehende Kluft zwischen pathologischer Anatomie und Klinik zu überbrücken. Diesem Ziel sei die vorgelegte Darstellung in besonderem Maße gewidmet.

B. Definition und Klassifikation des Lungenemphysems
I. Definitionsfragen

Unter Emphysem wird heute gewöhnlich das chronische alveoläre (vesiculäre) Emphysem verstanden, das seiner ganz hervorragenden Bedeutung wegen zum Emphysem schlechthin geworden ist. Das interstitielle (interlobuläre) Emphysem, das früher gemäß den terminologischen Regeln der Pathologie (z. B. noch von ROKITANSKY 1842) als das „eigentliche Emphysem" angesehen wurde, hat schon LAENNEC (1819) gegen das vesiculäre Emphysem abgegrenzt; es tritt gegenüber dem letzteren ganz an Bedeutung zurück.

Das Lungenemphysem sollte daher generell nur noch als ein alveoläres, d. h. die terminalen Lufträume der Lunge betreffendes Problem behandelt werden. Es bildet als Zustand eines vermehrten Luftgehaltes der Lunge (emphysan = aufblasen) das Gegenstück zur Atelektase. Dabei wird aber sofort deutlich, daß diese Generaldefinition einer Unterteilung bedarf, weil der Luftgehalt der Lunge mit den verschiedenen Funktionszuständen wechseln und speziell an der Leiche durch verschiedene akzidentelle Mechanismen beeinflußt sein kann. Zustände eines vermehrten Luftgehaltes können auf einer Steigerung der Atemfunktion, auf einer akuten Verlegung der Luftwege und auf einer krankhaften Erweiterung der terminalen Lufträume beruhen.

Damit ergibt sich eine Unterteilung, die von dem eigentlichen chronischen Emphysem zwei weitere, ätiologisch differente Zustände vermehrten Luftgehaltes der Lunge abgrenzt:

1. Das *Volumen pulmonum auctum* als Zustand einer noch an der Leiche erhaltenen reversiblen Erweiterung der terminalen Lufträume mit Vermehrung des Luftgehaltes der Lungen infolge einer gesteigerten ventilatorischen Funktion ohne Störung der Exspiration (Beispiele: Sportlunge, Effort-Syndrom).

2. Das *akute Emphysem* (akute Überblähung, Ballonierung) als Zustand einer prinzipiell reversiblen Erweiterung der terminalen Lufträume mit Vermehrung des Luftgehaltes der Lunge infolge einer akuten Exspirationsbehinderung und dadurch bedingter Dissoziation von In- und Exspiration (Beispiele: Status asthmaticus, Ertrinkungslunge, Aspiration).

3. Das *chronische Emphysem der Lunge* als Zustand einer irreversiblen Erweiterung der terminalen, Alveolen tragenden Lufträume.

Die Teilung der Zustände einer reversiblen Luftvermehrung in Volumen auctum und akutes Emphysem ist nicht allgemein anerkannt. Sie ist zweckmäßig, weil die Ursachen und die funktionelle Bedeutung differieren.

Über die genannte grundlegende Definition des chronischen Emphysems konnte dagegen auf verschiedenen Zusammenkünften annähernde Einigkeit unter den Pathologen erzielt werden (vgl. Luxemburger Protokolle, Sitzung der Arbeitsgruppe Pathologische Anatomie 1958; Ciba Guest Symposium, London 1958; Symposium on Emphysema and the „Chronic Bronchitis" Syndrome, Aspen 1958; Arbeitsgruppe Morphologie des Emphysems und Kolloquium über Emphysemeinteilung, VI. Internat. Thoraxkongreß, Wien 1960). Es bestehen aber hinsichtlich der Klassifikation seiner verschiedenen Formen erhebliche Meinungsverschiedenheiten, die sich jetzt insbesondere auf zwei schon in ihren Ansätzen grundlegend unterschiedliche Klassifikationsversuche der anglo-amerikanischen und der deutschsprachigen Pathologen zu konzentrieren scheinen.

Es wird im folgenden zu zeigen sein, daß diese morphologischen Klassifikationen auch eine eminente Bedeutung für die Auseinandersetzung mit den funktionell ausgerichteten klinischen Einteilungsprinzipien haben. Diese Diskussion ist noch in vollem Flusse.

II. Klassifikationsversuche der Klinik

Die Klinik mußte mit ihrer an den Fortschritten in der Funktionsdiagnostik orientierten und auf die praktischen Bedürfnisse zugeschnittenen Betrachtungsweise zwangsläufig immer stärker in Gegensatz zu den vorwiegend statisch ausgerichteten und zuweilen auch einseitig pathogenetisch festgelegten Auffassungen der Morphologie geraten. Sie wurde zunehmend auf eine bestimmte Emphysemform, das sog. obstruktive Emphysem, eingeengt, das man auch geradezu als „das klinische bzw. klinisch bedeutsame Emphysem" bezeichnet hat (VOLHARD 1921; STAEHELIN 1922; BALDWIN, COURNAND u. RICHARDS 1949; LOTTENBACH 1956; LÖFFLER 1956 u. v. a.).

In der Klinik hatte schon immer einer der in der Vorgeschichte und bei der Untersuchung häufigsten Befunde, die *Bronchitis*, eine besondere Bedeutung für die pathogenetische Beurteilung. Der Catarrhe sec LAENNECs (1819) findet sich in der Bronchitis spastica inappercepta ROSSIERs (1956) wieder. Die bronchiale Obstruktion wurde als Hauptursache der Lungenblähung angesehen. Die Zunahme des Residualluftvolumens und insbesondere dessen verändertes prozentuales Verhältnis zur Totalkapazität gelten auch heute noch als wesentliches Kriterium des Emphysems (LOTTENBACH 1956; MATTHES u. ULMER 1957; HAMM 1958; SEGAL u. DULFANO 1953 u. a.), das mit der anatomischen Definition einer irreversiblen Erweiterung der terminalen Lufträume in Einklang gebracht werden kann. Die Rückbildungsfähigkeit des Blähungszustandes nach Fortfall der Bronchialobstruktion gibt eine Abgrenzungsmöglichkeit gegenüber dem akuten Emphysem, die in allen klinischen Klassifikationen berücksichtigt ist.

In neuerer Zeit trat dann die dynamische Betrachtungsweise mehr in den Vordergrund. Die modernen Methoden der Druck- und Volumengeschwindigkeitsmessung (Übersicht bei BARTELS, BÜCHERL, HERTZ, RODEWALD u. SCHWAB 1960) ermöglichten eine genauere Erfassung der neuerdings meist als resistance (MEAD u. WHITTENBERGER 1953) bezeichneten dynamischen Atemwiderstände. Die auf die Arbeiten von ROHRER (1915, 1925) zurückgehenden und von v. NEERGAARD u. WIRZ (1927) sowie von CHRISTIE (1934) auf die Klinik übertragenen, neuerdings durch die Oesophagusdruckmessung wesentlich geförderten Untersuchungen zur Atemmechanik und Atemarbeit haben ein weiteres klinisches Kardinalsymptom des Emphysems, die Dyspnoe, als mechanisch bedingte Ventilationsstörung erkennen lassen.

Diese Betrachtungsweise führte, noch ehe die technischen Voraussetzungen für die Durchdringung der Probleme unter funktionellen, am Gasaustausch orientierten Gesichtspunkten voll entwickelt waren, zu der aus rein klinischer Sicht durchgeführten Trennung in eine obstruktive und eine nicht-obstruktive Form des Emphysems durch KOUNTZ u. ALEXANDER (1934). Dieser Klassifikationsversuch hat wegen seiner praktischen Brauchbarkeit großen Anklang gefunden. Es wurden allerdings die z. B. in dem ersten Klassifikationsversuch der respiratorischen Insuffizienz durch BRAUER (1932) ersichtlich noch respektierten Grenzen einer vorwiegend morphologischen Betrachtungsweise durchbrochen, indem man ein *Symptom*, die erhöhten Atemwiderstände, zum entscheidenden Kriterium erhob. Dieses Symptom hat zwar größte klinische Bedeutung und wird bei der überwiegenden Zahl der zur Behandlung kommenden Emphysemkranken gefunden, es kommt aber seinem Entstehungsmechanismus zufolge weder ausschließlich bei Emphysem vor, noch ist es allen Emphysemformen gemeinsam, von denen manche, wie z. B. das diffuse atrophische Altersemphysem, erst bei Eintritt einer komplizierenden Bronchitis in die Reihe der klinisch bedeutsamen Emphyseme rücken.

Daneben blieben die herkömmlichen Klassifikationen durchaus gebräuchlich. Ihre Terminologie ist wegen der zahlreichen meist auf besondere pathogenetische Mechanismen hinweisenden Epitheta kaum noch anders als chaotisch zu bezeichnen. LOTTENBACH (1956) hat versucht, sie in einer klinisch praktikablen Form zusammenzufassen, während SCHERRER u. a. (1961) wieder funktionelle Gesichtspunkte in den Vordergrund gestellt haben.

Mit der Synthese der spirometrischen und blutgasanalytischen Befunde mittels der „Alveolarformel" ist die funktionelle Betrachtungsweise, die sich einer vorwiegend morphologisch orientierten Arbeitsrichtung nur schwer erschließt, ganz vorherrschend geworden. Dies zeigt sich insbesondere an dem Begriff des funktionellen Totraumes, der sich aus den Verteilungsstörungen von Luft und Blut als den bei Emphysem wesentlichsten Störungsmechanismen der Diffusion ergibt und, obwohl als Volumgröße angegeben, völlig unräumlich ist. Gleichzeitig wurden durch das Studium der Beziehungen zwischen Ventilation und Perfusion auch die Störungen der Dynamik des kleinen Kreislaufes und die Rückwirkungen auf das rechte Herz besser erfaßbar. Einen ausgezeichneten Überblick über diese wesentlich methodisch bedingte Entwicklung vermitteln die zusammenfassenden Darstellungen von COMROE, FORSTER, DUBOIS, BRISCOE u. CARLSEN (1955), ROSSIER, BÜHLMANN u. WIESINGER (1958), im pathologisch-anatomischen Schrifttum die Darstellungen von KNIPPING u. BOLT (1961), SCHOEDEL u. GROSSE-BROCKHOFF (1961), sowie die klinischen Referate von KNIPPING, BOLT und MATTHES (1960).

Für den Morphologen ergibt sich angesichts dieser eindrucksvollen Fortschritte die Frage, inwieweit er seine pathogenetischen Auffassungen darauf abzustellen und sich in seiner Emphysemklassifikation anzupassen habe.

Die von LOTTENBACH (1956) vertretene Auffassung, das Emphysem sei zu einer klinischen Diagnose geworden und es sei „der Verdacht mehr als begründet, daß eine bedeutende Zahl jener Emphysemfälle, die seinerzeit zu Erklärungsversuchen hinsichtlich der Pathogenese herangezogen wurden, heute nicht mehr als solche zu bezeichnen wären und daß ein beträchtliches Kontingent nicht in den Kreis der Betrachtung einbezogen wurde", wird in der Pathologie und selbst in der Klinik nicht allgemein überzeugen. Die tägliche Erfahrung beweist auch heute noch die schon klassisch gewordene Formulierung von LOESCHCKE (1928), daß „ein großer Teil der anatomisch hochgradigen Emphyseme dem Kliniker verborgen" bzw. zumindest quantitativ nicht voll erfaßbar bleibt.

Die schon erwähnten Methoden zur postmortalen Funktionsanalyse (Übersicht bei HARTUNG 1963) haben aber die morphologische Lungendiagnostik funktionsbewußter und die Beziehungen der verschiedenen Strukturstörungen zur Lungeninsuffizienz klarer erkennbar gemacht, wovon die morphologischen Referate von GIESE (1956), sowie von GIESE, MEESSEN, UEHLINGER und HARTUNG (1960) Zeugnis ablegen. Hinsichtlich des Emphysems wird sich ein aus morphologischer Sicht erfolgender Klassifikationsversuch heute unter Berücksichtigung der klinischen Belange an den Kriterien

1. des morphologischen Erscheinungsbildes,
2. der pathogenetischen Faktoren und
3. der funktionellen Bedeutung

orientieren können und müssen.

III. Klassifikationsversuche der pathologischen Anatomie
a) Alte Klassifikationen

In den sehr alten Darstellungen, wie z. B. bei ROKITANSKY (1842), ist gewöhnlich eine Einteilung in die senile Atrophie der Lunge (nur teilweise als seniles „Emphysem" bezeichnet), in die akute, auch kompensatorische Blähung (mitunter neben der echten Hypertrophie) und schließlich in das substantive Emphysem, das eigentliche und mit dem klinisch bedeutsamen gleichgesetzte Emphysem durchgeführt.

Die folgende Entwicklung läßt sich in drei Phasen einteilen, die in wesentlichen Zügen der allgemeinen Entwicklung der Medizin entsprechen und die jeweils herrschenden pathogenetischen Vorstellungen widerspiegeln.

1. Die zahlreichen vorwiegend auf mikroskopischen Untersuchungen beruhenden Arbeiten, die im einzelnen ausführlich von LOESCHCKE (1928) abgehandelt wurden, galten vor allem dem *morphologischen Aspekt*. Insbesondere stand die Frage nach den elastischen Fasern im Vordergrund, aber auch das Vorkommen und die Bedeutung der Kohnschen Poren wurden stark diskutiert. Aus diesen Arbeiten ergeben sich keine neuen Gesichtspunkte zur Klassifikation des Emphysems.

2. Die späteren, an dieser Stelle nur kurz zu erwähnenden *pathogenetischen Deutungsversuche*, die von dem Bestreben, eine einheitliche Ursache des Emphysems zu finden, in besonderem Maße geprägt erscheinen, haben dagegen einige Bedeutung für die Abgrenzung bestimmter Emphysemformen gehabt. Es wurde die Bedeutung des Thorax und der Wirbelsäule, gesteigerter Atembewegungen, lokaler narbiger Gerüstverziehungen im Lungengewebe untersucht. Funktionsverluste im elastischen Fasersystem, Primärschäden am Alveolarepithel und die Auswirkung von Zirkulationsstörungen wurden diskutiert, ebenso besonders von RIBBERT (1916) die bronchiolostenotische Genese.

b) Die Klassifikation von LOESCHCKE (1928)

Diese verschiedenen Deutungsversuche hat LOESCHCKE zusammengefaßt, indem er die Bedeutung der einzelnen morphologischen Kardinalsymptome: Dehnung, Anämie und Atrophie kritisch untersuchte. Er stellte vor allem die Dehnung in den Vordergrund und unterschied folgende Gruppen:

I. Primäre Ernährungsstörung des Lungengewebes
   a) durch Gefäßstenose oder Verschluß (isolierte lobäre Gewebsatrophie mit sekundärer Dehnung; Emphysema bullosum),
   b) durch entzündliche Gewebsschädigung (mit Einschmelzungsprozessen);
II. Primäre Dehnung und sekundäre Anämie und Atrophie
   a) durch Ventilationshindernisse (Stenosen der Luftwege, Bronchitis, Bronchiolitis, Asthma)
      1. inspiratorisch und
      2. exspiratorisch,
   b) durch statische Einflüsse, nämlich
      1. komplementär (Narbenschrumpfung, Atelektasen) und
      2. thorakogen

LOESCHCKES Gliederungsversuch, der diese zweite Periode abschließt, ist also ausgesprochen von pathogenetischen Gesichtspunkten bestimmt. Die besondere Bedeutung der Fälle mit Exspirationsstörung für die Klinik hat LOESCHCKE klar erkannt. Er hat sich aber mit Recht entschieden dagegen verwahrt, nur diese als Emphysem anzuerkennen, zumal er sie in seinem Untersuchungsgut gemessen an den statisch-thorakogenen Überdehnungsemphysemen nur selten beobachtet hat. Als wichtigstes morphologisches Kriterium führt er die Erweiterung der Alveolarsäckchen und deren spätere Konfluenz an. Hinsichtlich der schwindenden Elastizität der Emphysemlungen äußert er sich skeptisch; er verweist auf die methodisch unzulänglichen Messungen des Dondersschen Druckes (besonders von PERLS 1869) und ist bei der Diskussion der Eigenschaften der elastischen Fasern in einer irrtümlichen Interpretation des Elastizitätsbegriffes (STERNBERG 1925; dagegen s. PETERSEN 1927, REDENZ 1927) befangen.

Diese von der Höhe des Wissens seiner Zeit erfolgte pathogenetisch-klassifizierende Darstellung ist noch heute weitgehend anerkannt. Sie wurde von LOTTENBACH (1956) und auch von LAUCHE (1956) übernommen.

c) Neuere Klassifikationen

Unter dem Einfluß der Fortschritte in der klinischen Funktionsdiagnostik rückten aber allmählich auch in der Pathologie *funktionelle Gesichtspunkte* in den Vordergrund. Besondere Bedeutung haben Beobachtungen und experimentelle Untersuchungen über den Oberflächenverlust (UEHLINGER 1956; MEESSEN 1960; SWEET, WYATT u. KINSELLA 1960; FUEST u. HAAS 1959; HIERONYMI 1961; HENSCHEL 1960, 1961 u. a.), über die Blutversorgung und die Perfusionsbedingungen (LIEBOW u. Mitarb. 1949; SCHOENMACKERS u. VIETEN 1958; ARMSTRONG u. CUDKOWICZ 1958; GIESE 1957; JUNGHANSS 1958, 1959; HARTUNG u. DELFMANN 1960; MEESSEN 1960) und über die Ventilationsstörungen (GIESE 1956, 1960; HARTUNG 1958, 1959, 1960; PRATT, HAQUE u. KLUGH 1961, 1962; SWEET, WYATT, FRITSCH u. KINSELLA 1961; WYATT, FISHER u. SWEET 1962) gewonnen. Die in der Klinik neuerdings erkennbare Tendenz, die Diagnose und Prognose des Emphysems auf die Verluste an Diffusionskapazität zu gründen (ZUIDEMA u. SCHERRER 1955; ORNSTEIN 1955; SCHERRER 1961), könnte unmittelbare Beziehungen zu den Oberflächenmessungen gewinnen. Eine Übersicht über die modernen morphologischen Untersuchungsmethoden findet sich bei HARTUNG (1963).

1. Aus den *Luxemburger Protokollen*, Tagung der Arbeitsgruppe Pathologische Anatomie des Emphysems (1958), ist die noch vorwiegende morphologische Klassifikationstendenz vieler Pathologen ersichtlich (POLICARD, MEERSSEMAN, HUSTEN, COLLET, PLETTE, GRAILLES, GOUGH, GIESE), die bei im einzelnen erheblichen Differenzen nur gelegentlich funktionelle Gesichtspunkte berücksichtigen. Einteilungsprinzipien sind:

a) Die Verteilungsform (diffus bzw. generalisiert, lokalisiert, systematisch-lokalisiert).

b) Der Ausbildungsgrad (einfache Erweiterung, Erweiterung mit Destruktion und Konfluenz der Einzelherde).

c) Die Erscheinungsform (diffus, kleinblasig-periläsionell, bullös).

Pathogenetische Faktoren werden häufiger zusätzlich herangezogen, aber nicht generell zu dem morphologischen Bild und dem klinischen Schweregrad in Beziehung gesetzt wie in der Einteilung nach GIESE, die später auch von den Klinikern als Diskussionsbasis angenommen wurde.

2. Die insbesondere von GOUGH (s. HEPPLESTON u. LEOPOLD 1961) inaugurierte, in Symposien in London (Ciba-Report 1958) und Aspen, Colorado (1958) gemeinsam mit Klinikern diskutierte *anglo-amerikanische Klassifikation*, die jetzt allgemein verbindlich festgelegt werden soll (MENEELY u. a. 1962), beschränkt sich bewußt auf eine ausschließlich deskriptive morphologische Basis, weil man die pathogenetischen Fragen noch nicht als ausreichend geklärt ansieht. Entscheidend sind:

a) die Verteilung (distribution) der emphysematischen Veränderungen im Acinus und

b) das Vorhandensein oder Fehlen von destruktiven Prozessen an den intraacinären und interacinären Septen (destruction of the walls of air spaces).

Daraus ergeben sich:

1. Emphyseme nicht-selektiver Ausbreitung im Acinus bzw. Lobulus (panacinäre und panlobuläre Emphyseme), die als nicht-destruktives und als destruktives Emphysem vorkommen können.

2. Emphyseme mit selektivem Befall von Teilen des Acinus bzw. Lobulus, wobei lediglich eine Dilatation der respiratorischen Bronchiolen oder der Alveolargänge oder aber (wie bei dem zentrilobulären Emphysem) eine Destruktion der Gangwände bestehen kann.

3. Irreguläre Emphyseme (insbesondere Narbenemphyseme) mit irregulärer Verteilung der emphysematischen Läsionen im Acinus und über dessen Grenzen hinaus.

Schon diese einfache Zusammenstellung macht deutlich, daß zwangsläufig im Zuge der Progredienz der emphysematischen Läsionen viele Fälle von der einen in eine andere Gruppe übergehen müssen und daß insbesondere die Endstadien unterschiedlicher Emphysemformen schließlich in der Gruppe mit panacinärem bzw. panlobulärem Befall enden werden. So wird in der Tat in den neuesten amerikanischen Arbeiten, die sich mit klinischen Vergleichen und postmortalen Lungenfunktionstests befassen (s. o.), zwischen den pathogenetisch offenbar differenten symptomatischen und asymptomatischen Formen des morphologisch panlobulären Emphysems unterschieden.

3. Die von GIESE und seinen Mitarbeitern ausgearbeitete *pathogenetische Klassifikation* (GIESE 1959, 1960; HARTUNG 1958, 1960; JUNGHANSS 1959) ist dagegen auf die in vielen Fällen unerwartet gute Übereinstimmung der Ergebnisse von verschiedenen Funktionsuntersuchungen am Leichenorgan mit den klinischen Funktionstests gegründet und bewußt pathogenetisch und funktionell ausgerichtet. Sie wurde während des VI. Internationalen Kongresses für Erkrankungen der Thoraxorgane (Wien 1960) mit verschiedenen Pathologen (DI BIASI, CHIARI, RANDERATH, REID, RÜTTNER, UEHLINGER u. a.) diskutiert und hat — unter Abgrenzung gegen das Volumen pulmonum auctum und das akute reversible Emphysem — in folgender Form die Zustimmung der Diskussionsteilnehmer gefunden:

Das *chronische Emphysem* ist keine Krankheitseinheit, sondern teilt sich in zahlreiche ätiologisch, pathogenetisch und funktionell unterschiedliche Gruppen auf. Das für alle Formen gültige morphologische Merkmal ist die *irreversible Erweiterung der Alveolen tragenden Lufträume,* die zu einem Verlust der Alveolarstruktur und zur Erhöhung der Residualluft führt. Die Hauptgruppen werden nach pathogenetischen und ätiologischen Gesichtspunkten unterschieden in:

A. Das atrophische oder primäre Emphysem (Synonyme: genuines, konstitutionelles und seniles Emphysem).

B. Die sekundären Emphyseme. Diese sind anderweitigen Krankheitszuständen der Lunge nach- und zugeordnet. Sie lassen sich in ihrer Herdbezogenheit als Folgezustand erkennen und nach den pathogenetischen Mechanismen, die den emphysematischen Umbau des Lungengewebes auslösen, unterteilen in

1. das *bronchostenotische (obstruktive) Emphysem,*

2. das *Narbenemphysem* und

3. das *Überdehnungsemphysem* (Synonyme: vikariierendes, kompensatorisches oder komplementäres Emphysem).

Durch die nicht seltenen Kombinationen dieser Formen können im Einzelfall schwer zu analysierende Mischformen entstehen.

Diese Klassifikation wurde der vorliegenden Darstellung zugrunde gelegt. Die so unterschiedenen Emphysemformen sollen in ihrem morphologischen Bild, in ihrer Häufigkeit und Verbindung mit anderweitigen Lungenerkrankungen, hinsichtlich der bei ihrer Entstehung wirksamen ätiologischen und pathogenetischen Momente und in ihrer funktionellen Bedeutung unter besonderer Berücksichtigung der Schwere des klinischen Krankheitsbildes untersucht werden.

C. Morphologie

I. Volumen pulmonum auctum und akutes Emphysem
a) Volumen pulmonum auctum

Das Volumen auctum ist der morphologische Ausdruck einer anhaltenden verstärkten ventilatorischen Beanspruchung der Lunge. Diese kann bei schwerer körperlicher Belastung, bei den sog. Atemneurosen und auch bei der „großen Atmung" im Koma sowie bei zentralnervösen Krankheitsprozessen vorliegen. Bei den genannten besonderen Formen der Agone kommt oft noch hinzu, daß ein Teil der Lunge in den paravertebralen und basalen Teilen durch Hypostase, Aspiration oder pneumonische Prozesse ausgeschaltet wird. In der Restlunge nach Resektion oder bei narbiger Schrumpfung großer Lungenteile liegt eine ständige erhöhte funktionelle Beanspruchung, meist in Verbindung mit einer Dehnung infolge eines Mißverhältnisses zwischen Thoraxweite und Lungengröße dem Volumen auctum zugrunde. Die normalen oder erniedrigten alveolären CO_2-Drucke stellen das klinische Kriterium dafür dar, ob eine Hyperventilation oder eine kompensierte funktionelle Mehrbelastung besteht.

Die erhöhte Atemmittellage bleibt gewöhnlich auch an der Leiche erhalten. Das Zwerchfell steht tief, die Zwischenrippenräume sind weit, die Lunge selbst ist groß und oft verhältnismäßig blaß, der Minimalluftanteil am Kollapsvolumen ist hoch. Auf der Schnittfläche können die erweiterten Alveolargänge makroskopisch sichtbar sein. Mikroskopisch sieht man sie von den erhaltenen, aber schalenförmig abgeflachten Alveolen umgeben. Die normal im Querschnitt etwa 1:1 betragende Gang-Alveolenrelation ist zugunsten der Gänge verschoben. Trotz des verhältnismäßig großen Kollapsvolumens ist die Elastizität des Lungengewebes in den histomechanischen Tests regelrecht; dabei wird nicht selten beobachtet, daß das Kollapsvolumen im Zuge der Akkommodation kleiner wird, woraus sich auf eine muskulär erhöhte Atemlage schließen läßt (Näheres S. 101). Voraussetzung für die Diagnose ist ein freier Bronchialbaum.

In der Schwangerschaft liegt klinisch ebenfalls häufig eine wahrscheinlich hormonell bedingte Hyperventilation vor, doch ist das Residualvolumen wegen des Zwerchfellhochstandes eher erniedrigt. Diese Beobachtung zeigt, daß ein Hyperventilationssyndrom nicht unbedingt mit einem Volumen auctum verbunden sein muß.

Das *chronische Volumen auctum* wird später bei der Frage des Überdehnungsemphysems in der Restlunge (S. 75) besprochen.

b) Akutes Emphysem

Gegenüber dem Volumen auctum ist das akute Emphysem (die akute Überblähung oder Ballonierung der Lunge) durch das Vorliegen eines vorwiegend exspiratorisch wirksamen Ventilmechanismus vor allem in den kleineren Luftwegen gekennzeichnet. Als Ursache kommen vor allem Verlegungen durch Schleim, besonders im Status asthmaticus, durch entzündliches Sekret oder aspiriertes Material, das sich auf weite Gebiete des Bronchialbaumes verteilt hat, in Betracht. Bei Kindern ist oft eine Bronchiolitis die Ursache. Das akute Emphysem ist somit ein Obstruktionsemphysem.

Die Blähung der Lungen ist meist hochgradig. Sie sinken nicht zusammen, selbst nach dem Einschneiden kommt es bei Verlegung der Bronchiolen nicht zum Kollaps. Kleine oder größere eingestreute Atelektasebezirke werden häufig als blaurote, gewöhnlich eckig begrenzte Einsinkungen in der prall gespannten, blassen Pleurafläche erkennbar. Als Zeichen der krampfhaften Atemanstrengungen gegen den exspiratorischen Atemwiderstand wird vor allem bei Kindern häufig ein interstitielles Emphysem gefunden. Die Zeichen des Erstickungstodes pflegen ausgeprägt zu sein.

Die Lufträume hinter den Stenosen sind maximal weit, die Alveolen sind um die gedehnten Alveolargänge abgeflacht. Besonders bei Kindern kommen ballonähnliche Auftreibungen der zentralen respiratorischen Gänge im Acinus als sog. *Emphysema bronchiolectaticum* (LOESCHCKE 1928) zustande. Der Blutgehalt der Lunge ist stark herabgesetzt. Oft besteht eine akute Dilatation der rechten Herzkammer, die auf eine akute Erhöhung des Strömungswiderstandes in der geblähten Lunge, in der abnorm hohe Alveolardrucke herrschen, hinweist (s. S. 131). Das Zwerchfell steht tief, der Thorax ist weit gestellt.

Bei Verlegung von Teilen des Bronchialbaumes sind nur die stenosierten Lungenabschnitte in ähnlicher Weise überbläht.

II. Chronische Emphyseme
a) Das primäre atrophische Emphysem

Das diffuse atrophische Emphysem entwickelt sich im höheren Alter im Zuge der an der Lunge einsetzenden Altersatrophie, die sich zunächst

vor allem in einer Erschlaffung der elastischen Fasersysteme äußert.
Es kommt vor dem 50. Lebensjahr praktisch nicht vor, im hohen Alter
(KECK 1955) wird es regelmäßig gefunden (Tabelle 1, S. 32). Es wird
daher auch als seniles Emphysem bezeichnet. Beide Geschlechter sind
in gleicher Häufigkeit betroffen, doch kommt es bei den Männern
häufiger zur Entwicklung einer komplizierenden Bronchitis, die den
emphysematischen Um- und Abbau verstärkt (vgl. S. 25).

Die Lungen sind schlaff und leicht, teigig anzufühlen. Mitunter fallen
sie nach Eröffnung des Thorax schlaff zusammen, meist aber erscheinen
sie groß. Die Größe ist, ähnlich wie das sog. Dellendruckphänomen,
das man früher vielfach als besonderes Elastizitätszeichen wertete,
davon abhängig, ob der Bronchialbaum frei oder durch Schleim und
dergleichen verlegt ist. Auf der Schnittfläche werden bis stecknadelkopf-
große Bläschen erkennbar, die den erweiterten Alveolargängen entsprechen, aber oft fälschlich als erweiterte Alveolen bezeichnet werden.
Die Alveolenkränze um die erweiterten Gänge sind geschwunden
(Abb. 1, 2 und 35).

Der Gewebsschwund ist allgemein, meist aber in den Spitzen und
in den abgerundeten Rändern verstärkt (*sekundäre Überformung* s. S. 25).
Auch mikroskopisch wird der allgemeine Gewebsschwund an dem Abbau
der Alveolarwände, dann der übrigen intraacinären und intralobulären
Septen deutlich. Es resultiert eine Verarmung der Innengliederung der
Acini, die zunehmend leeren Säckchen gleichen. Das dichte Netzwerk
der Netzcapillaren geht mit dem Abbau der Alveolarsepten verloren,
während die restlichen Stromcapillaren weit gestellt sind. Auch angiographisch stellt sich nur noch das grobe Stromcapillarnetz dar. Die
Bronchioli terminales erweitern sich trompetenförmig, die kleinen und
mittleren Bronchien und Bronchiolen sind weit und dünnwandig. In
den fortgeschrittenen Stadien werden auch die Bronchioli terminales
und lobulares in den Abbau einbezogen. Man sieht dann fast leere Lobuli,
die im Schnitt wie von den Lobularsepten umgrenzte leere Kästchen
erscheinen. Man kann diesen Prozeß als progressive Atrophie oder
Dystrophie bezeichnen (Abb. 37, S. 112).

Die histomechanische Untersuchung ergibt den Befund einer schlaffen Lunge
mit herabgesetzter Retraktionsfähigkeit, hohem Minimalluftanteil am großen
Kollapsvolumen und erhöhten hysteretischen Dehnungsrückständen nach der
Messung. Das geschätzte maximale Ventilationsvolumen kann auf die Hälfte des
Wertes von normalen jugendlichen Lungen absinken (s. S. 127).

Im Mittel aller Beobachtungen lag der Übergang in das morphologisch erkennbare atrophische Emphysem, das gewöhnlich bei einem
Wert des Tiffeneau-Tests an der Leichenlunge von 30% eben deutlich
wird, im 6. Lebensjahrzehnt. In größeren Beobachtungsreihen werden jedoch gewisse Abweichungen erkennbar, die auf individuell-konstitutionelle

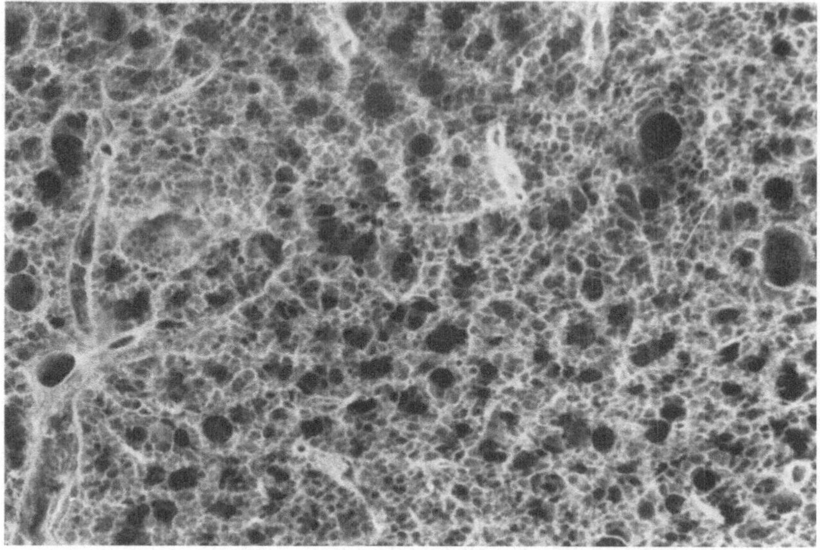

Abb. 1. Schnittfläche der fixierten normalen Lunge eines 35jährigen Mannes. Reich entwickelte Alveolarstruktur mit deutlich sichtbaren Alveolenkränzen um die bei Volumen auctum mäßig erweiterten Alveolargänge. Intrabronchiale Formalinfixation mit etwa 15 cm H_2O Einfülldruck. 4:1. Normales Vergleichsbild zu den Abb. 2, 8, 13 und 44

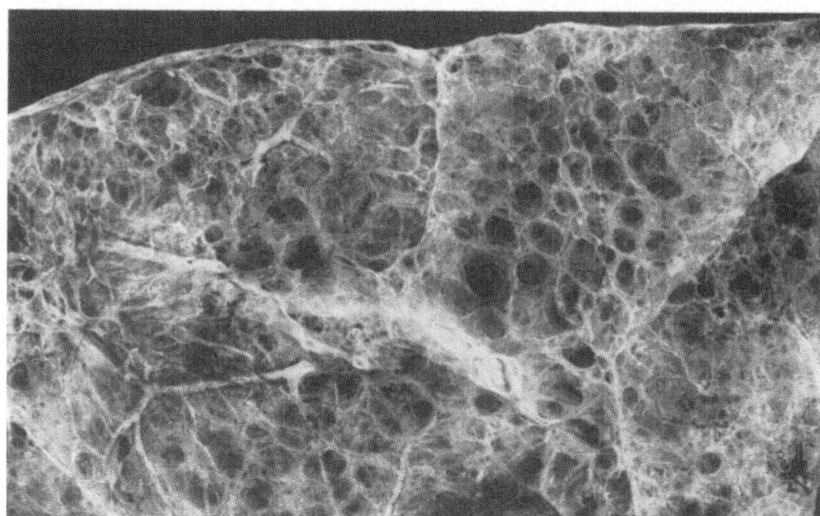

Abb. 2. Schnittfläche der fixierten Lunge eines 82jährigen Mannes mit schwerem diffusem atrophischem Emphysem. Verlust der Alveolenkränze um die erweiterten, schlauchähnlich umgewandelten Gänge, die im Querschnitt (Lobulus rechts oben) die typische gleichmäßige Gangstruktur bedingen. Im Längsschnitt (links) deutliches Hervortreten der Gefäße infolge des allgemeinen Gewebsschwundes. Intrabronchiale Formalinfixation mit etwa 15 cm H_2O Einfülldruck. 4:1

Einflüsse hinweisen. Sie betreffen fast nur Fälle mit verhältnismäßig spätem Einsetzen oder verzögertem Fortschreiten des emphysematischen Umbaues im höheren Alter. Ausgeprägte Fälle von präsenilem atrophischem Emphysem vor dem 50. Lebensjahr kamen nicht zur Beobachtung (vgl. bei Konstitution S. 58).

Klinisch werden entsprechend ein auf Kosten der Vitalkapazität vermehrtes Residualluftvolumen, eine Erhöhung der statischen Volumendehnbarkeit, eine Abschwächung des dynamischen Atemstoßes und eine Abnahme des Atemgrenzwertes gefunden. Die Diffusionskapazität ist herabgesetzt, weil ein Teil der capillarisierten Austauschfläche mit dem Verstreichen der Alveolarsepten schwindet. Funktionell sind diese Einbußen, die selbst mit den modernen klinischen Methoden oft kaum erfaßt werden können, gewöhnlich nicht bedeutsam. Sie fallen mit den altersbedingten Funktionsverlusten an anderen Organen, insbesondere von Herz und Kreislauf, zusammen. Die Atemreserven sind vermindert. Gewisse Einbußen sind in den Sollwertformeln für das höhere Alter berücksichtigt. Die Blutgaswerte sind in der Ruhe normal, in manchen Fällen sind die arteriellen Sauerstoffdrucke erniedrigt, doch werden dafür vor allem Verteilungsanomalien verantwortlich gemacht (ULMER u. REICHEL 1963). Die Anamnesen zeigen, daß die Kranken oft noch recht leistungsfähig waren. Nur in den morphologisch schweren Fällen mit sekundärer blasiger Überformung und insbesondere mit Komplikationsbronchitis werden stärkere Störungen auch klinisch deutlich. Die Entwicklung eines Cor pulmonale bleibt aber auch in solchen Fällen fast immer aus (S. 152).

b) Sekundäre Emphyseme

1. Das bronchostenotische (obstruktive) Emphysem. Sein morphologisches Hauptmerkmal ist die blasige Umformung des Lungengewebes, die durch exspirationsbehindernde Ventilmechanismen besonders im Bronchiolarbereich hervorgerufen wird. Es entwickelt sich daher vor allem bei Bronchitiden und Bronchiolitiden mit starker Schleimhautschwellung, Lichtungsobliteration oder vermehrter Schleimsekretion wie bei der chronischen asthmoiden Bronchitis. Bei den dynamischen funktionellen Stenosen werden die Bronchien dünnwandig und weit gefunden, sie kollabieren, wenn man sie aus dem anhängenden Lungengewebe herauspräpariert.

Die Ausdehnung des Emphysems in der Lunge ist an die Ausbreitung des die Bronchostenose verursachenden Prozesses gebunden. Es ist stets herdbezogen, auch wenn es in schweren Fällen generalisiert nahezu die gesamte Lunge durchsetzt.

Bei der schweren Form ist die Lunge groß, nicht selten im Blasenbereich prall anzufühlen. Bei Druck auf die Blasen läßt sich die Luft

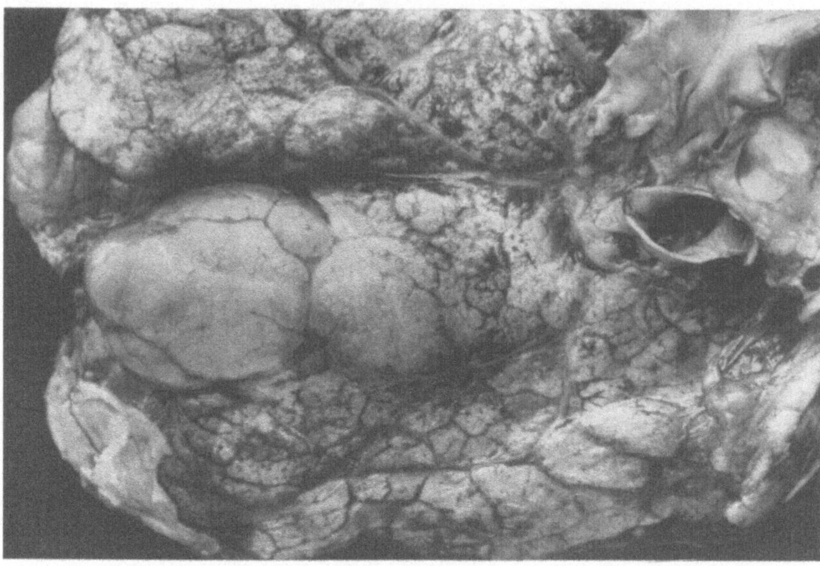

Abb. 3. Größere im Lungenrand gelegene bronchostenostische Emphysemblase. Starke Dehnung der die Blasenwand bildenden Pleura mit Auseinanderrücken der anthrakotischen Netzzeichnung. Etwa $^1/_2$:1

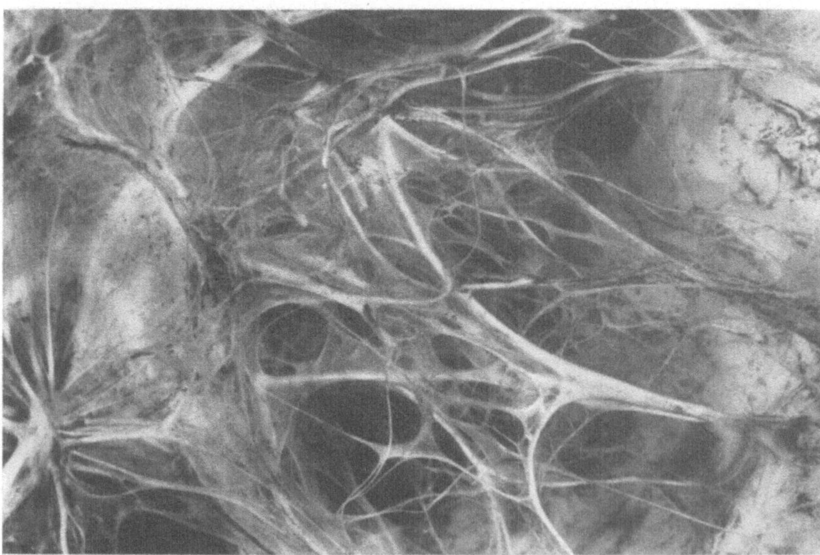

Abb. 4. Gefäßstränge und Reste des groben Elasticanetzes mit noch einzelnen dazwischen ausgespannten dünnen Resten der intraacinären Septen in einer größeren bronchostenotischen Emphysemblase. Schnittflächenphotographie, 2:1

in die Nachbarblasen verschieben, sie strömt bei Nachlassen des Druckes wieder zurück. Die Pleura ist über den Blasen stark vorgewölbt, sie erscheint hell, das anthrakotische Netzwerk ist auseinandergezogen (Abb. 3). Der vordere Lungenrand ist abgerundet, meist von Blasen durchsetzt, die besonders hier und in der Spitze, aber auch in den anderen Lappen und im Lungenkern gefunden werden (letzteres besonders deutlich nach Fixation unter Expansion). In den Blasen ist das Lungengewebe weitgehend geschwunden. Meist ziehen nur noch einzelne fibrosierte Gefäßstränge durch sie hindurch (Abb. 4). Das umliegende Lungengewebe bildet häufig einen atelektatischen Randsaum. Die Bronchien weisen entzündliche Veränderungen auf, oft sind sie mit Eiter und Schleim angefüllt, können aber auch weit und frei gefunden werden. Nahezu immer sind hypertonische Schäden an den Pulmonalarterien zu erkennen.

In weniger ausgedehnten Fällen findet man gelegentlich nur einzelne verstreute, meist runde und glattwandige Bläschen (Abb. 5). Am Lungenrand fühlen sie sich prall an und zerplatzen ähnlich Tangblasen erst bei stärkerem Druck. Häufiger sind umschriebene Blasenbildungen im Spitzenbereich, oft in Zusammenhang mit tuberkulösen Altherden zu finden. Sie fallen öfter mit einem narbigen Traktionsemphysem zusammen.

Bei der histomechanischen Untersuchung ausgeprägter Fälle wird die Lunge meist ebenfalls abnorm dehnbar gefunden. Die Retraktionsfähigkeit ist stark herabgesetzt, der Tiffeneau-Test gibt extrem niedrige Werte, die Luftretention in den Blasen ist sehr groß. Es liegen also alle Zeichen einer obstruktiven Belüftungsstörung vor, die das errechnete maximale Ventilationsvolumen auf ein Drittel bis ein Viertel des Wertes von normalen jugendlichen Lungen herabsetzt (s. S. 127).

Klinisch ist das generalisierte bronchostenotische Emphysem das bedeutsamste Emphysem überhaupt. Es führt fast immer zur respiratorischen und kardio-respiratorischen Insuffizienz. Die Vitalkapazität ist auf Kosten eines stark erhöhten Residualluftvolumens erheblich vermindert, der Atemstoß ist beträchtlich abgeschwächt, der Atemgrenzwert ist klein. Meist liegen auch erhebliche Verteilungsstörungen der Luft innerhalb der Lunge vor. Der funktionelle Totraum ist stark vergrößert. Die Blutgaswerte sind in den schweren Fällen auch in der Ruhe pathologisch, im Stadium der globalen Insuffizienz besteht eine Hyperkapnie. Die teils organische, teils funktionelle Strombahneinengung führt zur pulmonalen Hypertonie und zur Rechtsherzinsuffizienz. Fast immer wird ein Cor pulmonale gefunden.

Das Vorkommen schwerer bronchostenotischer Emphyseme im Obduktionsgut unterliegt regionalen Differenzen. Im eigenen Obduktionsgut wurde es in 6,5% gefunden, nach Ausschluß der Fälle bei Bergleuten lag der Anteil bei 3%. Es kommt fast ausschließlich bei Männern vor, oft schon vor dem 50. Lebensjahr (Tabelle 1, S. 32). Zu diesen Beobachtungen, bei denen das Emphysem allein die

Ursache der klinisch bestehenden obstruktiven Ventilationsstörung gewesen war,
kommen weitere Fälle, bei denen es als funktionell wesentliche Komplikation zu
anderweitigen Lungenkrankheiten hinzugetreten war.

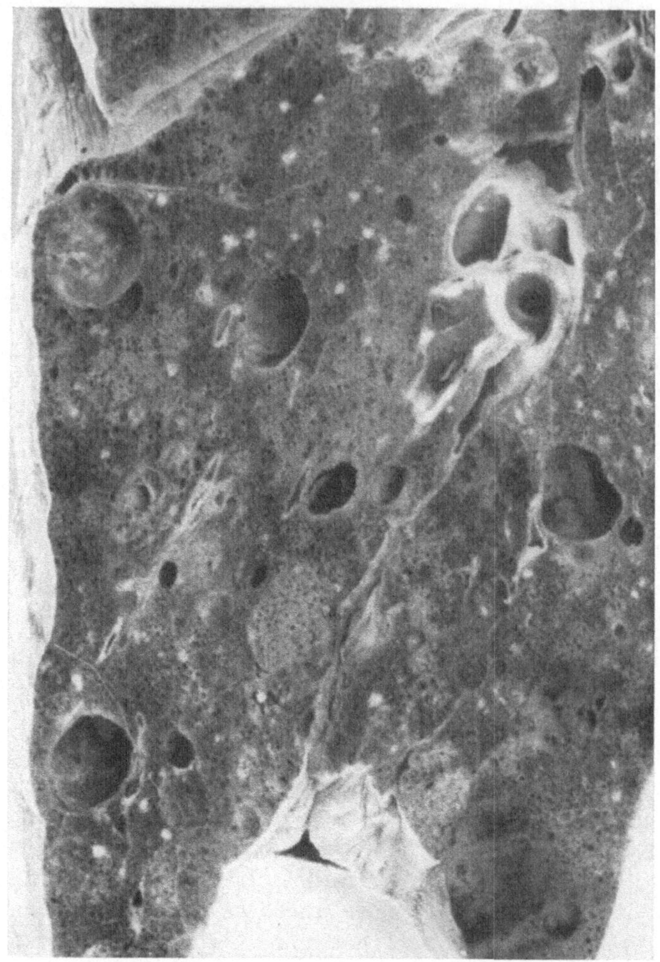

Abb. 5. Verstreute kleine runde und glattwandige bronchiolostenotische Emphysemblasen im
Lungenunterlappen bei chronischer Bronchiolitis, die an den feinen weißlichen Herden im Lungengewebe erkennbar ist. Schnittflächenphotographie, 0,8:1

Bei den anatomisch weniger ausgedehnten Emphysemen können
ebenfalls noch nachweisbare klinische Störungen bestehen, weil die
klinischen Tests insbesondere auf das Vorliegen obstruktiver Ventilationsstörungen eingestellt sind. Einzelne Blasen oder kleinere Spitzenherde
sind für die Funktion bedeutungslos. Sie können aber zum Ausgangspunkt für die Entwicklung eines Spontanpneumothorax werden (S. 156).

Das *Riesenblasenemphysem*, das unter dem röntgenologischen Bild einer partiell hellen Lunge auftritt, hebt sich aus der Gruppe der bronchostenotischen Emphyseme insofern heraus, als es klinisch manche Besonderheiten bietet. Es hat unter der Bezeichnung *„progressive Lungendystrophie"* in neuerer Zeit besondere Beachtung gefunden.

Während manche Autoren eine vasculäre Genese angenommen haben (CRENSHAW 1954, 1960; HEILMEYER u. SCHMID 1956; Übersicht bei UEHLINGER 1957), wurde von anderen betont, daß es sich lediglich um besonders ausgeprägte Fälle eines großblasigen bronchostenotischen Emphysems handele (HAUSSER u. GRIMMINGER 1957; HEINE sowie HEINE u. SCHÜRMEYER 1958). Inzwischen liegen schon recht zahlreiche Operationsbeobachtungen vor.

Anatomisch konnten aus dem eigenen Untersuchungsgut schon früher (HARTUNG 1958) fünf einschlägige Fälle zusammengestellt werden. Das Untersuchungsgut wurde inzwischen um neun neue Operationspräparate erweitert, von denen acht als bronchostenotische Emphysemblasen, eines als bronchiektatische Wabenlunge mit einzelnen bronchostenotischen Emphysemblasen diagnostiziert wurden. Weitere anatomische Untersuchungen von KÖNN (1960) und KNOLLE (1961) sind zu dem gleichen Ergebnis gekommen, während HIERONYMI (1959) für einen Fall einen Zusammenhang mit einer Periarteriitis nodosa annimmt, die auch die Bronchialarterien betroffen hatte.

Auch hierbei sind die Oberlappen am häufigsten betroffen, wenn auch gelegentlich andere Lokalisationen, wie z. B. in der Unterlappenbasis beobachtet werden. Es handelt sich um bis kindskopfgroße, dünnwandige, oft angedeutet gekammerte Emphysemblasen oder auch um Gruppen kleinerer Blasen, die miteinander kommunizieren. Die Operationspräparate bestehen zumal bei nicht segmentgebundener Blasenabtragung ganz überwiegend aus gedehnter Pleura, der noch einige fibrosierte Gefäßstränge anhaften. In solchen Fällen liegt vom Blasenboden oft nur ein schmaler Gewebsstreifen vor. Der Nachweis stenosierter Bronchien ist nicht immer möglich, doch findet sich gewöhnlich eine herdförmige Fibrosierung mit narbigen Bronchuswandveränderungen. An den Gefäßen werden lediglich sekundäre sklerotische Wandveränderungen gefunden. Der größte Teil der Wand ist von Alveolarepithel ausgekleidet, doch werden häufig kleine Inseln von Bronchialepithel an den Stellen gefunden, an denen Bronchiolen in die Blasenwand einbezogen sind.

Auf Grund der vorliegenden Beobachtungen scheint festzustehen, daß es sich in der ganz überwiegenden Zahl der Fälle um ein bronchostenotisches Riesenblasenemphysem handelt, dessen Blasen aus primär kleinen Lungengewebseinheiten hervorgegangen sein können (vgl. S. 115). Bei der anatomischen Benennung ist die Bezeichnung Lungenatrophie bzw. -dystrophie unzweckmäßig; sie sollte für den oft ebenfalls hochgradigen Gewebsschwund bei den fortgeschrittenen primären atrophischen Emphysemen reserviert bleiben.

2. Das Narbenemphysem. Das Narbenemphysem entwickelt sich in enger Abhängigkeit von fibrosierenden Prozessen im Lungengerüst.

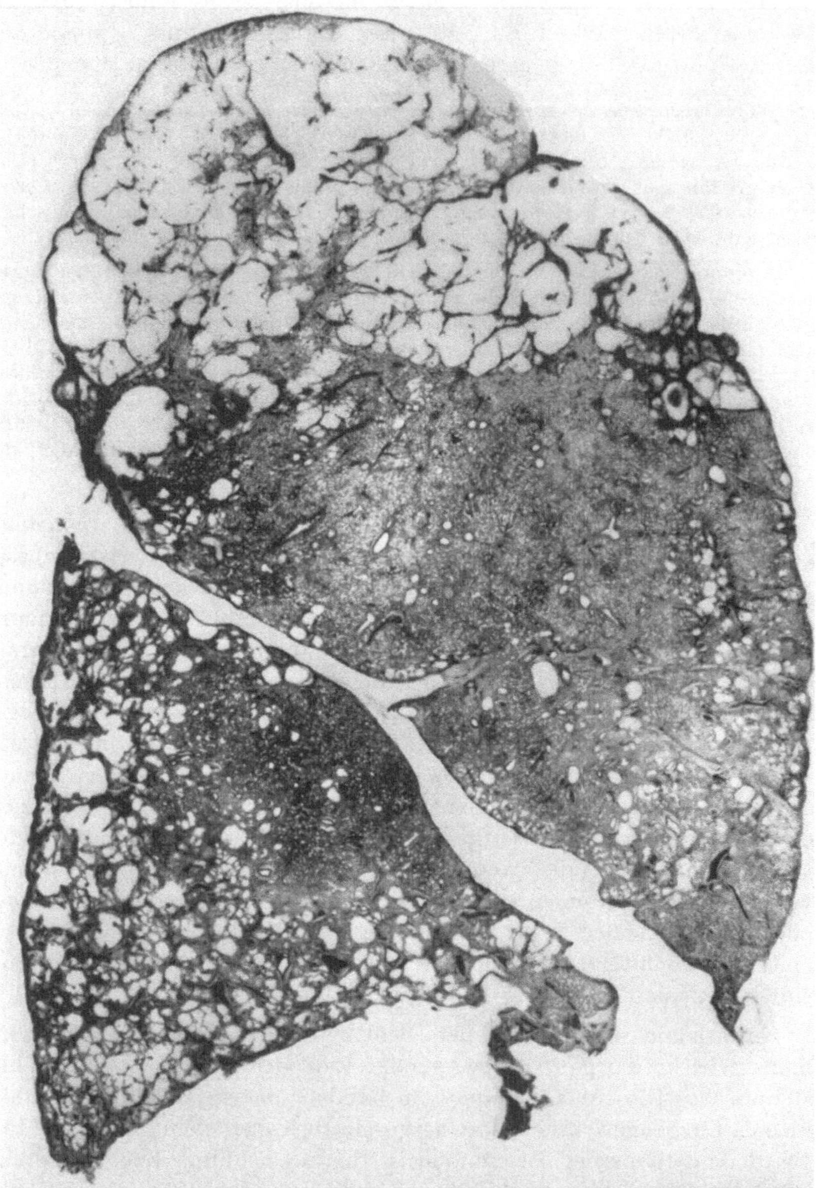

Abb. 6. Linke Lunge eines 54jährigen, an Rechtsherzversagen bei Cor pulmonale verstorbenen Mannes mit ätiologisch unklarer Lungenfibrose. Klein- bis mittelgroßblasiges, besonders im Lungenmantel des Unterlappens und der Lingula entwickeltes Narbenemphysem, großblasiges bronchostenotisches Emphysem in den Spitzensegmenten des Oberlappens. Scharfe Grenze der Blasen gegen das umliegende Lungengewebe. Fixation durch intrabronchiale Formalinauffüllung

Das pathogenetische Grundprinzip ist die örtliche Überdehnung (s. S. 95). Bei dichtstehenden granulomatösen Prozessen können die Einzelherde zusammenfließen, so daß ein generalisiertes, scheinbar diffuses Emphysem vorliegt. Bei interstitiellen Fibrosen bilden sich starrwandige Hohlräume im Sinne der Wabenlunge. Häufig kommt es durch gleichzeitige Mitbeteiligung der kleinen Bronchien und Bronchiolen zu eingestreuten bronchostenotisch-blasigen Emphysempartien (Abb. 6). Die Narben-

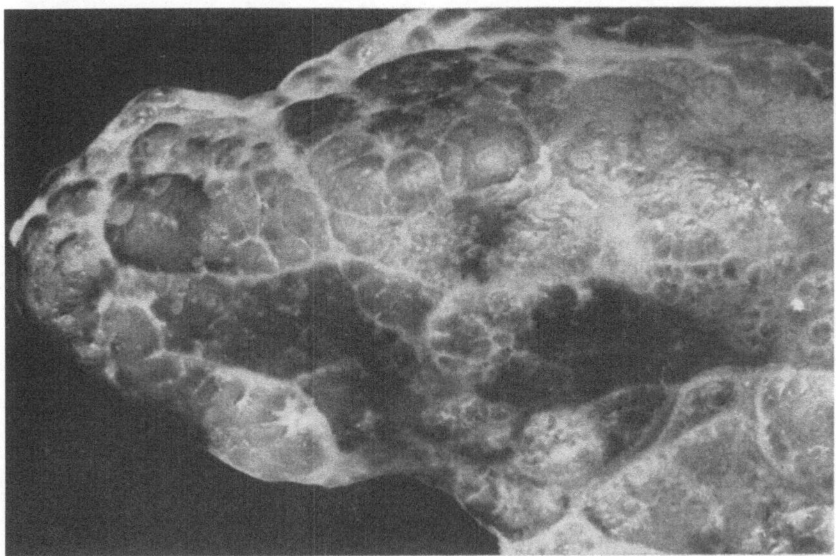

Abb. 7. Narbenemphysem bei Morbus Boeck. Kleinblasig-gebuckelte Lungenoberfläche, eingezogene, fibrös verdickte Septen. Etwa 1:1

emphyseme bieten daher außerordentlich wechselvolle morphologische Befunde.

Bei den interstitiellen Fibrosen sind die Lungen ausgesprochen fest und meist verhältnismäßig klein. Die Oberfläche erscheint gebuckelt ähnlich wie die Leberoberfläche bei Lebercirrhose (Abb. 7). Gewöhnlich ist die Pleura weißlich verdichtet. Auf der Schnittfläche sieht man zahlreiche feine und gröbere, meist derbwandige Blasen mit glatter Innenfläche (Abb. 8 und 30). Die Bronchien können frei sein, häufiger sind sie entzündlich verändert, aber durchgängig. Fast regelmäßig sind in den Pulmonalarterien hypertonische Wandveränderungen nachweisbar.

Die histomechanische Untersuchung ergibt das Funktionsbild einer starren Lunge mit vor allem erheblich verminderter Dehnbarkeit. Die übrigen Meßwerte werden durch den Grad des bestehenden Emphysems bestimmt, das eine Herabminderung der bei reinen Fibrosen meist guten dynamischen Retraktionswerte und höhere Dehnungsrückstände im Sinne des Totraumeffektes bewirkt (s. S. 127).

Klinisch liegt in Abhängigkeit von der Fibrosierung eine vorwiegend restriktive Störung mit je nach dem Ausmaß des Emphysems wechselnder zusätzlicher obstruktiver Komponente vor. Die Vitalkapazität ist wegen der geringen Dehnbarkeit oft erheblich vermindert, das Residualvolumen ist stets relativ, bei stärkerem Begleitemphysem auch absolut vergrößert, die statische Volumendehnbarkeit ist erniedrigt. Die dynamischen Werte des Atemstoßes und der Atemgrenzwert sind

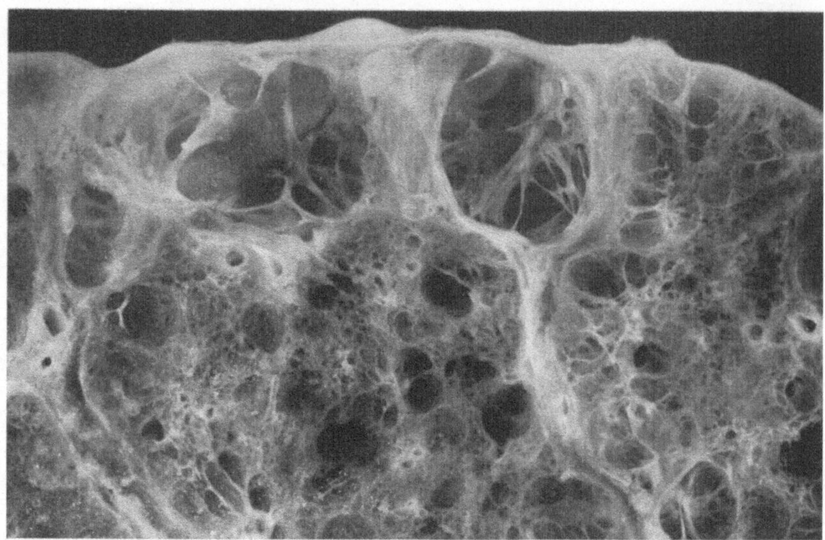

Abb. 8. Derbwandige subpleurale Emphysemblasen bei Lungenfibrose. Schnittflächenphotographie
4:1

umso mehr eingeschränkt, je stärker das Emphysem ist. Die Blutgaswerte sind meist pathologisch, die Diffusionskapazität ist gewöhnlich stärker herabgesetzt. Für die Herabminderung der Diffusionskapazität haben echte Diffusionsstörungen im Sinne der Pneumonose Bedeutung, vor allem eine Verlängerung des Diffusionsweges zwischen Alveolarwand und den an Zahl reduzierten und durch die Fibrosierung von den Lufträumen abgedrängten Capillaren. Die Lungenfibrosen werden daher häufig als ein typisches Krankheitsbild mit alveolo-capillärem Block gewertet (AUSTRIAN u. Mitarb. 1951). Es ist im Einzelfall aber auch morphologisch schwierig, den durch Membranstörungen bedingten Anteil am Funktionsverlust genauer zu bestimmen, weil gleichzeitig Ventilations- und Perfusionsstörungen bestehen. Eine pulmonale Hypertonie entwickelt sich häufig; dabei hat die oft erhebliche Reduktion des Strombettes eine besondere Bedeutung.

Zu den Narbenemphysemen sind auch die *fokalen Emphyseme* zu rechnen. Der Begriff fokales Emphysem wurde unterschiedlich angewandt. DI BIASI (1950) bezeichnete damit vor allem das perinoduläre Traktionsemphysem um anthrako-silikotische Knötchen, während GOUGH und HEPPLESTON (1956; GOUGH 1947, 1958; HEPPLESTON 1947, 1953; HEPPLESTON u. LEOPOLD 1961) das zentrolobuläre bzw. -acinäre staubbedingte Dilatationsemphysem im Bereich der respiratorischen Bronchiolen bei der sog. simple pneumoconiosis mit diesem Namen belegt haben. Im eigenen Obduktionsgut werden beide Formen gefunden; das zentroacinäre fokale Staubemphysem kommt insbesondere im Ibbenbürener Raum zur Beobachtung; es ist dort offenbar ähnlich wie im Waliser Kohlenbergbau die Folge eines sehr quarzarmen Kohlenstaubes. Es wurde daher vorgeschlagen (GIESE 1960; HARTUNG 1961), beide Emphysemformen, die häufig nebeneinander in der gleichen Lunge vorkommen und in Bergbaugebieten eine große Bedeutung haben, unter der Bezeichnung fokales Emphysem zusammenzufassen und bei den Narbenemphysemen einzuordnen, obwohl für das zentroacinäre Staubemphysem eine bronchitische Genese noch diskutiert wird (S. 94). Eine weitergehende Anwendung der Bezeichnung fokales Emphysem auf anderweitige disseminierte feinherdige, etwa bronchiolostenotische Emphyseme sollte vermieden werden.

Die fokalen Emphyseme sind morphologisch in ihrer ganzen Ausdehnung nur an der expandiert-fixierten Lunge erkennbar und am übersichtlichsten mit der Großschnittmethode darzustellen (Abb. 26). Gröbere Narben oder sonstige Schrumpfungsherde verziehen das umliegende Lungengewebe (Abb. 9 und 31), die feineren liegen bei zentroacinärem oder zentrolobulärem Sitz inmitten eines perinodulären Emphysemsaumes wie die Spinne im Netz. Bei dem zentroacinären bzw. -lobulären Staubomphysem sieht man feine schwarzwandige Bläschen (Abb. 10). In den vorgeschrittenen Fällen dehnen sich diese auf ganze Lobuli aus und bieten das Bild großer schwarzwandiger Hohlräume. Auf der Pleurafläche werden sie als etwa linsengroße rundliche schwarze Erhebungen erkennbar.

In diesen Fällen gibt die histomechanische Untersuchung, sofern nicht gleichzeitig gröbere Fibroseherde oder derbe Pleuraschwarten bestehen, eher das Funktionsbild einer schlaffen Lunge mit erhöhter Dehnbarkeit und hohem Minimalluftgehalt. Die dynamischen Retraktionswerte sind, gemessen an den nicht selten wenig eindrucksvollen morphologischen Veränderungen, oft ausgesprochen schlecht, so daß sich nur ein geringes maximales Ventilationsvolumen errechnen läßt. Die Luftretention im Sinne des Totraumeffektes ist meist erheblich (s. S. 127). Das Funktionsbild entspricht somit einer vorwiegend obstruktiven Störung, obwohl anatomisch Bronchostenosen gewöhnlich nicht in erheblichem Umfange bestehen.

Auch klinisch werden in den Fällen mit ausgedehntem fokalem Emphysem z. B. bei Bergleuten mit minimaler Silikose oft sehr schlechte Lungenfunktionswerte bei vorwiegend obstruktivem Störungstypus gefunden. Die ihrer Ausdehnung nach nur wenig umfangreichen Läsionen

sind im funktionell entscheidenden Bereich der Acini entwickelt; das
ihnen zugeordnete *Störfeld* (GIESE 1962) umfaßt den gesamten Lobulus.
Der röntgenologische Nachweis ist schwierig; nur der sog. Pinhead-

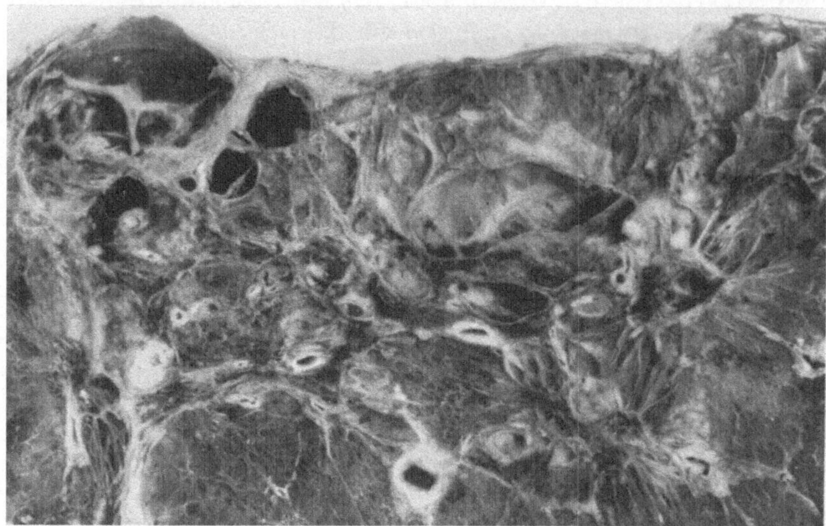

Abb. 9. Traktionsemphysem im Bereich einer tuberkulösen Streuherdgruppe. Schnittflächenphotographie, 2:1

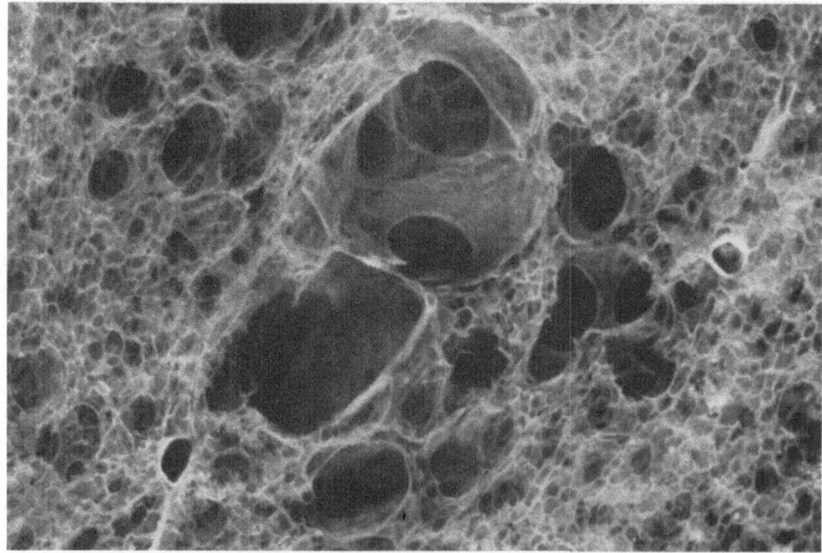

Abb. 10. Dilatation der staubbeladenen Gangwände in der Lunge eines 71jährigen Kohlenbergmannes mit geringgradiger Anthrako-Silikose. Noch erhaltenes peripheres Alveolargebiet. Schnittflächenphotographie 10:1

Typus, der meist dem perinodulären Traktionsemphysem entspricht, ist mit besonderen Techniken besser faßbar. In solchen Fällen wird gutachtlich nicht selten fälschlich ein von den geringen silikotischen Einlagerungen unabhängiges konstitutionelles („präseniles") Emphysem diagnostiziert. Erst die Obduktion zeigt, daß es sich um ein ausgedehntes Staubemphysem handelt (Hartung 1961; Giese 1962). Ein Cor pulmonale kommt verhältnismäßig häufig zur Entwicklung.

Insgesamt überwiegen bei den funktionell bedeutsamen Fällen von Narbenemphysem die Männer deutlich, insbesondere allerdings in Verbindung mit Silikose bzw. schwerer Anthrakose und Anthrako-Fibrose. Schwere Formen wurden bei etwa 7% der Obduktionen gefunden, ohne die Bergleute bei 2—4% (Tabelle 1, S. 32).

Herdförmig begrenztes Narbenemphysem im Bereich alter tuberkulöser Spitzenstreuungen bildete den häufigsten Befund. Es ist funktionell ohne Bedeutung. Gelegentlich kann es einmal zur Entwicklung eines Spontanpneumothorax bzw. -hämopneumothorax Anlaß geben (s. S. 156).

3. Das Überdehnungsemphysem. Das pathogenetische Grundprinzip dieser Emphysemform ist die chronische Überdehnung, die sich bei dem Restlungentypus auf ganze Lungenlappen infolge eines Mißverhältnisses zwischen Thoraxweite und Lungengröße auswirkt, bei primären Thoraxdeformitäten meist auf Lungenabschnitte begrenzt bleibt und schließlich in umschriebenen Bereichen insbesondere bei Fibrosen wirksam werden kann, wobei dann fließende Übergänge zu dem traktionsbedingten Narbenemphysem bestehen.

In der Restlunge nach Resektionen entsteht zunächst ein chronisches Volumen auctum (S. 75). Der Übergang in ein Überdehnungsemphysem, gekennzeichnet durch den Verlust von Alveolarsepten, ist fließend und zunächst fast unmerklich. Es bedarf dazu offenbar eines Jahre währenden Zeitraumes, insbesondere bei jugendlichen Kranken (Hartung 1962). Die morphologische Diagnose ist diffizil. Der Elastizitätsschwund des Lungengewebes läßt sich mittels histomechanischer Messungen sicherer erfassen.

Bei der Überdehnung von Lungengewebe infolge Schrumpfung großer Lungenteile liegen im Prinzip die gleichen Verhältnisse vor. Ein Emphysem dieses Typs wurde im Obduktionsgut in 3,5% der Fälle in Verbindung mit silikotischen bzw. siliko-tuberkulösen Verschwielungen oder auch bei schwartengefesselter kontralateraler Lunge ausschließlich bei Männern gefunden (Tabelle 1, S. 32). Überdehnungsemphysem bei hochgradiger Thoraxdeformität lag in 2,5% der Fälle, überwiegend bei kyphoskoliotischen Frauen, vor.

Von den thorakogenen Emphysemtheorien (Freund 1859, 1913; Loeschcke 1911, 1928) wird das diffuse atrophische Emphysem ebenfalls als Überdehnungsemphysem gedeutet. Die eigene, auf systematische

histomechanische Messungen an Leichenlungen gestützte Auffassung
steht dieser Meinung entgegen. Der altersbedingte Elastizitätsverlust
der Lunge ist danach in den meisten Fällen als der primäre Prozeß
anzusehen, dem die Erweiterung und spätere Erstarrung des Thorax

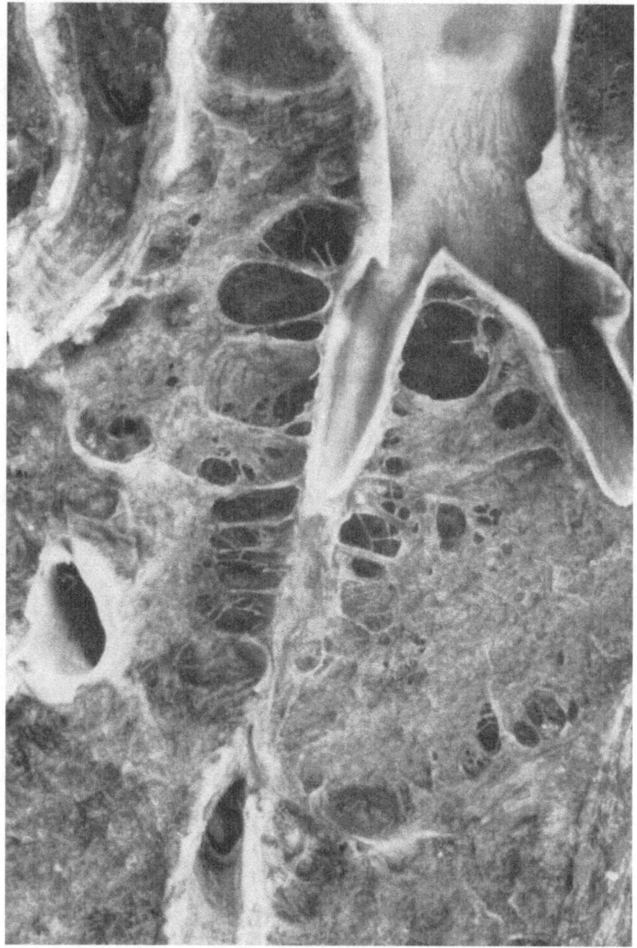

Abb. 11. Traktionsemphysem zwischen einem größeren Pulmonalarterienast und einem Bronchus
im hilusnahen Lungenkern. Schnittflächenphotographie, 1,5:1

erst nachfolgt. Es läßt sich zeigen, daß die aus den Messungen errechen-
baren Verschiebungen der intrapulmonalen Volumrelationen mit den
klinisch gemessenen Werten übereinstimmen (S. 68). Bei hochgradigen
primären Deformitäten des knöchernen Thorax vor allem mit seitlichen
Formabweichungen kommen dagegen emphysematische Überdehnungs-

zonen vor, wenn sich das Lungengewebe der örtlichen Überdehnung durch ausgleichende Verschiebung nicht ausreichend anpassen kann.

Örtliches Überdehnungsemphysem wird vor allem unter Pleuraschwarten angetroffen. Gelegentlich kann es sich auch um die relativ wenig dehnbaren großen Gefäße und Bronchien am Hilus entwickeln (Abb. 11). Längs der gröberen Septen wird es ebenfalls gefunden, oft in systematischer Ausrichtung auf die Lungenspitze oder seltener in pleuraparalleler Lagerung (LOESCHCKE 1928). Man spricht in solchen Fällen auch von *paraseptalem Emphysem* (REID 1958). Diese Form des lokalisierten Überdehnungsemphysems scheint ähnlich wie die bindegewebigen Verschiebeschichten in Pleuraschwarten zur Mobilisierung der durch Fibrose in ihrer ventilatorischen Exkursionsfähigkeit eingeschränkten Lunge beizutragen.

c) Kombinationen und problematische Formen

1. Kombinationen der verschiedenen Emphysemtypen. Die Kombination verschiedener Emphysemtypen in der gleichen Lunge ist häufig, schon allein deshalb, weil alle sekundär-emphysematischen Herde bei alten Menschen in einer atrophierenden Lunge zur Entwicklung kommen. Andererseits werden bei ausgedehnten fibrosierenden Lungengerüstprozessen meist auch die Bronchiolen in Mitleidenschaft gezogen, so daß ein auf Narbenschrumpfung beruhendes Traktionsemphysem häufig von bronchostenotisch-blasigen Emphysempartien durchsetzt wird; dazu kann sich noch ein auf Narbenschrumpfung beruhendes Überdehnungsemphysem außerhalb der schrumpfenden Lungenabschnitte ausbilden. Es sind dies die sehr zahlreichen Fälle des „irregulären Emphysems" der anglo-amerikanischen Klassifikation. Weitere beliebige Kombinationen sind möglich. Am häufigsten kommt zweifellos das Zusammentreffen eines posttuberkulösen Spitzenemphysems mit einem diffusatrophischen Emphysem vor. Die Häufigkeitsangaben (Tabelle 1, S. 32) geben mit ihren 100 übersteigenden Prozentsätzen diesen Sachverhalt wieder.

Daneben kommen aber hin und wieder Fälle zur Beobachtung, deren Eingruppierung erhebliche Schwierigkeiten bereitet oder überhaupt fraglich bleibt. Dabei kann die Entscheidung, ob es sich um ein primäres konstitutionelles oder um ein sekundäres Emphysem handelt, z. B. gutachtlich von großer Bedeutung sein. Auf die banalen Täuschungsmöglichkeiten durch Blähungspersistenz infolge Schleimverlegung der Bronchien sei nur kurz hingewiesen.

2. Problematische Emphyseme. α) *Das sekundär überformte Primäremphysem.* Die diffus-atrophischen Emphyseme alter Menschen treten häufig in den Lungenspitzen und an den vorderen Rändern verstärkt

in Erscheinung (Abb. 12). ROHRER (1915) hat diesen Befund mit den
relativ längeren Luftwegen erklärt. Die Lockerung ihrer elastischen Ver-

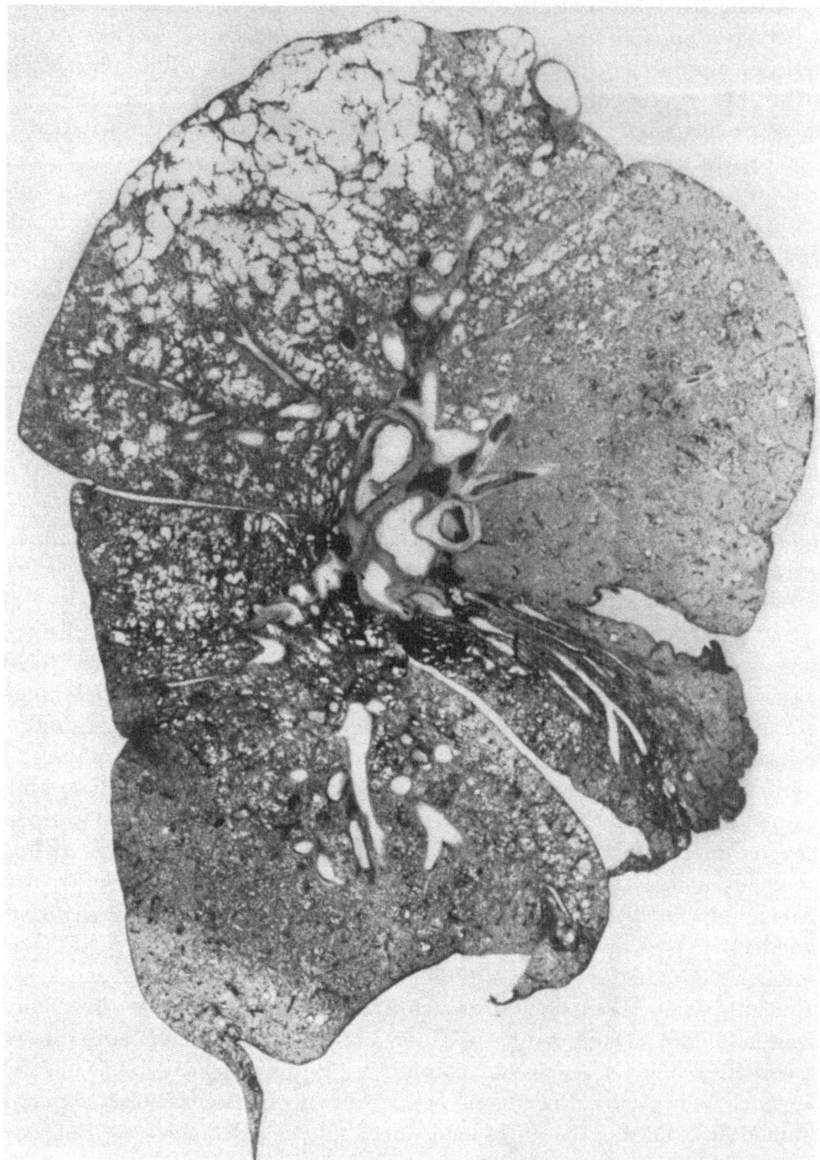

Abb. 12. Rechte Lunge einer 60jährigen Frau mit besonders in der Spitze sekundär blasig überformtem diffus-atrophischem primärem Emphysem. Allmählicher Übergang vom blasig überformten
Gebiet in das übrige emphysematische Lungengewebe. Tod infolge Lobärpneumonie im linken Oberlappen. Der rechte Oberlappen ist etwa in voller Inspirationsstellung expandiert fixiert, die Expansion
des Mittel- und Unterlappens blieb wegen Schleimverlegung der Bronchien unvollständig

spannung und die Wandatrophie erhöhen in der retraktionsschwachen atrophischen Lunge die Bereitschaft zum exspiratorischen Kollaps mit dynamischer funktioneller Stenose. Eine weitere Ursache für die sekundäre Überformung des zunächst diffusen atrophischen Emphysems ist die Komplikationsbronchitis, die sich besonders bei Männern häufiger entwickelt.

Im Prinzip werden damit die gleichen blasenbildenden pathogenetischen Mechanismen wie bei den bronchostenotischen Emphysemen wirksam (vgl. S. 115). Es kommen blasige Überformungen zustande, bei denen die Differenzierung in ein primär bronchostenotisches oder sekundär überformtes Primäremphysem sehr problematisch werden kann (Abb. 43, S. 119). Nicht selten läßt auch der klinische Befund im Stich, weil ein schwer überformtes Primäremphysem mit Komplikationsbronchitis ebenfalls zu klinisch deutlichen obstruktiven Störungen führt.

Als Unterscheidungsmerkmal kommt einmal das Alter in Betracht. Vor dem 50. Lebensjahr, in seinen schweren Formen vor dem 60. Lebensjahr kommt das primäre atrophische Emphysem praktisch nicht vor (GIESE 1956; HARTUNG 1957). Vor allem aber ist eine Atrophie auch in den übrigen Lungenabschnitten, wenn auch in geringerem Grade, nachweisbar. Die blasige Überformung wird vornehmlich im Lungenmantel gefunden. Bei den bronchostenotischen Emphysemen dagegen findet man in der unter Expansion fixierten Lunge fast immer auch im Lungenkern Blasenbildungen. Zwischen den Blasen liegt dann meist annähernd normales, nicht selten atelektatisches Lungengewebe (Abb. 39 und 44). Die histomechanische Untersuchung kann keine sichere Unterscheidungsmöglichkeit geben, weil die Zeichen des Blasenemphysems (hohe Dehnbarkeit, stark verzögerte Retraktion und großer Dehnungsrückstand) in beiden Fällen dominieren. Schließlich kommt auch bei den stark überformten atrophischen Emphysemen nach den eigenen Beobachtungen ein Cor pulmonale nur sehr selten zur Entwicklung (S. 151), während es bei den bronchostenotischen Emphysemen ausgesprochen häufig gefunden wird.

β) Das diffuse Überlastungsemphysem. Ob es ein die gesamte Lunge gleichmäßig betreffendes, morphologisch diffuses Überlastungsemphysem gibt, ist strittig. Morphologisch und meist wohl auch histomechanisch ist es von einem primären diffus-atrophischen Emphysem nicht zu unterscheiden, obwohl der pathogenetische Mechanismus unterschiedlich ist — Überdehnung mit konsekutivem Elastizitätsverlust gegenüber primärem Elastizitätsverlust mit konsekutiver Dehnung. In seinen Anfängen müßte es einem chronischen Volumen auctum gleichen.

Pathogenetisch ist eine Abgrenzung des Überlastungsemphysems vom Überdehnungsemphysem im allgemeinen nicht möglich. Bei dem Restlungensachverhalt

ist stets auch ein Überdehnungsfaktor mechanisch wirksam, der sich aus dem Mißverhältnis zwischen Thoraxweite und Lungengröße ergibt (S. 75). In der intakten
Lunge scheint eine vermehrte funktionelle Belastung nicht zum Emphysem zu
führen, wie z. B. die Diskussionen um das Glasbläser-,,Emphysem" und die Sportlunge gezeigt haben (s. S. 103). Die aus rezidivierenden akuten Überdehnungen bei
Asthma resultierenden Emphyseme (S. 85) gehören in den Formenkreis des
bronchostenotischen Emphysems.

Es ist daher wohl am zweckmäßigsten, von der Abgrenzung eines Überlastungsemphysems als Sonderform der sekundären Emphyseme ganz abzusehen.

Häufiger muß bei den Überdehnungsemphysemen vom Restlungentypus die
Differentialdiagnose gegen ein chronisches Volumen auctum gestellt werden, das

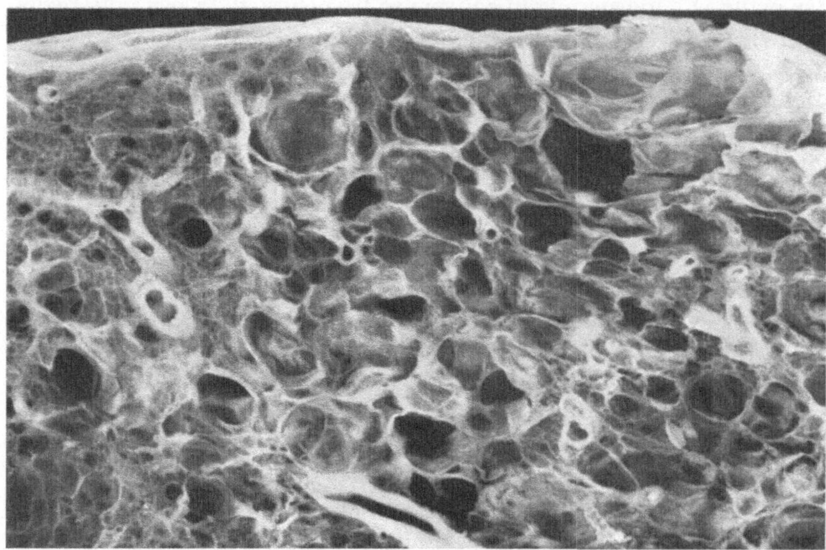

Abb. 13. Kleinwabiges Narbenemphysem nach chemotherapeutisch ausgeheilter Miliartuberkulose.
Schnittflächenphotographie, 4:1

der Entwicklung des Emphysems vorausgeht. Hier ist die histomechanische Messung von großem Nutzen, weil sie einen eingetretenen Elastizitätsverlust erkennbar
macht. Morphologisch liegt ein Emphysem definitionsgemäß dann vor, wenn zu
der schon dem Volumen auctum eigentümlichen relativen Erweiterung der respiratorischen Gänge mit Abflachung ihres Alveolenkranzes ein Verlust an alveolärer
Innengliederung mit Septenschwund hinzutritt. Bei ausschließlich morphologischer
Beurteilung wird stets ein größerer Ermessensspielraum bleiben. Diese Frage hat
eine besondere Rolle bei der Beurteilung der Ergebnisse tierexperimenteller Emphyseme nach Lungenresektion oder exzessivem Schwimmtraining gespielt und ist
bei der Diagnose entsprechender Befunde am Menschen von praktischer Bedeutung.

γ) *Wabenlungen.* Bei den erworbenen Wabenlungen ergibt sich oft
die Frage, ob es sich um ein Narbenemphysem oder um wabige Bronchiektasen bzw. Bronchiolektasen handelt. Bei den vorwiegend diffusen
interstitiellen fibrosierenden Gerüstprozessen können Acini oder ganze

Lobuli cystisch umgewandelt werden. Dann liegt eine verhältnismäßig gleichförmige kleinwabige Umformung des Lungengewebes vor, wie man sie etwa nach chemotherapeutisch ausgeheilter Miliartuberkulose sieht (Abb. 13). Häufig kommen auch bronchiolostenotische Effekte gleichzeitig zur Auswirkung; mitunter kann eine Wabenlunge überhaupt Endzustand einer Bronchiolitis obliterans sein (MEESSEN 1949; SPAIN 1950; HEPPLESTON 1951; LÜCHTRATH 1951; BEHRENS u. FANCONI 1958 u. a.).

In der Fibrose werden aber die mittleren und kleinen Bronchien oft ebenfalls ektatisch. Bei der gewöhnlich auf einer weiter hiluswärts

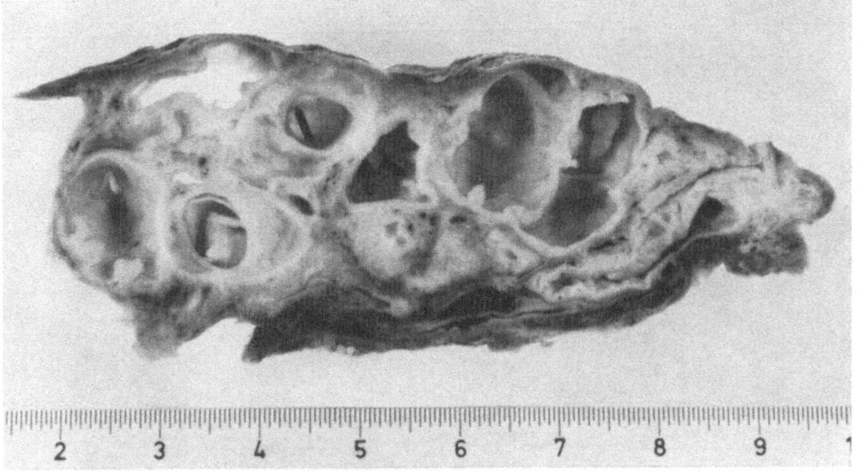

Abb. 14. Wabige Bronchiektasie bei hilusnaher tuberkulöser Bronchostenose. Teilweise kollabiertes Operationspräparat. Schnittflächenphotographie

gelegenen Bronchostenose beruhenden wabigen Bronchiektasie liegen miteinander kommunizierende Hohlräume vor, zwischen denen das Lungengewebe meist kollabiert und induriert ist (Abb. 14).

Dieses ätiologisch unterschiedlich entstandene, aber morphologisch oft ähnliche Substrat der erworbenen Wabenlungen bezeichnen UEHLINGER u. SCHOCH (1957) als diffus-cystisches broncho-alveoläres Emphysem. Die Bezeichnung Wabenlunge (honey-comb lung der englischen Literatur) ist für alle Fälle anwendbar, die sich nicht mit genügender Sicherheit als cystisches Narbenemphysem oder als cystische Bronchiektasie klassifizieren lassen.

3. Sonstige Hohlraumbildungen in der Lunge. Bei den mit Luft oder Flüssigkeit gefüllten solitären oder multiplen *Lungencysten* findet sich eine Auskleidung mit flimmerndem Cylinderepithel oder kubischem Epithel. Die Wandstruktur zeigt, daß es sich um erweiterte Endstücke des Bronchialbaumes handelt. Respiratorisches Gewebe ist auch nicht in Resten nachzuweisen. Bei der angeborenen

atelektatischen Bronchiektasie ist das Zwischengewebe stärker entwickelt, die einzelnen Hohlräume sind kleiner (Übersichten bei H. MÜLLER 1928; UEHLINGER u.
SCHOCH 1957; GIESE 1960; *klinisch:* KARTAGENER 1956; ZADEK u. RIEGEL 1958).

Der Befund einer epithelialen Auskleidung der Hohlraumwand schließt aber
das Vorliegen einer Emphysemblase nicht aus. Man findet in ihnen keineswegs
selten auf kleinere, besonders fibrosierte Wandstrecken verteilt ein kubisch umgewandeltes Alveolarepithel und Inseln von zylindrischem Bronchialepithel aus in
die Blasenwand einbezogenen Bronchiolen (Abb. 15; HARTUNG 1958). Eine durchgehende Epithelisierung wurde jedoch nicht beobachtet.

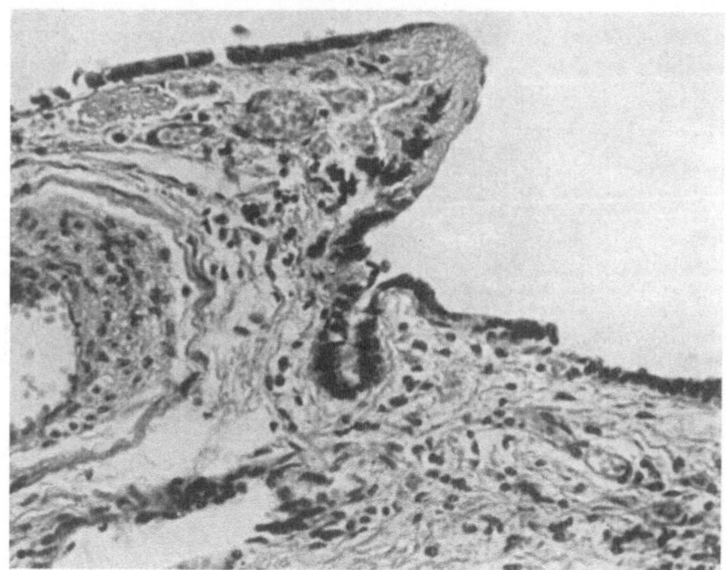

Abb. 15. In die Wand einer großen Emphysemblase einbezogener Bronchiolus. Inselförmiger Rest
des Bronchialepithels auf der Blaseninnenwand. 328:1

Kavernöse Tuberkulose und blasiges Emphysem treffen nicht ganz selten zusammen, zumal beide Prozesse die Oberlappen bevorzugen. Eine käsige Pneumonie
kann sich in emphysematisch umgewandeltem Lungengewebe entwickeln. Nach
Ausstoßung der Käsemassen können dann Hohlräume vorliegen, in denen stehengebliebene fibrosierte Gefäßstränge noch einen Hinweis auf das Vorbestehen eines
blasigen Emphysems geben. Andererseits können die aus der Kavernisierung käsigpneumonischer Rundherde hervorgehenden, nicht selten verhältnismäßig dünnwandigen Lochkavernen (WURM 1938; GIESE 1960) eine Emphysemblase vortäuschen, zumal wenn sie sich durch einen ventilwirksamen Prozeß im Ableitungsbronchus als sog. Blähkavernen stärker mit Luft auffüllen. Besonders unter Chemotherapie bieten die oft dünnwandigen offenen Ausheilungsstadien von Kavernen
differentialdiagnostische Probleme, zumal sich — auch im Tierexperiment (BELL
1958 u. a.) — bei unter Chemotherapieeinfluß stehender Tuberkulose im Zuge der
Vernarbung häufiger ein teils großblasig-bronchiolostenotisches, teils wabig-kleinblasiges Emphysem entwickelt (DUFOURT u. Mitarb. 1952; KUMAGAI u. Mitarb.
1959 u. v. a.).

Vor allem in Kinderlungen werden gelegentlich an Artefakte grenzende Blasenbildungen besonders in den Unterlappen beobachtet, die wahrscheinlich noch agonal durch Pleuraabhebung bei saurer Erweichung nach Aspiration zustande gekommen sind.

III. Die Häufigkeit der Emphyseme (Sektionsstatistik)

a) Die Zusammensetzung des statistisch ausgewerteten Obduktionsgutes

Die statistischen Angaben stützen sich auf ein zwar kleines Untersuchungsgut von 200 eigenen konsekutiven Obduktionen von über 16 Jahre alten Personen, das aber unter gleichbleibenden Gesichtspunkten intensiv untersucht und ausgewertet werden konnte. Die im einzelnen angewandten Untersuchungsmethoden sind an anderer Stelle ausführlich beschrieben (HARTUNG 1963).

Hinsichtlich besonderer Befunde sowie allgemein-pathologischer Fragen konnte dieses Untersuchungsgut durch ausgewählte Beobachtungen aus dem allgemeinen Obduktions- und Einsendungsgut der Jahre 1956—1961 wesentlich ergänzt werden. Die Auswertung wurde mit Hilfe einer Schlitzlochkartei durchgeführt.

Das Untersuchungsgut ist durch folgende Kriterien näher charakterisiert:

1. Herkunft

Von den Obduktionen wurden 27 in der Stadt Münster und 173 im gesamten Münsterland vorwiegend auf Anforderung aus wissenschaftlichem Interesse zu etwa gleichen Teilen für große und mittlere Krankenhäuser, in den Lazarettabteilungen mehrerer Landeskrankenhäuser, für Belegkrankenhäuser und praktische Ärzte durchgeführt. Es handelte sich somit um ein durchaus gemischtes, vorwiegend internistisches Krankengut, das relativ stark durch das benachbarte Kohlenrevier mitbeeinflußt wurde.

2. Alters- und Geschlechtsverteilung

Der Geschlechtsverteilung nach überwiegen die Männer (126) die Frauen (74) deutlich. Annähernd zwei Drittel der Obduktionen entfielen auf das 5.—7. Lebensjahrzehnt, die älteren und jüngeren Jahrgänge sind gleichmäßig mit je einem Sechstel vertreten. Die Altersgliederung ist bei den Männern und bei den Frauen annähernd gleich.

3. Berufliche Gliederung der Männer

Etwa ein Drittel der 126 Obduktionen bei Männern betraf Industriearbeiter, davon knapp die Hälfte mit besonderer Staubbelastung; im übrigen bestand eine ziemlich gleichmäßige Streuung der Berufe, bei der lediglich die landwirtschaftlichen wenig vertreten sind. Die Rentner wurden bei ihren früher ausgeübten Berufen geführt.

4. Gliederung nach Hauptkrankheiten

Unter den zum Tode führenden Hauptkrankheiten standen die Herz- und Kreislauferkrankungen an der Spitze (27,5%). Es folgten der Häufigkeit nach die bösartigen Geschwülste (einschließlich der Hirntumoren) mit 18%. Der Anteil der Hirn- und Nervenleiden war wegen der zahlreichen Anstaltsobduktionen hoch (14%). Die Erkrankungen der Atmungsorgane (ohne Tumoren) machten 13,5% aller Fälle aus (Lobär- und Grippepneumonie 4, Tuberkulose 8, Fibrosen einschließlich Morbus Boeck 3, Silikose bzw. Siliko-Tuberkulose 2, Emphysem, Asthma, chronische Bronchitis 10 Fälle). Es folgten die Krankheiten der Leber, des Magen-Darmtraktes und Pankreas (7,5—4,5%), Blutkrankheiten und septische Krankheitsprozesse (je 2,5%) und sonstige, insbesondere Unfälle und Suicide.

b) Häufigkeit und Verteilung der Emphyseme

Einen Überblick über die morphologischen Befunde gibt die nach Männern und Frauen getrennte Tabelle (Tabelle 1), in der die Verteilung der chronischen Emphyseme auf die Geschlechter und innerhalb der Altersgruppen wiedergegeben ist. Die 100 übersteigenden Prozentsätze sind ein Maß für die Häufigkeit der Kombinationen zwischen den Emphysemformen.

Emphysem ist eine häufige anatomische Diagnose. Chronisches Emphysem der verschiedenen Formen lag bei 70% der Männer und bei 59% der Frauen vor. Diese im Vergleich zu anderen Statistiken (s. u.) überraschend hohen Zahlen sind dadurch erklärt, daß mittels einer subtilen morphologischen Untersuchungstechnik auch Minimalbefunde erfaßt wurden. Darunter sind auch die leichteren Grade des diffusen

Tabelle 1. *Häufigkeit und Verteilung der verschiedenen Emphysemformen in dem statistisch erfaßten Obduktionsgut*

	16—50 Jahre		51—70 Jahre		über 70 Jahre		gesamt %	
	♂	♀	♂	♀	♂	♀	♂	♀
Normal (kein chronisches Emphysem)	29	16	8	13	—	1	29,4	40,5
Diffuse atrophische (primäre) Emphyseme							21,4	36,5
leicht	1	1	9	8	1	—		
mittelschwer	—	—	6	7	4	6		
schwer	—	—	—	—	6	5		
Überformte diffuse atrophische Emphyseme							18,3	4,1
ohne Bronchitis	—	—	10	1	4	—		
mit Bronchitis	—	—	6	1	3	1		
Bronchostenotische (sekundäre) Emphyseme							15,8	4,1
Riesenblasenemphysem	1	—	1	—	—	—		
schwere Formen	3	—	6	—	1	1		
geringe Ausdehnung	1	—	7	2	—	—		
Narbenemphysem							46,0	24,3
in Verbindung mit Lungenfibrose	—	1	1	2	1	—		
bei ausgedehnten herdförmigen Lungenerkrankungen	3	1	3	—	2	—		
unbedeutend in Nachbarschaft einzelner Herde	10	4	32	7	6	3		
Überdehnungsemphysem							15,8	8,1
vom Restlungentypus	1	—	4	—	2	—		
partiell bei Thoraxdeformität	1	1	4	3	2	—		
umschrieben	4	—	1	2	1	—		
Gesamtzahl der Obduktionen	44	23	61	38	21	13		

atrophischen Emphysems, denen als sog. Alterslungen keine funktionelle Bedeutung zukommt; ihr Anteil ist besonders groß, weil zwei Drittel der Obduzierten ein Alter von über 50 Jahren erreicht hatten. Auch ist der Anteil an staubgefährdeten Arbeitern nicht unbedeutend.

Bei Anwendung der Klassifikation nach GIESE werden charakteristische Unterschiede hinsichtlich der Alters- und Geschlechtsverteilung deutlich.

1. Die primären atrophischen Emphyseme zeigen einen typischen Altersgang. Sie wurden (von je einem leichten Fall bei kachektischen Personen im 5. Lebensjahrzehnt abgesehen) erst jenseits des 50. Lebensjahres an zunehmend häufig und in mit dem Alter zunehmender Schwere gefunden. In den höchsten Altersstufen wurden sie praktisch nie vermißt. Die Bezeichnung „seniles" Emphysem erscheint somit berechtigt.

Die Geschlechtsverteilung ergibt keine wesentlichen Differenzen, auch nicht bei Einschluß der sekundär überformten Fälle. Bildet man einen das Maß der vorliegenden Emphyseme kennzeichnenden Index, der die morphologischen Schweregrade berücksichtigt, so ergibt sich unter Bezug auf die Gesamtzahl der in der jeweiligen Altersgruppe obduzierten Fälle folgende Verteilung (Tabelle 2):

Tabelle 2. *Ansteigen des Index für das diffuse atrophische Emphysem bei Männern und Frauen mit dem Lebensalter*

	41—50 Jahre	51—60 Jahre	61—70 Jahre	über 70 Jahre
Männer	0,04	0,80	1,97	2,62
Frauen	0,08	0,25	1,18	2,39

Der Index wurde dadurch gewonnen, daß pro Fall Indexziffern eingesetzt wurden (1 = leichtes, 2 = mittelschweres, 3 = schweres, 4 = sekundär überformtes, 0 = kein Emphysem); die Summe der Indexziffern dividiert durch die Fallzahl der Gruppe ergibt den Indexwert, der demnach den Höchstwert 4,0 annehmen kann, wenn in allen Fällen ein schweres überformtes Emphysem vorgelegen hätte.

Die geringfügig höheren Werte der Männer in den mittleren Altersgruppen beruhen im wesentlichen auf deren höherem Anteil an komplizierenden Bronchitiden, die das ursprünglich diffuse Emphysem in den morphologisch schwereren Grad des blasig überformten atrophischen Emphysems umwandeln. Ein genereller geschlechtsspezifischer Unterschied in der Häufigkeit und Schwere besteht — ganz im Gegensatz zu den sekundären Emphysemen — nicht.

2. Bei *den sekundären Emphysemen* sind auch die jüngeren Altersgruppen betroffen, und zwar gerade bei den klinisch bedeutsamen schweren *bronchostenotischen Formen*, die bei den Frauen nur selten vorkommen. Die Ursache für diese Geschlechtsdifferenz liegt einmal in der größeren Zahl von herdförmig auftretenden Lungenerkrankungen bei den Männern, wobei die Staublungenerkrankungen eine Rolle spielen, zum anderen aber auch in einem vermehrten Auftreten von chronischen Bronchitiden und Bronchiolitiden, die klinisch oft asthmoide Züge geboten hatten. In den höchsten Altersstufen tritt diese Emphysemform wieder zurück, weil die meisten Kranken schon im 6. Lebensjahrzehnt ihrem Leiden erliegen.

Am häufigsten unter den sekundären Emphysemformen wurde ein *Narbenemphysem* gefunden; es lag aber hauptsächlich in der Form belangloser Emphysemherde um alte tuberkulöse Spitzenstreuherde vor. In Verbindung mit anderweitigen herdförmigen Lungenerkrankungen kam es bei den Männern vor allem bei auch geringfügiger Anthrako-Silikose vor und war dann häufiger mit einem bronchostenotischen Blasenemphysem kombiniert. Daneben waren Tuberkulosen und in einzelnen Fällen ausgedehnte interstitielle Fibrosen als Ursache nachweisbar.

Überdehnungsemphysem fand sich bei Männern und Frauen in gleicher Häufigkeit, doch entsprach es bei den Männern vorwiegend dem Restlungentypus, während bei den Frauen kyphoskoliotische Thoraxdeformitäten als Ursache im Vordergrund standen.

3. Die diagnostische Abgrenzung der Zustände von *akuter (reversibler) Vermehrung des Luftgehaltes* kann besonders im höheren Alter gegenüber Fällen mit leichtem atrophischem Emphysem schwierig sein. Die in vielen Fällen erst durch bestimmte Formen der Agone geprägten Störungen der Ventilation sind im Obduktionsbefund nicht ganz selten und können gelegentlich Hinweis auf bestimmte Krankheitsprozesse geben.

Akute Emphyseme wurden in einigen Fällen von Status asthmaticus (drei Fälle) und ausgedehnterer Blutaspiration (vier Fälle) sowie Ertrinkungstod (ein Fall) beobachtet. Die recht häufige partielle Überblähung von Lungenabschnitten infolge agonaler Schleimverlegung der Bronchien hat nur differentialdiagnostische Bedeutung.

Volumen pulmonum auctum wurde, allerdings meist nur in Teilen der Lunge, noch häufiger diagnostiziert. In vier Fällen war es als chronischer Zustand in der kontralateralen Restlunge bei einseitig schwartengefesselter Lunge oder bei chronischer Ergußatelektase einer Seite entwickelt und konnte als Vorläuferzustand eines kompensatorischen Überdehnungsemphysems angesehen werden. Verhältnismäßig häufig waren besonders in den Oberlappen Fälle von Volumen auctum, das offenbar auf einer verstärkten Atmung im Koma beruhte.

c) Vergleich mit anderen Statistiken

Die älteren Häufigkeitsangaben liegen niedrig. Emphysem wurde anatomisch in 7—12% im allgemeinen Obduktionsgut gefunden (FRAENKEL 1904; WILLIGH, zit. nach SYLLA 1952; SELBERG 1951). Das Verhältnis von Männern zu Frauen wird von LEBERT (1871) mit 3:2 für Zürich und mit 7:3 für Breslau angegeben. LOESCHCKE (1928) sah Emphysem häufiger, gibt aber keine Zahlen; nach ihm sind Männer und Frauen etwa in gleichem Maße betroffen. CLÖSGES (1949) findet

Emphysem bei 52,3% aller Über-60-jährigen. Auch GIESE (1960) gibt unter ausdrücklichem Bezug auf das im höheren Alter selten fehlende diffuse atrophische Emphysem eine wesentlich größere Häufigkeit an.

Die klinischen Angaben liegen dagegen bei 2—3% aller Krankenhausaufnahmen (STAEHELIN 1930; SYLLA 1952; LOTTENBACH 1956; LÖFFLER 1956). Nach ABBOT u. Mitarb. (1953) beträgt das Geschlechtsverhältnis etwa 3:1; etwa ein Sechstel aller Fälle sei durch Asthma bedingt, 43% der Fälle sollen bis zum 50. Lebensjahr auftreten.

Diese einfache Gegenüberstellung der Zahlen aus klinischer und pathologisch-anatomischer Sicht zeigt sofort die Differenzen, die sich in den Schlagworten vom „anatomischen und klinischen Emphysem" niedergeschlagen haben. Nur ein kleiner Teil der anatomisch diagnostizierten Emphyseme hat eine derartige klinische Bedeutung, daß die klinische Hauptdiagnose — nur solche Fälle sind in den klinischen Übersichten berücksichtigt — auf Emphysem lautet; dazu kommt eine weitere Anzahl von Fällen, bei denen das Emphysem als eine wesentliche Komplikation angesehen werden muß. Es ist also unbedingt erforderlich, eine klare Gliederung der anatomischen Befunde durchzuführen, die die klinischen Schweregrade der verschiedenen Emphysemformen berücksichtigt (s. dazu S. 141ff).

Eine neue eingehende pathologisch-anatomische Statistik hat HUSTEN (1956) für die Männer aus dem Obduktionsgut des Essen-Steeler-Institutes der Jahre 1950—1955 gegeben, die allerdings lediglich an den makroskopischen Befunden orientiert ist. Seine wesentlich höheren Zahlen decken sich weitgehend mit den eigenen Befunden. Danach bestand bei 511 Arbeitern, die nicht unter Tage beschäftigt waren, ein Emphysem in 57%, ein schweres Emphysem in 11%, kein Emphysem nur in 32% der Fälle; bei einer Gruppe von 852 Bergleuten ohne Silikose lauten die entsprechenden Zahlen 61, 24 und 15%. Bei ähnlicher Aufgliederung des eigenen, zahlenmäßig bedeutend kleineren Untersuchungsgutes ohne Berücksichtigung der den sekundären Emphysemen im einzelnen zugrunde liegenden Lungenkrankheiten besteht Übereinstimmung mit der Gruppe III von HUSTEN (Bergleute ohne Silikose). Keine Übereinstimmung besteht indessen hinsichtlich der Häufigkeit der Diagnose chronische Bronchitis, die nach den eigenen, auf mikroskopischer Untersuchung beruhenden Befunden ganz erheblich seltener ist, obwohl die von HUSTEN als Kriterium verwandte Schleimhautatrophie ebenfalls recht häufig beobachtet wurde (s. dazu S. 87).

Eine funktionelle Wertung der Obduktionsbefunde von 2000 Obduktionen hat McLEAN (1956) versucht. Er fand Emphysem bei fast allen Erwachsenen, sofern alle in Verbindung mit Narben des Lungengerüstes verbundenen emphysematischen Veränderungen mitberücksichtigt wurden. Als Hauptkrankheit und Todesursache wurde ein Emphysem bei 2,6% der Obduzierten gewertet; in weiteren 4,1% der Beobachtungen war es als eine wesentliche Teilursache des Todes anzusehen. Diese Befunde stimmen trotz der ganz anderen Klassifikation der Emphyseme mit den eigenen Beobachtungen sehr genau überein.

IV. Morphologische Zeichen der Lungeninsuffizienz an der Leiche

Als das für den Pathologen sicherste Zeichen der chronischen Lungeninsuffizienz gelten das chronische Cor pulmonale und die mit der pulmonalen Hypertonie verbundenen Schäden an den Pulmonalarterien. Im

Ablauf der Lungenkrankheiten treten diese Befunde erst spät auf. Sie
zeigen an, daß die chronische respiratorische Insuffizienz in ihr Ter-
minalstadium, die kombinierte kardio-respiratorische Insuffizienz, eingetreten war.

Man kennt daneben noch weitere Hinweiszeichen, deren diagnosti-
scher Wert allerdings unsicher ist. Es wurde daher im Rahmen des
statistisch ausgewerteten Obduktionsgutes mit untersucht, ob sich die
Diagnose einer akuten oder chronischen respiratorischen Insuffizienz
mit hinreichender Sicherheit auf derartige bei der routinemäßigen pathologisch-anatomischen Untersuchung leicht erkennbare Zeichen auch ohne
komplizierte Funktionsmessungen gründen läßt.

a) Trommelschlegelfinger und -zehen, Uhrglasnägel

M. B. Schmidt (1937) hat für die Trommelschlegelfinger eine pleuropulmonale Ursache in 68% der Fälle angegeben. Es handelt sich um eine
ossifizierende Osteoperiostitis, doch kann der Knochen auch unbeteiligt
sein und lediglich eine Weichteilverdickung bestehen, die sich bei Befall
des Nagelbettes in der charakteristischen uhrglasartigen Verformung
der Nägel äußert.

Im eigenen Obduktionsgut wurden Trommelschlegelfinger, z. T. auch
gleichzeitig Trommelschlegelzehen, oder ausgesprochene Uhrglasnägel
nur in sechs Fällen gefunden. Es lagen stets hochgradige Lungenveränderungen vor, meist ausgedehntere Fibrosen mit sekundärem
Emphysem, häufig auch mit Bronchiektasen und Pleuraschwarten.
Gewöhnlich bestand eine deutliche Aortalisation des kleinen Kreislaufes
über pleuropulmonale Anastomosen und eine auffallend starke Entwicklung der Bronchialarterien (Liebow, Hales u. Lindskog 1949;
Meessen 1960 u. a.). Alle Kranken hatten ein Cor pulmonale und
chronische Stauungsorgane.

Gemessen an den im Obduktionsgut enthaltenen 21 Fällen mit Cor
pulmonale waren Trommelschlegelfinger aber noch nicht in einem
Drittel aller schweren Lungenerkrankungen zur Entwicklung gekommen.
Es handelt sich daher um ein spätes und keineswegs konstantes Symptom
einer Lungenerkrankung mit respiratorischer bzw. kardio-respiratorischer
Insuffizienz.

b) Sagittalfurchen in der Leber

Die Bedeutung der sog. Sagittalfurchen in der Leber, die meist in
Form von zwei bis vier mehr oder weniger tief in die Zwerchfellfläche
des rechten Leberlappens einschneidenden Furchen vorliegen, ist strittig.
Terbrüggen (1935), von dem die letzte ausführliche Darstellung
stammt, hat sie wie schon frühere Untersucher als Zeichen einer er-
schwerten Atmung bei Zwerchfelltiefstand und starrem Thorax gedeutet.

Er konnte gegenüber Fromme (1916), die bei Emphysem mit und ohne Thoraxstarre eher unternormale Zwerchfellgewichte gefunden hatte, zeigen, daß die Furchen auf der Aktion hypertrophischer Muskelbündel beruhen, die sich bei Atrophie der zwischen ihnen liegenden Muskelanteile entsprechend den Rippenansätzen bilden (Loeschcke 1928). Westenhöfer (1935) hat demgegenüber die Meinung vertreten, daß die Ursache der Furchung in einem Mißverhältnis zwischen Leberbreite und unterer Thoraxapertur bestehe und daß man besser von ,,Raumfalten bzw. -furchen" zu sprechen habe.

Im eigenen Obduktionsgut wurden Sagittalfurchen entsprechend den Angaben von Terbrüggen bei 10,5% der Obduktionen gefunden, doch überwogen die Männer bei weitem. In allen Fällen lag ein funktionell als wesentlich anzusehendes Emphysem vor, meist in Verbindung mit einer Starre des Thorax oder einer Thoraxdeformität (Tabelle 5, S. 72). In nahezu allen Fällen standen beide Zwerchfellkuppeln tief (links im 5. Intercostalraum oder tiefer, rechts an der 5. Rippe oder tiefer), in manchen Fällen lagen gleichzeitig erhebliche Pleuraverwachsungen oder Pleuraschwarten vor.

Atemphysiologisch ist ein besonderer Kontakt zwischen Leber und Zwerchfell bei erhöhten exspiratorischen Atemwiderständen und vor allem beim Pressen, Husten und Niesen zu erwarten. Bei diesen durch die Kontraktion der Bauchmuskulatur erzeugten Drucksteigerungen wirkt das Zwerchfell als Regulator des erhöhten Abdominaldruckes (Campbell 1958). Exspiratorische Muskelaktivität wurde elektromyographisch besonders bei Asthmatikern (Wyss 1955) und bei einem Teil der Emphysematiker beobachtet.

Bei dem größeren Teil der beobachteten schweren Lungenveränderungen wurden im eigenen Untersuchungsgut jedoch keine Sagittalfurchen gefunden. Sie sind somit ein zwar keineswegs obligates, im Einzelfall aber recht charakteristisches Hinweiszeichen für eine chronische Ventilationsstörung vornehmlich obstruktiver Art.

c) Cyanose

Die Cyanose ist neben der Dyspnoe für den Kliniker ein wichtiges, auf eine Lungeninsuffizienz hinweisendes Symptom. Die Vielzahl ihrer Ursachen (Löffler 1956; Matthes, Ulmer u. Wittekind 1960) schränkt ihre Bedeutung für die quantitative Beurteilung einer Lungenfunktionsstörung erheblich ein. In den Terminalstadien der kardiorespiratorischen Insuffizienz werden stets pulmonale und kardiale Faktoren nebeneinander wirksam sein.

Im Leichenbefund sind die Beziehungen zwischen Lungenfunktion und Cyanose noch problematischer. In den Fällen von chronischer kardio-respiratorischer Insuffizienz ist die besonders im Gesicht, an den Ohrmuscheln und an den distalen Extremitätenabschnitten in Erscheinung tretende Cyanose oft in Verbindung mit besonders reichlicher

Totenfleckbildung zwar fast immer zu finden. Auch wird sie in gleicher Regelmäßigkeit bei den akuten asphyktischen Todesfällen beobachtet und kann gerade bei diesen besonders intensiv auch an den nicht chronisch blutgestauten Organen und an der Brustmuskulatur sichtbar werden. Man sieht aber die gleichen Befunde bei sehr vielen Fällen von zentralem Tod und häufig bei akutem Linksherzversagen.

Selbst ausgeprägte Grade von Cyanose können daher nur dann als Zeichen der Lungeninsuffizienz gewertet werden, wenn auch das übrige Obduktionsergebnis dafür spricht. Die Cyanose ist ein in seiner Beurteilung durchaus unsicheres Symptom, dessen genauere Auswertung nicht lohnt.

d) Polyglobulie

Eine echte, mit dauernder Vermehrung der Gesamtblutmenge und Zunahme der Erythrocytenmaße einhergehende kompensatorische Polyglobulie kann als Folge einer chronischen Hypoxämie bei Emphysem auftreten (PRICE-JONES 1921). Sie tritt aber klinisch nur bei einem Teil der Kranken in Erscheinung (MATTHES, ULMER u. WITTEKIND 1960).

Bei der Obduktion bieten der auffallend reichliche Blutgehalt und eine besonders ausgeprägte Cyanose einen charakteristischen Befund. Das Wirbelkörpermark ist dunkelrot. In manchen Fällen kommt es zu einer Markhyperplasie mit Einbeziehung des Fettmarkes der langen Röhrenknochen, gelegentlich sogar zu einer extraossären Blutbildung mit großen Zellnestern aus unreifen Erythrogonien, die schalenartig von unreifen Zellen aller Stadien umgeben werden (ROTTER u. BÜNGELER 1955).

Im eigenen Obduktionsgut wurde eine partielle, gelegentlich fast totale Umwandlung des Fettmarkes im Femur in blutbildendes Mark in knapp einem Drittel der Fälle von kardio-respiratorischer Insuffizienz gefunden; eine extraossäre Blutbildung wurde nicht beobachtet.

Die symptomatische Polyglobulie ist also ebenfalls ein inkonstantes, spät auftretendes Zeichen einer chronischen Lungeninsuffizienz, das nur bei positivem Befund einen zusätzlichen diagnostischen Wert besitzt, dessen Fehlen aber das Bestehen einer auch schweren Lungenfunktionsstörung keineswegs ausschließt.

e) Magen- und Duodenalulcera

Ein Zusammenhang zwischen chronischen Lungenkrankheiten und gastroduodenaler Ulcusbildung wird diskutiert (MATTHES, ULMER u. WITTEKIND 1960 u. a.; Übersicht bei SUNDERMANN u. PANZRAM 1962).

STAEMMLER (1959) sah bei Rechtsherzinsuffizienz häufiger frische Ulcera und hämorrhagische Magenschleimhauterosionen, glaubt aber nicht, daß sie in chronische Ulcera übergehen. Auch im eigenen Obduktionsgut (s. auch MERHOF 1961) war keine erhöhte Frequenz chronischer Ulcera bei kardio-respiratorischer

Insuffizienz festzustellen. Frische Ulcera und hämorrhagische Magenschleimhaut-erosionen wurden dagegen bei asphyktischen Todesarten und bei akuter Rechts-herzüberlastung gehäuft gefunden, doch kamen sie noch häufiger bei zentralem Tod vor. Die Corticosteroidtherapie im Status asthmaticus und bei den bronchor-rhoischen Spätstadien der Silikotiker dürfte ebenfalls eine Bedeutung für ein ge-häuftes Vorkommen von frischen Ulcera bei atmungsinsuffizienten Kranken haben.

f) Besondere Kreislauf- und Gefäßreaktionen

In diese Gruppe von Veränderungen, deren spezielle Problematik hier nicht näher berührt werden soll, gehören die sog. Erstickungs-blutungen, die asphyktischen Kreislaufreaktionen in der Milz und akute Organödem, die sich am deutlichsten als pericapilläres Ödem in der Leber erkennen lassen.

1. Es hat sich bei der Durchmusterung des Obduktionsgutes gezeigt, daß die sog. *Erstickungsblutungen und* die charakteristische *fleckförmige Blutverteilung in der Milz*, die bis zur Bildung blutungsartiger Herde gehen kann (GIESE 1935), ein verläßliches Zeichen für akute asphyk-tische Vorgänge bilden. Bei der chronischen respiratorischen Insuffizienz kommen sie praktisch nicht vor. Im übrigen werden sie auch bei Fällen gefunden, bei denen einer Asphyxie keine besondere Bedeutung bei-gemessen werden kann.

2. Die *akuten Organödeme* treten mit den Erstickungsblutungen und hämorrhagischen Magenschleimhauterosionen nur in einem kleinen Teil der Fälle gemeinsam auf. An ihrer Entstehung sind allgemeine Kreis-laufstörungen offenbar stärker beteiligt als bei den fleckförmigen Blutungen, die vor allem auf lokalen angio-neurotischen (vasomoto-rischen) Störungen beruhen. Daß sie dennoch dieser allgemeinen Gruppe zugehören, ergibt sich aus der Häufung der positiven Befunde bei den asphyktischen oder mit Asphyxie einhergehenden, durch cerebrale oder pulmonale Ursachen ausgelösten Todesfällen.

3. Die *allgemeinen Ödeme*, die eines der häufigsten Zeichen für die Dekompensation eines Cor pulmonale bilden (MATTHES, ULMER u. WITTEKIND 1960), sollen als typischer Befund bei der chronischen kardio-respiratorischen Insuffizienz nur kurz erwähnt werden. Lungenödem wird auch bei der Rechtsherzinsuffizienz nur selten vermißt, es wird bei akuten asphyktischen Todesfällen häufig gefunden (SWANN 1960).

g) Hypoxieschäden

Eine allgemeine Hypoxämie kann durch eine Insuffizienz der äußeren Atmung, durch Veränderungen im Sauerstofftransportorgan Blut, durch Störungen des Kreislaufes und schließlich durch Störungen der Sauer-stoffaufnahme im Gewebe selbst bedingt sein (BÜCHNER 1950; PICHOTKA

1957). Als Folge der Hypoxämie treten zunächst regulative Kreislaufreaktionen auf, die die Ursache vieler der bisher besprochenen Insuffi-
zienzzeichen sind. Bei längerem Bestehen kommt es auch zu geweblichen regulativen Umstellungen und zu hypoxischen Organschäden.

Die praktische Auswertung am Obduktionsgut stößt jedoch auf
manche Schwierigkeiten. Die oft subtilen Zeichen einer hypoxischen
Zellschädigung werden vielfach durch anderweitige, z. B. toxische Schäden überdeckt. Vor allem aber machen bereits eingetretene Fäulnis-
und Autolyseprozesse die Auswertung unsicher, in vielen Fällen unmöglich.

1. In der *Leber* werden als akute bis subakute Hypoxämiezeichen
vacuolige Leberzelldegeneration, azidophile Einschlußkörperchen und
das Auftreten von hyalinen Eiweißtropfen beobachtet (KETTLER 1948,
1958; H. W. ALTMANN 1949 u. a.). An einem unausgelesenen Obduktionsgut haben HAMBACH, STUDENÝ u. KHUN (1960) häufig positive
Befunde bei intensiver und verhältnismäßig kurz einwirkender Hypoxie
erheben können, bei protrahierter Hypoxie dagegen vorwiegend zentroacinäre Verfettung als Zeichen der chronischen Schädigung gefunden.
Unter den Ursachen ergab sich wiederum eine enge Verbindung zwischen
Atmungs- und Kreislaufstörungen, die den diagnostischen Wert für die
Lungeninsuffizienz mindert.

2. *Verfettungen der parenchymatösen Organe* sind auch bei schlechtem
Erhaltungszustand leicht nachweisbar. Sie werden sehr häufig gefunden
und sind auf die verschiedensten Ursachen zurückzuführen, so daß sie
nicht als ein sicheres Zeichen für eine auf pulmonaler Ursache beruhende
Hypoxämie gewertet werden können.

Auf die viel charakteristischeren Schäden in der Muskulatur der
rechten Herzkammer wird an anderer Stelle (S. 148) eingegangen.

3. Von besonderem Interesse sind die Veränderungen am *Gehirn*.
In den Endstadien der respiratorischen bzw. kardio-respiratorischen
Insuffizienz werden klinisch häufig cerebrale Störungen beobachtet, die
gewöhnlich in dem Begriff der Encephalopathia emphysematica zu-
sammengefaßt werden (LÖFFLER 1956; LOTTENBACH 1956; ERBSLÖH
1956; ROSSIER, BÜHLMANN u. WIESINGER 1958; MATTHES, ULMER u.
WITTEKIND 1960). Man findet Kopfschmerzen, Schwindel, depressive
Verstimmung, Somnolenz und auch flüchtige neurologische Symptome
wie Paresen und Muskelkrämpfe, gelegentlich sogar Stauungspapillen als
Zeichen der Hirndrucksteigerung.

Die Abgrenzung der reinen Hypoxiewirkung gegenüber der im Zustand der
Globalinsuffizienz gleichzeitig bestehenden Hyperkapnie ist nicht möglich. Kreis-
laufstörungen spielen offenbar ebenfalls eine Rolle. Die Hirndurchblutung ist beim
Emphysematiker mit kardio-respiratorischer Insuffizienz gewöhnlich gesteigert,
die O_2-Aufnahme fällt mit sinkendem pH ab (KETY 1950; PATTERSON, HEYMAN u.
DUKE 1952).

Nach Ergebnissen von Tierversuchen kann es auch bei langdauernder subkritischer Hypoxämie zu schweren anatomischen Schäden im Zentralnervensystem kommen. Es wurden (insbesondere von H. W. ALTMANN u. SCHUBOTHE 1942) verschiedene, möglicherweise für bestimmte Zellformationen jeweils typische Formen und Stadien der Ganglienzellschädigung und des Ganglienzellunterganges gefunden; die Kleinhirnrinde, und hier besonders die Purkinjeschen Zellen, sind am empfindlichsten, dann erst folgt die Großhirnrinde, während im Hirnstamm stets geringere Schäden gefunden werden. Bei umschriebenen Erweichungsprozessen haben möglicherweise auf hypoxischen Gefäßkrämpfen beruhende örtliche Kreislaufstörungen teilursächliche Bedeutung.

Bei der Obduktion von Kranken mit kardio-respiratorischer Insuffizienz fallen makroskopisch am Gehirn vor allem Kreislaufstörungen auf. Die Hirngewichte sind meist hoch, die Schnittfläche glänzt und zeigt zahlreiche leicht wegwischbare Blutpunkte. Auch die weichen Hirnhäute sind blutreich. Die graue Substanz weist gewöhnlich eine sehr deutliche Cyanose auf. Die mikroskopische Untersuchung ließ im eigenen Obduktionsgut eine systematische Auswertung der feineren Ganglienzellveränderungen meist nicht zu. Für die Beurteilung ist eine rasche Fixation des Gehirns unerläßlich; schon die Veränderungen einer länger dauernden Agone können die Beurteilung sehr erschweren (HAYMAKER u. STRUGHOLD 1957). Stärkere reaktive Gliawucherungen oder Erweichungen wurden nur in zwei Fällen gefunden, häufiger eine ödematöse Verquellung der Hirnsubstanz oder perivasale Serum- und Erythrocytenaustritte. Fast immer lagen ausgedehnte Lücken in den Purkinje-Zellreihen der Kleinhirnrinde vor.

D. Pathogenese und Ätiologie
I. Die strukturellen Grundlagen

Wohl keine spezielle Organfunktion ist mit so komplexen mechanischen Vorgängen verbunden wie die der Lunge, die bei der Atmung Teil eines bewegten Systems ist, das mehr als ein Drittel der gesamten Körpermasse umfaßt (ROHRER 1925; LUFT 1961). Die aktiven bewegenden Kräfte werden in der äußeren Wandung entwickelt. Die Lunge selbst greift in die Atembewegung mittels ihrer auf möglichste Zusammenziehung gerichteten elastischen Kräfte ein, sie ist insofern ein in der Exspiration sich bewegendes, in der Inspiration ein passiv bewegtes Organ (GIESE 1961).

Alle im Gesamtsystem auftretenden Kräfte stehen über den Pleuraspalt hinweg in einem Gleichgewicht, das durch die Tätigkeit der Atemmuskulatur einem ständigen Wechsel unterliegt (v. HAYEK 1953; PIRCHER 1957 u. a.). Für die gleitend der Brustwand angehefteten Lungen resultieren daraus rhythmische Größenänderungen ihrer luftführenden Hohlräume und der Richtung nach wechselnde Druckgefälle, auf denen der Luftwechsel beruht.

Gegenüber den sie umgebenden Wandungen kann die Lunge als mechanisch einheitlich wirkender Körper, vergleichbar einem Ballon mit einer aus einem elastischen Medium bestehenden homogenen Hülle, angesehen werden. Ihre elastische Retraktionskraft als Resultante aller intrapulmonalen Druckwerte kommt an der Pleurafläche gleichmäßig zur Wirkung (WIRZ 1923; ROHRER 1925). Innerhalb der Lunge stehen zwei verschiedenartige elastische Medien in einem ständigen gegenseitigen Spannungsausgleich. Die auf die Lungenoberfläche übergehenden Kräfte pflanzen sich im Lungenkörper als elastische Spannung in den Geweben, als pneumatischer Druck in den Lufträumen rasch und gleichmäßig fort (LIEBER-MEISTER 1922; ROHRER 1925; v. NEERGAARD 1927; THIES 1932). Sie werden auf jede einzelne Gewebseinheit und auch auf die Wandungen der im Lungengewebe eingespannten Leitungssysteme übertragen. Die Pleurafläche ist Ausgangs- und Bezugspunkt aller Spannungs- und Weiteänderungen auch innerhalb der Lungen.

Zwischen den einzelnen Bauelementen, den Acini, für die im Prinzip ähnliche mechanische Bedingungen wie für die gesamte Lunge gelten, gleichen sich die elastischen und pneumatischen Spannungen aus. Die differente Dehnbarkeit in den verschiedenen Lungenzonen geht mit entsprechend unterschiedlich starken pneumatischen Druckänderungen einher. Im Lungenmantel, der stärker dehnbar ist als der Lungenkern mit seiner Massierung von großen Bronchien und Gefäßen, finden auch die stärksten Schwankungen des pneumatischen Druckes statt (ROHRER 1925). Im Ablauf der dynamischen Atembewegung steht damit in der Peripherie automatisch eine höhere Druckdifferenz für die Überwindung der infolge größerer Rohrlängen höheren Strömungswiderstände zur Verfügung. Das Produkt aus elastischer Dehnbarkeit und nicht-elastischen Atemwiderständen (die sog. *Zeitkonstante*, MEAD, LINDGREN u. GAENSLER 1955; OTIS u. Mitarb. 1956) ist in der normalen Lunge in allen einzelnen Abschnitten gleich.

Unter krankhaften Verhältnissen geht diese annähernde Homogenität der Lunge verloren. Dann ergeben sich nicht nur Störungen der Luftbewegung und Luftverteilung, sondern es führen auch umgekehrt die pathologisch erhöhten pneumatischen Drucke zu abnormen Gewebsspannungen, die Ursache des emphysematischen Umbaues des Lungengewebes werden können.

Die mechanischen Eigenschaften des Lungengewebes stellen nur einen, allerdings besonders wichtigen Aspekt dar. Die Bedeutung der besonderen geweblichen Anordnung und Verknüpfung verschiedener Fasersysteme ist damit keineswegs erschöpft. Durch die reiche alveoläre Innengliederung der capillarisierten terminalen Lufträume (Abb. 16) steht zugleich für den Gasaustausch mit der Alveolarluft eine große Fläche zur Verfügung, die durch den emphysematischen Um- und Abbau in entscheidendem Maße eingeschränkt werden kann. Die verwickelten gegenseitigen Beziehungen zwischen Belüftung und Durchblutung werden noch mit neuen Methoden intensiv untersucht (s. MATTHES 1960).

Auch die alte Streitfrage einer aktiven Rolle der Lunge bei den Gasaustauschvorgängen wurde auf Grund neuer Befunde wieder zur Diskussion gestellt (MEESSEN 1960).

Insgesamt aber bleibt doch festzustellen, daß die für die Lunge eigentümlichen mechanischen Vorgänge immer wieder in den Mittelpunkt des Interesses rücken, weil sie in besonderem Maße die gesamte

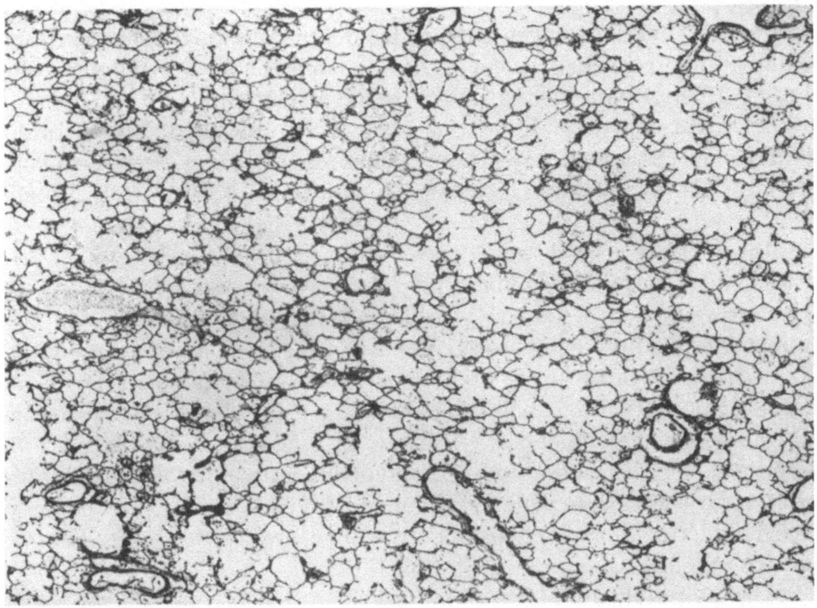

Abb. 16. Histologischer Schnitt von der normalen, unter Expansion auf annähernd Inspirationslage fixierten Lunge eines 39jährigen Mannes. Reich gegliederte Alveolarstruktur mit kabinenartig um die Gänge angeordneten Alveolen. 14:1. Normales Vergleichsbild zu den Abb. 04, 38, 39 und 40

Lungenfunktion einschließlich des kleinen Kreislaufes prägen und daher auch in der Pathologie und Pathophysiologie der Atmung eine eminente Bedeutung haben.

a) Morphologie

Die morphologischen Grundlagen sind bei GIESE (1961) ausführlich abgehandelt. Sie sollen daher hier nur insoweit wiedergegeben werden, als es zu einem Verständnis der Funktionsstörungen bei Emphysem notwendig erscheint.

1. Der Aufbau des Lungenkörpers. In allen Dehnungslagen bis zum Kollaps wahrt die Lunge ihre charakteristische Eigenform, die dem Thoraxraum individuell angepaßt ist. Sie wird vor allem von der Pleura bewahrt, die mit dem Lungengewebe besonders in den Kanten und Winkeln durch vermehrt einstrahlende Bindegewebssepten eng verbunden ist (Reid 1959; Reid u. Rubino 1959). Auch sind die subpleuralen Acini und Lobuli gewöhnlich stärker septiert als die im Lungenkern gelegenen. Den sehr unterschiedlichen Dehnungsgrößen der einzelnen Thoraxwandabschnitte und des Zwerchfells kann sich die Lunge mittels ihrer Verschieblichkeit gegenüber der Pleura costalis und der Lappen gegeneinander sowie durch inneren Spannungsausgleich anpassen.

In sich sind die Lungen entsprechend den Aufzweigungen des Bronchialbaumes gegliedert (neuere zusammenfassende Darstellungen bei Felix 1928; Braus 1934; Engel 1950; Miller 1950; F. K. Fischer 1952; v. Hayek 1953; Policard 1955; Töndury 1956). Auch in der Klinik und Pathologie hat sich eine am Bronchialbaum orientierte Gliederung als zweckmäßig erwiesen (Churchill 1949; H. W. Weber 1951 u. a.).

Die kleinste in sich geschlossene Einheit ist der große, d. h. dem Bronchiolus terminalis anhängende *Acinus* (Giese 1957; vgl. S. 109). Er entspricht dem secondary lobule von Miller. Neuerdings wird aber unter dem Einfluß der Arbeiten von L. Reid (1959) in der anglo-amerikanischen Literatur unter secondary lobule z. T. der mehrere Acini umfassende nächsthöhere Lungenabschnitt, der Lobulus der deutschen Terminologie, verstanden, weil dieser im Gegensatz zum Acinus eine einigermaßen distinkte septale Begrenzung aufweist. Hieraus haben sich schon Differenzen in der Bestimmung der panacinären bzw. panlobulären und der zentrolobulären Emphyseme gemäß der CIBA-Klassifikation ergeben.

Die pyramidenförmigen Acini, die eine durchschnittliche Kantenlänge von 4—6 mm haben, entsprechen mit ihrem zentral gelegenen Bronchus-Gefäßstiel und der zentralen Aufteilung des Arbor alveolaris in die respiratorischen Bronchiolen und Alveolargänge noch regelrechten Miniaturlungen. Auf ihre Bedeutung als mechanisch-funktionelle Einheit hat v. Gehlen (1941) aufmerksam gemacht. Die ebenfalls zentral eintretenden Arteriae terminales ergießen ihr Blut über das alveoläre Capillarnetz in die interacinären Venolen. Es liegt somit eine Übereinstimmung zwischen bronchographischer und angiographischer Gliederung der funktionellen Endabschnitte vor (Giese 1957; Junghanss 1958), in denen der Kontakt zwischen Luft und Blut stattfindet. Es besteht aber kein vollständiger äußerer Abschluß der Acini gegeneinander. Gewöhnlich sind nur einzelne interacinäre Faserzüge entwickelt. Die Spannkräfte greifen demnach unmittelbar an den intraacinären Fasersystemen an.

2. **Das Fasergerüst der Lunge.** Im Acinus bilden die elastischen Fasern den Hauptanteil des Gerüstsystems. Ein grobes, vorwiegend zirkulär und spiralig angeordnetes respiratorisches elastisches Netzwerk zieht von

den Bronchien bis in die Alveolargänge, deren Wand es stützt (Orsós 1907). In manchen Emphysemlungen werden diese spiraligen Strukturen sichtbar, weil sie dem Abbau verhältnismäßig lange widerstehen. Die Alveoleneingänge werden von elastischen Ringen umgeben. Ein zweites feineres intercapilläres elastisches Fasersystem spaltet sich von den groben Fasernetzen ab und bildet zwischen den Capillaren der Alveolarwand deren Stützgerüst.

Die gegenüber den elastischen Fasern wenig dehnbaren reticulären und kollagenen Fasernetze sind ähnlich gegliedert. In der Alveolarwand ziehen Fibrillen der reticulären Fasern in die elastischen Fasern hinüber und werden dort nach elektronenoptischen Befunden durch Einlagerung von Elastin maskiert (Giese u. Gieseking 1957; von Schulz 1959 bestritten). Kollagene Fasern sind nur in Fortsetzung der fibroelastischen Bronchialwandschicht in den zentralen Abschnitten des acinären Gangsystems bis zu den Alveoleneingangsringen nachweisbar. Im übrigen finden sie sich vor allem in den gröberen Septen, spärlich zwischen den einzelnen Acini innerhalb der Lobuli.

Die funktionelle Fasertextur entspricht somit der Einschaltung eines kontinuierlichen elastischen Fasernetzes zwischen zwei vergleichsweise wenig dehnbare kollagene Systeme, deren eines von der aus beiden Faserarten aufgebauten Pleura her mit den Septen zwischen die feineren Lungeneinheiten, das andere dagegen mit den Bronchien und Gefäßen vom Hilus her bis in deren Zentren vorstößt. Diese Anordnung läßt sich mit einem *Expander* vergleichen.

So wie sich die gesamte Lunge auf den Hilus retrahiert, so ist auch die passiv-elastische Retraktion der gedehnten Acini auf den Acinusstiel ausgerichtet (v. Gehlen 1941; Giese 1956). Im Kollapszustand liegen die kollagenen Systeme gewellt, sie gehen bei Dehnung in Streckung über und bewirken den das Dehnungsausmaß begrenzenden Endwiderstand (s. u.). Ein vollständiges schlaffes Zusammenfallen, wie man es bei manchen hochgradigen atrophischen Emphysemen beobachtet, wird bei intaktem Elasticagerüst durch die Biegungssteifigkeit der elastischen Gerüste verhindert; komprimiertes Lungengewebe gleicht ähnlich einem zusammengedrückten Gummischwamm die erlittene Verformung alsbald wieder aus (Loeschcke 1928, dort in Zusammenhang mit dem auf Fehlinterpretation beruhenden Vergleich der elastischen Fasern mit Stahlfedern; Giese 1961).

3. Lungenmuskulatur. Durch den Einbau von glatten Muskelfasern werden die Acini zu einem myo-elastischen System (v. Gehlen 1941; Löffler 1956). Sie sind im Acinusstiel, dem Bezugspunkt für das gesamte intraacinäre Fasergerüst, am stärksten entwickelt und verlieren sich im Bereich der Alveolargänge. In das Fasergerüst sind sie nach Art einer Spannmuskulatur eingefügt. Ihre funktionelle Bedeutung

wurde zeitweilig unter dem Einfluß der Untersuchungen von BALTIS-
BERGER (1921) sowie LUISADA (1934) offenbar überschätzt. Es unterliegt aber keinem Zweifel, daß mit Hilfe der Muskulatur Tonusänderungen im gesamten Gerüstsystem der Lunge mit Änderungen der Gerüst-
spannung und Einfluß auf die Volumina möglich sind. Diese Frage wird
im Zusammenhang mit dem Volumen pulmonum auctum (S. 100) näher
diskutiert.

b) Die mechanisch-elastische Funktion der Lunge

Auch die isolierte, allseitig dem atmosphärischen Druck ausgesetzte
Lunge kann bei experimenteller Prüfung ihrer mechanisch-elastischen
Eigenschaften als ein homogener Körper betrachtet werden (ROHRER
1925). Die Ergebnisse derartiger früherer und eigener Untersuchungen
wurden ebenfalls bereits ausführlich dargestellt (HARTUNG 1960; GIESE
1961), so daß eine Beschränkung auf die am wichtigsten erscheinenden
Punkte möglich ist. Die klinischen Aspekte wurden von LOTTENBACH,
NOELPP-ESCHENHAGEN u. NOELPP (1956) zusammengefaßt.

1. Die statisch-elastischen Kräfte der Lunge. Im Kollapszustand sind
alle im Lungenkörper auftretenden Kräfte, die elastischen Zugspannun-
gen des Lungengewebes und die pneumatischen Drucke in den Lufträumen, im Gleichgewicht. Jeder Dehnung (durch flächenhaften Zug an
der Pleurafläche z. B. im Dondersschen Unterdruck oder durch Aufblasen der Lufträume) stellt sich die aus verschiedenen Einzelkompo-
nenten zusammengesetzte Retraktionskraft der Lunge entgegen, die
auch den Kollaps nach Fortfall der dehnenden Kräfte bewirkt. Die
adäquate Dehnungsform für den elastischen Hohlkörper Lunge ist die
Volumdehnung.

Unter statischen Meßbedingungen ergibt sich ein leicht S-förmig gebogenes
Druck-Volumendiagramm, das im Atembereich eine annähernd lineare Abhängigkeit der Retraktionskräfte vom Lungendehnungsgrad anzeigt. Erst in den höheren
Dehnungslagen gegen Ende der Vitalkapazität nimmt der Dehnungswiderstand
stärker zu, weil die wenig dehnbaren Kollagensysteme besonders der Pleura allmählich in Streckung überführt werden. Die Volumendehnbarkeit (compliance)
beträgt bei gesunden jugendlichen Lungen im Mittel 0,22 Liter/cm H_2O (Tabelle 3).
Im Alter und bei den meisten Emphysemen ist sie höher, bei fibrosierenden Prozessen, auch bei Pleuraschwarten oft beträchtlich erniedrigt.

Die Ergebnisse früherer Messungen an menschlichen Leichenlungen zeigen
eine ähnlich große Dehnbarkeit. Es besteht eine gute Übereinstimmung mit Meßwerten von Lebenden; auch zu den Befunden an Lungen verschiedener Tierarten
ergeben sich keine prinzipiellen Unterschiede (WINTRICH 1854; LIEBERMEISTER
1907; BÖNNIGER 1909; ROMANOFF 1911; CLOETTA 1913; v. NEERGAARD u. WIRZ
1927; CHRISTIE 1934; BAYLISS u. ROBERTSON 1939; PAINE 1940; DAYMAN 1951;
MCILROY, MARSHALL u. CHRISTIE 1954, MEAD u. Mitarb. 1953, 1955; BUCHER
1957, 1959; GIORDANO u. DAL BORGO 1960; PRATT u. Mitarb. 1961; SWEET u.
Mitarb. 1961 u. a.).

Die Retraktionsfähigkeit, gewöhnlich kurz im Sinne der technischen Definition nach Föppl (1919) als Lungenelastizität bezeichnet, wird — entsprechend auch der eigenen Meinung — von der Mehrzahl der Autoren vor allem auf die elastischen Fasern zurückgeführt (Literatur bei Giese 1961). Die elastischen Fasern sind das stark dehnbare Element von hoher elastischer Vollkommenheit und bilden mit den weniger dehnbaren Kollagenfasersystemen eine manchen elastischen Geweben der Textilindustrie ähnliche elastische Gesamttextur. Dagegen hat v. Neergaard (1929) den *Oberflächenkräften* an den Grenzflächen zwischen Luft und benetzter Gewebsoberfläche den Hauptanteil an der Retraktionsfähigkeit, etwa bis zu zwei Dritteln, zugesprochen; auch v. Hayek (1952) und die Autoren der neueren amerikanischen Literatur halten sie für wesentlich. Kilches (1940) konnte indessen zeigen, daß sich auch die mit Flüssigkeit luftfrei aufgefüllte Lunge vollständig auf die Kollapslage retrahieren kann. Da bei diesem Versuch die Oberflächenkräfte ausgeschaltet sind, kann die Retraktion nur durch die geweblichen elastischen Kräfte bewirkt sein. Der aktive Anteil der Lungenmuskulatur an der vitalen Retraktion wird von Giordano u. Dal Borgo (1960) auf etwa 5% geschätzt, doch wurde in den an Leichenlungen durchgeführten Versuchen die in der gleichen Größenordnung liegende Akkommodationsbreite (s. u.) anscheinend nicht berücksichtigt.

Die Frage nach der Bedeutung der Oberflächenkräfte wurde neuerdings wieder aufgeworfen und mit Hilfe von Untersuchungen an Lungenschäumen und isolierten Lungenpreßsäften im Meßtrog quantitativ angegangen (Pattle 1958; Comroe 1962 u. a.). Ihre Wirksamkeit soll durch wahrscheinlich lipidige Substanzen an der Alveolenoberfläche abgeschwächt und modifiziert werden. Bei Atelektasen, insbesondere bei den mit Dys- und Atelektasen und mit der Entwicklung von hyalinen Membranen verbundenen Atemstörungen der Neu- und Frühgeborenen scheint ein Mangel an oberflächenaktiven Stoffen Bedeutung zu haben (Gruenwald 1947; Cook, Barrie u. Avery 1960; Klaus, Clements u. Havel 1961; Pattle u. Mitarb. 1962; Kloos u. Wulf 1962). Eine Abgrenzung der geweblichen und der durch Oberflächenkräfte bedingten Retraktionskräfte ist noch nicht vorgenommen; die Untersuchungen sind zur Zeit in vollem Flusse. Die wichtigen Versuche von Kilches (1940) bedürfen einer Überprüfung. Neue Versuche von Kluge (unveröffentlicht) scheinen zu zeigen, daß etwa 50% der Retraktionskraft auf die Oberflächenkräfte entfallen. Nach Zerstörung der oberflächenaktiven Stoffe auf der Alveolarwand, d. h. bei vollem Einfluß der Luft-Wassergrenzflächen, ergeben sich abweichende histomechanische Befunde. Insbesondere kommt es zu einem nahezu totalen Lungenkollaps mit starker Verminderung des Minimalluftgehaltes.

Untersuchungen über die Beziehungen zwischen Oberflächenkräften und Emphysem liegen noch nicht vor. Der mit Dimensionsänderungen der terminalen Lufträume verbundene strukturelle Umbau in der Emphysemlunge hat zweifellos eine Änderung der Oberflächenkräfte zur Folge. Ob dagegen Emphysem durch eine Störung in der Bildung oberflächenaktiver Substanzen hervorgerufen werden kann, ist noch völlig offen. In diesem Falle würden die schon sehr alten Vorstellungen über die Rolle des Alveolarepithels in der Emphysempathogenese (KLÄSI 1886) in einem völlig neuen Lichte erscheinen.

2. Die dynamisch-elastischen Kräfte der Lunge. Durch Messung des in der Zeiteinheit von der gedehnten Lunge ausgeblasenen Luftvolumens läßt sich die Dynamik des Retraktionsablaufes erfassen („Tiffeneau-Test an der Leichenlunge", GIESE 1956; HARTUNG 1957, 1963). Im Gegensatz zum klinischen Atemstoßtest nach TIFFENEAU, der wesentlich höhere Werte gibt, fallen alle Einflüsse des Thorax und der Atemmuskulatur im Leichenlungenversuch fort. Unter Berücksichtigung dieses Umstandes ist ein Vergleich der Werte mit klinischen Befunden möglich.

Die gesunde jugendliche Lunge kann nach Auffüllung in Höhe der Vitalkapazität etwa die Hälfte der eingefüllten Luft binnen 2 sec wieder ausblasen, im Alter ist die Retraktionsfähigkeit bereits merklich herabgemindert (Tabelle 3). Bei Emphysem werden stets niedrigere Werte gefunden, die bei manchen Formen aber nicht nur auf einer Erschlaffung der Fasersysteme, sondern auf erhöhten Strömungswiderständen in den Luftwegen und auf einer bronchostenotischen Luftretention beruhen (sog. *Totraumeffekt*, s. S. 136).

3. Erscheinungen elastischer Unvollkommenheit. Ein weiteres Charakteristikum der Globalelastizität des Lungenkörpers ist der Grad der Vollständigkeit der Retraktion. Das ursprüngliche Kollapsvolumen wird gewöhnlich von der einmal geblähten Lunge nicht ganz wieder erreicht, d. h. die Rückbildung der erlittenen Verformung bleibt unvollständig.

Auf diese als Hysterese bezeichnete Erscheinung dürften postmortale Veränderungen einen Einfluß haben, insbesondere die Totenstarre der Muskulatur, die erst nach einigen Dehnungscyclen überwunden wird (sog. *Akkommodation*, vgl. REUTERWALL 1922; HARTUNG 1958).

Abgesehen von dieser bei der Beurteilung zu berücksichtigenden elastischen Unvollkommenheit stellen die gemessenen Dehnungsrückstände, die ebenfalls im Alter deutlich zunehmen (Tabelle 3), einen wesentlichen Hinweis auf die elastischen Qualitäten einer Lunge dar. Bei manchen Emphysemformen läßt sich an unproportional hohen Dehnungsrückständen der Einfluß von Bronchostenosen nachweisen (S. 136), bei Volumen pulmonum auctum kann nach eingetretener Akkommodation das ursprüngliche Kollapsvolumen unterschritten werden (S. 101).

Tabelle 3. *Normale Elastizitätswerte von Leichenlungen der verschiedenen Lebensalter* [nach HARTUNG, Erg. inn. Med. 15 (1960)]

	NormaleLungen, mittleres Alter 22 Jahre (5 ♂, 2 ♀)	NormaleLungen, mittleres Alter 56 Jahre (4 ♂, 8 ♀)
Kollapsvolumen[1] ml	1615	1810
Minimalluftanteil[2] am Kollapsvolumen (%)	45,2	45,6
Mittlere Dehnbarkeit[3] (compliance) in den Grenzen der Vitalkapazität Liter/cm H_2O	0,22	0,30
Statische Retraktionskraft[4] gegen Luft (cm H_2O) Inspirationslage	−12	−8,5
Exspirationslage	−2	−1,5
Volumelastizitätsmoduln[5] $\times 10^3$ dyn/cm² Inspirationslage	42,9	26,0
Mittellage	18,0	16,5
Exspirationslage	11,9	8,8
Tiffeneau-Test aus Vitalkapazitätsfüllung, Zweisekundenwert[6] (%)	46	37
Maximale Atemstromstärke[7] Liter/1. sec	1,1	0,9
Hysteretischer Dehnungsrückstand[8] im akkommodierten Zustand (%)	<3	7,5
„Totraumeffekt"[9]	Ø	Ø
Dehnbarkeit (compliance) des gesamten Thorax-Lungensystems[10] (ml/cm H_2O)	etwa 20—40	etwa 40—60
Maximales Ventilationsvolumen[11] (Liter/min)	115,0	87,9

[1] Im Überlaufgefäß gemessenes Volumen in elastischer Ruhelage.

[2] Kollapsvolumen — „Nicht-Luftvolumen" (= Gewicht: spezifisches Gewicht).

[3] Volumzuwachs in Liter pro Druckzuwachs um 1 cm H_2O; Mittelwert für den gesamten Vitalkapazitätsbereich. Kennzeichnet die Neigung der „Elastizitätsachse".

[4] Lungenzug gegen Luft im Rezipienten bei freier Retraktion.

[5] Volumelastizitätsmoduln ($\Delta p/\Delta V \times V_M$) in den angegebenen Dehnungslagen.

[6] Bei freier Retraktion ausgeblasene Luftmenge, prozentual bezogen auf die = 100% gesetzte, in Höhe einer Vitalkapazitätsauffüllung gehaltene Luftmenge („Tiffeneau-Test an der Leichenlunge").

[7] Errechnet aus [6].

[8] Irreversible, auf Hysterese beruhende Dehnungsreste (Volumzunahme über das Ausgangsvolumen), prozentual bezogen auf die = 100% gesetzte, in Höhe einer Vitalkapazitätsauffüllung gehaltene Luftmenge.

[9] Aus dem Verlauf der Hysteresekurve erschlossenes Zeichen für ventilationsgestörte Lufträume.

[10] Volumzuwachs in Milliliter pro Druckzuwachs um 1 cm H_2O bei pertrachealer Luftauffüllung des gesamten intakten Thorax-Lungensystems der Leiche.

[11] Errechnet aus den statischen und dynamischen Meßwerten unter Zugrundelegung einer Atemfrequenz von 50/min.

4. Die Elastizität verschiedener Lungenlappen. Mit Hilfe der histomechanischen Methodik konnte die Elastizität der einzelnen Lungenlappen unmittelbar gemessen und damit ein neuer direkter Anhalts-
punkt für die strukturelle Homogenität der Lunge gewonnen werden.

Die bisher zu dieser Frage vorliegenden Ergebnisse stützten sich auf die Aus-
messung von auf die Pleura gestempelten Kreisen in den verschiedenen Dehnungslagen. ROHRER (1925) fand eine gleichmäßige Verkleinerung der Kreise bis dicht
vor die Kollapslage, während LIEBERMEISTER (1922) mit der gleichen Methode eine
etwas verminderte Dehnbarkeit der Oberlappen fand. Die Untersuchungen von
TENDELOO u. Mitarb. (1929) an Lungenstreifen aus verschiedenen Lungenlappen
sind wegen der unphysiologischen Dehnungsbeanspruchung des Lungengewebes
kaum zu verwerten.

Bei einer eigenen Messung an der gesunden und gleichmäßig gut kollabierten
linken Lunge einer 27jährigen Frau ergab sich für den Oberlappen allein eine Volumendehnbarkeit von (relativ) 0,186, für die gesamte Lunge von 0,175 Liter/cm
H_2O/1000 ml Kollapsvolumen. Die Zweisekundenwerte des „Tiffeneau-Tests"
betrugen für den Oberlappen allein (Auffüllung mit 1000 ml Luft) 51%, für die
gesamte Lunge (Auffüllung mit 2100 ml Luft) 47%. Die Dehnungsreste betrugen
je 2% der höchsten Auffüllmenge. Einige weitere Versuche dieser Art verliefen
nicht so befriedigend, wenn auch z. T. noch annehmbare Übereinstimmungen bestanden. Bei Hypostase, Ödem, pneumonischen Herden usw. ergaben sich stets
niedrigere Werte für den gewöhnlich stärker veränderten Unterlappen.

5. Bewertung der histomechanischen Methode. Mit diesen Bestim-
mungsmerkmalen sind die wesentlichen mechanischen Charakteristika
der Lunge (Dehnungswiderstand bzw. Dehnbarkeit, Schnelligkeit und
Vollständigkeit der Rückbildung einer durch Dehnung erzielten Verformung) erfaßt. Die durchschnittlichen Werte von normalen Lungen
je einer jüngeren und älteren Vergleichsgruppe sind in der Tabelle 3
zusammengefaßt. Sie bilden die Grundlage der Diskussion verschiedener
Funktionsstörungen bei Emphysemen, soweit sich diese mit histomechanischen Methoden erfassen lassen.

Die Abweichungen gegenüber den Normalwerten sind bei den verschiedenen Lungenerkrankungen derart erheblich, daß die im postmortalen Untersuchungsgut unvermeidlichen und insbesondere bei den
dynamischen Messungen recht beträchtlichen methodischen Fehler-
breiten weit überschritten werden. Die für viele Werte auffallend gute
Übereinstimmung mit entsprechenden Befunden am Lebenden zeigt im
übrigen entgegen manchen Vorurteilen, die solchen Untersuchungen
häufig entgegengebracht werden, daß die daraus gezogenen Schlüsse auf
die funktionelle Bedeutung der verschiedenen Störungen der Lungenstruktur als ausreichend gesichert angesehen werden können.

c) Lunge und Thorax einschließlich Zwerchfell
und Bauchwand

So bedeutsam die elastischen Kräfte der Lunge für die Atmung
sind, insbesondere für die Exspirationsbewegung und für eine gleich-

mäßige Luftverteilung innerhalb der Lunge, so lassen sich viele Störungen doch nur aus den mechanischen Bedingungen für das gesamte Thorax-Lungensystem verstehen. Betrachtungen über die Atemarbeit und die ventilatorische Insuffizienz setzen die Kenntnis aller mechanischen Faktoren voraus.

1. Lunge und Thorax. Die Lunge ist in einem zur aktiven Größenänderung befähigten Raum ausgespannt, dessen Wandungen aus hinsichtlich ihrer mechanischen Eigenschaften und Bewegungsgrößen sehr unterschiedlichen Elementen aufgebaut sind. Im *knöchernen Thorax* erfolgt die Rippenbewegung um die Wirbelsäule als Fixpunkt in unterschiedlicher Weise derart, daß bei der Inspirationsbewegung in der oberen Thoraxhälfte die Längsdurchmesser, jenseits der 7. Rippe in der unteren Thoraxhälfte aber die Querdurchmesser relativ stärker vergrößert werden (KEITH 1909; FELIX 1928 u. a.). Die untere Begrenzung wird durch das *Zwerchfell* gebildet, das wegen seines des Wechsels fähigen Grundtonus und seiner starken muskulären Ventilationsaktivität der überhaupt wichtigste Atemmuskel ist (HOFBAUER 1925; HITZEN-BERGER 1927; WYSS 1955; CAMPBELL 1958 u. a.). Es ist zugleich aber auch die Trennfläche zwischen Brust- und Bauchraum, an der sich die Drucke beider Körperhöhlen auswirken und ins Gleichgewicht setzen, wobei der Tonus des Zwerchfells modifizierend eingreifen kann. Bei Lähmung — und ähnlich in der Leiche nach Überwindung der Totenstarre — folgt das Zwerchfell passiv den wechselnden Druckverhältnissen (Übersicht bei CAMPBELL 1958; GIESE 1961).

Auch die *Bauchwand* ist zur bei der Atmung bewegten und sich bewegenden Körperwandung zu rechnen. Sie hat nicht nur die Schwere der Baucheingeweide zu tragen, sondern fängt alle über das Eingeweidepaket übertragenen Druck- und Volumunterschiede auf, die durch die Zwerchfellbewegungen während der Atmung entstehen. Eine Bauchdeckenerschlaffung ist häufig mit Zwerchfelltiefstand verbunden (PAROW 1950), doch bestehen nach LINZBACH (1939) keine sicheren Beziehungen zum Emphysem (S. 57). Umgekehrt werden die zur forcierten Exspiration und zum Husten erforderlichen hohen Drucke durch eine Kontraktion der Bauchmuskulatur erzeugt, wobei das Zwerchfell als Moderator in die Kraftübertragung auf die Brusthöhle eingeschaltet ist (CORYLLOS 1937). Durch die Schwere des Eingeweidepaketes, das an sich als plastische Weichteilmasse zwischen Zwerchfell und Bauchwand lediglich eine passive druckübertragende Funktion hat (ROHRER 1925) und sich durch die gleitende Verschieblichkeit seiner Teile Formänderungen leicht anpassen kann, werden schließlich mit der Körperlage wechselnde Druck- und Zugkräfte hervorgerufen, die dem Lungenzug am Zwerchfell entgegengerichtet sind und ein Druckgefälle im Bauchraum zur Folge haben.

2. Die Normalstellung des Leichenthorax. Vor der Darstellung der auch an der Leiche meßbaren globalen Elastizitätswerte des Thorax-Lungensystems erscheint es angebracht, kurz auf die Änderungen einzugehen, die sich mit Eintritt des Todes und durch die postmortalen Vorgänge gegenüber den vitalen Verhältnissen ergeben.

Durch Fortfall des überwiegenden Tonus der Inspirationsmuskulatur kommt es unmittelbar nach Eintritt des Todes zu einer exspirationswärts gerichteten Bewegung. Die Volumverminderung gegenüber der vitalen funktionellen Residualkapazität dürfte nach Bestimmungen der Atemmittellage nach vollständiger Relaxation der Atemmuskulatur etwa 200—300 ml betragen (CAMPBELL 1958 u. a.). Das Zwerchfell stellt sich ebenfalls passiv ein; gewöhnlich wird es unter dem Einfluß des Retraktionszuges der Lungen tiefer in die untere Thoraxapertur gezogen und dabei stärker gewölbt. Mit der durchschnittlich 2—4 Std post mortem einsetzenden Totenstarre ergibt sich dann eine erneute inspirationswärts gerichtete Bewegung (GERLACH 1923 u. a.), wobei insbesondere das Zwerchfell tiefer tritt und eine erneute Dehnung gegen den elastischen Lungenwiderstand bewirkt. Vermutlich wird die zunächst eingetretene Volumverminderung durch diese Inspirationsbewegung etwa wieder ausgeglichen. Später kann es mit der Entwicklung von Fäulnisgasen im Bauchraum zu einer extremen Hochdrängung des Zwerchfells und Kompression der Lungen kommen.

Insgesamt wird man in der Zeitspanne, in der die Messungen gewöhnlich durchgeführt zu werden pflegen (12—48 Std post mortem), mit einer Stellung des Thorax-Lungensystems rechnen können, die annähernd der vitalen funktionellen Residualkapazität entspricht. Das gilt auch für den Expansionszustand der Lungen bei intrathorakaler Fixierung, sofern keine wesentlichen Fülldrucke angewandt werden.

3. Die Elastizitätswerte des Thorax-Lungensystems. Die Technik der neu entwickelten Meßmethoden am Thorax-Lungensystem der Leiche ist bei HARTUNG (1963) dargestellt.

α) Die Gesamtdehnbarkeit des Systems. Auch bei der pertrachealen Luftauffüllung des gesamten Thorax-Lungensystems an der auf dem Rücken liegenden Leiche (HARTUNG, KAFARNIK u. KRUPKE 1962) ergibt sich ein leicht S-förmig gebogenes, gegen Ende des Vitalkapazitätsbereiches stärker zur Druckachse geneigtes Druck-Volumendiagramm (Abb. 17). Die Messung geht von der funktionellen Residualkapazität aus und erfaßt nur den inspiratorischen Schenkel der Vitalkapazität. Die Volumendehnbarkeit wurde im Mittel bis zum 50. Lebensjahr zu 20—40, jenseits des 50. Lebensjahres zu 40—60 ml/cm H_2O bestimmt (Tabelle 3, S. 49). Die Volumendehnbarkeit der isolierten Lunge ist etwa vier- bis fünfmal größer.

Die Druckübertragung zwischen Brust- und Bauchraum über das Zwerchfell hinweg erfolgt ähnlich wie im Tierversuch (WIRZ 1923) auch an der Leiche praktisch momentan. Ein leichter Schlag auf den Thorax ruft eine sofort einsetzende Druckschwankung im Bauchdruckmanometer hervor. Umgekehrt wirkt sich ein Druck auf die Bauchdecken an dem an die Trachea angeschlossenen Manometer umso deutlicher aus, je stärker das System vorgedehnt ist, d. h. ein je höherer Bauchdruck besteht. Je straffer das Eingeweidepaket durch die Bauchdeckenspannung zusammengehalten wird, desto rascher und vollständiger überträgt es die ihm aufgezwungenen Druckänderungen (ROHRER 1925).

Die Druckzunahme im Bauchraum ist gegenüber dem Thoraxraum verhältnismäßig klein (Abb. 17). Die respiratorischen Bauchdruckschwankungen liegen im Vitalkapazitätsbereich um 15—25 cm H_2O. Die Druckänderungen von Brust- und Bauchraum verhalten sich im Bereich der ruhigen Atmung wie 4—5:1, bei maximaler Ausschöpfung der inspiratorischen Kapazität wie 2—4:1. Am Lebenden haben sich bei Berücksichtigung der verschiedenen Körperlage ähnliche Verhältnisse ergeben (NAKASONE 1925). Die Druckänderungen während in- und exspiratorischer Bewegung entsprechen dem von WINKLER (1903) angegebenen Kurventypus bei passivem Verhalten der Bauchdecken.

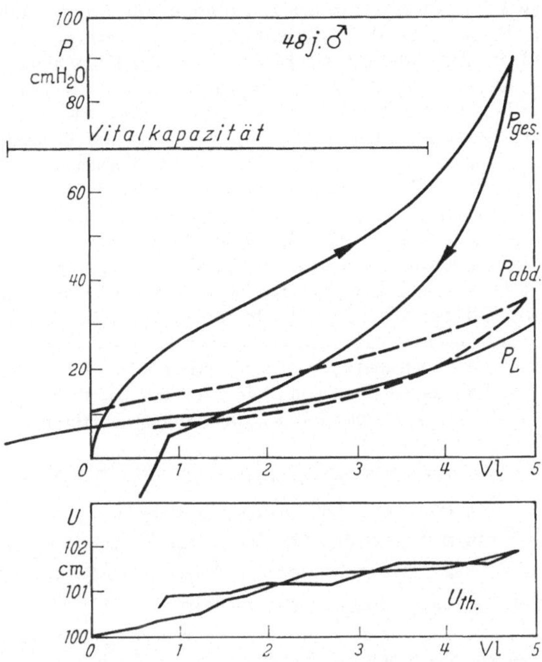

Abb. 17. Darstellung der Druck-Volumenbeziehungen im gesamten Thorax-Lungensystem an der Leiche. Ausgezogene Schleife = P/V-Diagramm des gesamten Systems (p_{ges}); gestrichelt = Bauchdrucke (p_{abd}); ausgezogene Linie = P/V-Diagramm der isolierten Lungen. Darunter: Umfangsänderungen des Thorax in Höhe der Mamillen (U_{th}). Die vermutlichen Grenzen der Vitalkapazität (= 4,75 Liter) bei dem 48jährigen lungengesunden Mann sind mit eingezeichnet. Die Pfeile kennzeichnen die In- und Exspirationsbewegung

β) Die Alterswandlungen in der Mechanik des Thorax-Lungensystems. Systematische Messungen der Volumendehnbarkeit des Thorax-Lungensystems in verschiedenen Lebensaltern haben wie auch für die isolierte Lunge einen charakteristischen Alterswandel ergeben (HARTUNG 1963). Die globale Dehnbarkeit nimmt bei pertrachealer Belüftung von 1 bis 2 ml/cm H_2O bei der Geburt über etwa 15 im 5. Lebensjahr und 20—30 bei Wachstumsabschluß bis auf 40—60 ml/cm H_2O im höheren Alter zu. Die besonders schnelle Zunahme in den ersten Lebensjahren geht dem Körperwachstum etwa parallel (HARTUNG u. KRUPKE 1963). Im

Erwachsenenalter fällt eine stärkere Streuung der Einzelwerte auf, die zum Teil durch pathologische Veränderungen bedingt ist, bei niedriger Dehnbarkeit vor allem durch flächenhafte Pleuraverwachsungen. Bei Erschlaffung der Bauchdecken wird gewöhnlich eine hohe Dehnbarkeit gemessen.

Diese Altersentwicklung beruht auf einander entgegengesetzten Änderungen der mechanischen Eigenschaften der zum peripheren Atemapparat zusammengeschlossenen Teilsysteme Thorax, Lungen und Abdomen sowie Zwerchfell (s. u.). Der Thorax wird im Alter weiter gestellt und erstarrt unter dem Einfluß der kataplastischen Prozesse an den Rippenknorpeln und Rippengelenken, während die Lungen und die Bauchdecken erschlaffen. Nähere Kurvenanalysen zeigen für die Teilsysteme, daß der Anteil der Lungen am inspiratorischen elastischen Widerstand kontinuierlich von 29% beim Neugeborenen über 24% beim jugendlichen Erwachsenen bis auf 21% beim nicht-emphysematischen älteren Menschen abnimmt. Der knöcherne Thorax gewinnt in der Wachstumsperiode zunächst an Dehnbarkeit, wobei sein Widerstandsanteil von 57% auf 51% absinkt; im Alter aber führt die Erstarrung zu einer starken Zunahme des thorakelen Widerstandsanteiles bis auf etwa 65%. Die Bauchdecken verhalten sich entgegengesetzt; sie sind im jugendlichen Erwachsenenalter am straffsten. Ihre stärkere Dehnbarkeit in der Kindheit (einschließlich der relativ größeren Dimensionierung des Bauchraumes) und beim älteren Menschen gleicht die funktionelle Starre des kindlichen Thorax weitgehend aus und führt im Alter eher zu einer Überkompensation mit allgemein ansteigenden Dehnbarkeitswerten. Hieraus wird die große funktionelle Bedeutung des Abdomens als Komplementärraum der Atembewegungen besonders deutlich. In der Mechanik des starren Emphysemthorax treten diese Verhältnisse noch stärker hervor (vgl. S. 71).

γ) Thorax, Zwerchfell und Bauchwand. Die Umfangszunahme des Thorax ist bei der passiven Beatmung gemessen an der vitalen Atembreite mit 1—3 cm nur gering. Die Volumzunahme erfolgt überwiegend auf Kosten des Bauchraumes, dessen Ausdehnungsfähigkeit durch die Anspannung der Bauchwand begrenzt wird.

Mit nachlassender Umfangszunahme des Thorax steigt der Bauchdruck stärker an (Abb. 17). Durch experimentelle Variationen der Meßbedingungen läßt sich der besondere Einfluß der Bauchdecken auf die Gesamtdehnbarkeit des Systems noch eindrucksvoller zeigen (HARTUNG, KAFARNIK u. KRUPKE 1962). Nach breiter Eröffnung der Bauchdecken nimmt die Gesamtdehnbarkeit um 30—50%, bei Kindern in Einzelfällen bis 100% zu. Umgekehrt wird die Dehnbarkeit um etwa 20—50% vermindert, wenn man durch Umwickeln des Abdomens mit elastischen Binden oder durch Anlage eines künstlichen Ascites die Dehnbarkeit der Bauchdecken vermindert und den Ausgangsdruck im Bauchraum erhöht.

Die Retraktionskraft der Lunge wirkt sich bei der Dehnung des Gesamtsystems in zweifacher Weise aus: Sie addiert sich einerseits zu den der Dehnung entgegenstehenden Gesamtwiderständen bzw. mindert die in den niederen Dehnungslagen noch inspirationswärts gerichteten elastischen Zugkräfte des Thorax, andererseits aber übt sie einen Zug auf das Zwerchfell aus und wirkt dadurch einer vermehrten Anspannung der relativ zum Thorax leichter dehnbaren Bauchdecken entgegen. Bei nachlassender Retraktionskraft der Lunge wie z. B. bei Emphysem fällt also nicht nur ein Teil des elastischen Dehnungswiderstandes der Lunge fort, sondern es wird der Atemtypus auch automatisch mehr in Richtung der Abdominalatmung verschoben. Ein Absinken der Gesamtwiderstände des Atemapparates konnte schon ROHRER (1925) an 18 Emphysematikern nachweisen.

Aus den Kurvenverläufen können Schlüsse auf die partiellen Dehnbarkeitsgrößen der einzelnen am Aufbau des Gesamtsystems beteiligten Wandabschnitte gezogen werden. Eine genaue Bestimmung ist jedoch nicht möglich, weil sich durch die druckpassive Lageänderung des Zwerchfells im einzelnen nicht übersehbare Volumverschiebungen zwischen Brust- und Bauchraum ergeben. Getrennte Druck-Volumenkurven können daher nicht abgeleitet werden, obwohl in beiden Höhlen die Drucke getrennt gemessen werden. Man wird aus den Befunden aber schließen können, daß unter den gegebenen experimentellen Bedingungen an der Leiche die Volumzunahme zu etwa einem Drittel durch Dehnung des Thorax und zu etwa zwei Dritteln durch Tiefertreten des Zwerchfells mit Dehnung der Bauchdecken erfolgt. ROHRER (1925) kommt bei der Analyse seiner Messungen am Lebenden zu dem gleichen Ergebnis.

Auf die Verhältnisse der Atemarbeit wird bei den Störungen der Atemmechanik (S. 139) eingegangen.

4. Vergleich mit vitalen Messungen. An der Leiche ist der vitale Muskeltonus vollständig fortgefallen. In diesem Zustand entsprechen die intrapulmonalen Drucke in jeder Dehnungslage der Summe aller passiven Kräfte der Atemorgane (ROHRER 1925). Der Einfluß der totenstarren Muskulatur macht sich in einer gewissen Akkommodationsbreite (s. S. 48) bemerkbar. Im übrigen konnten vor und nach Abpräparation der Brustmuskulatur praktisch identische Werte gemessen werden.

Die Messungen von BERNOULLI (1911), ROHRER (1916), SENNER (1921) und GERTZ (1922) ergaben bei willkürlicher Muskelerschlaffung im Mittel Druckänderungen von 12—15 cm H_2O pro Liter Volumdehnung. Das entspricht einer Volumendehnbarkeit (compliance) von 85—65 ml/cm H_2O. In den neuen, stark beachteten Arbeiten von OTIS, FENN u. RAHN (1950) bei Respiratorbeatmung von Versuchspersonen, die man ihre Atemmuskulatur möglichst vollständig erschlaffen ließ (sog. *Relaxationsdrucke*), wurden Druckänderungen um 8,5 cm H_2O/Liter, d. h. eine Volumendehnbarkeit um 118 ml/cm H_2O gemessen.

Schon ROHRER hat auf die Schwierigkeit einer vollständigen willkürlichen Erschlaffung der Atemmuskulatur hingewiesen. Man wird eine gewisse, die Dehnbarkeit steigernde unwillkürliche Mitatmung und vor allem den auch in der Exspirationsphase erhaltenen restlichen Inspiratorentonus kaum ausschließen können. Sicherer sind daher Meßwerte, die am gelähmten oder curarisierten Kranken im Respirator gemessen werden. Solche Messungen geben erheblich niedrigere Werte (z. B. ROSSIER, BÜHLMANN u. WIESINGER 1958; dort Abb. 92b), die eher noch unter den durchschnittlichen Meßergebnissen an der Leiche liegen.

Obstruktive Ventilationsstörungen und damit verbundene Luftverteilungsstörungen lassen sich bei quasi-dynamischer Messung auch an der Leiche nachweisen (HARTUNG 1963). Man findet als Analogon zu den bauchigen klinischen obstruktiven Atemschleifen hohe Differenzen zwischen dynamischen Anfangs- und statischen Enddrucken, die erst nach intrapulmonalem Druckausgleich langsam erreicht werden.

Wie für die Messungen an isolierten Leichenlungen läßt sich also auch für die Messungen am gesamten Thorax-Lungensystem feststellen, daß keine erheblicheren Unterschiede gegenüber den vitalen Verhältnissen bestehen. Die unter verschiedenen Versuchsbedingungen stark schwankenden Ergebnisse klinischer Messungen weisen darauf hin, daß auch hier im einzelnen noch nicht genau übersehbare Einflüsse des Muskeltonus oder auch unwillkürlicher Mitreaktionen während der Atmung eine Rolle spielen. Die Meßergebnisse an der Leiche entsprechen sowohl bezüglich der Volumendehnbarkeit, als auch hinsichtlich des prozentualen Anteiles von Lunge, Thorax und Abdomen an den Gesamtwiderständen den ursprünglichen Angaben von ROHRER (1925). Sie erscheinen damit ebenfalls als eine ausreichend gesicherte Basis für eine funktionspathologische Diskussion.

II. Strukturänderungen bei Emphysem

Bei der ausgeprägten allgemeinen Disposition der Lungen zur Entwicklung von Emphysem, die sich aus ihrer räumlichen Ausspannung in dem annähernd volumkonstanten Thorax, aus der ständigen mechanischen Beanspruchung im Ablauf der Atembewegungen und aus der starken Untergliederung in Lufträume mit wechselnden Innendrucken ergibt, können die verschiedenartigsten Störungsfaktoren zu einer irreversiblen Erweiterung von Teilen oder der Gesamtheit aller lufthaltigen Endabschnitte, d. h. also zu einem chronischen Emphysem, führen. Pathogenetische und ätiologische Momente lassen sich häufig nicht klar voneinander trennen. LOESCHCKE (1928), der diese Problematik klar erkannt hatte, wenn er auch die thorakogene Emphysemgenese in den Mittelpunkt seiner Betrachtungen rückte, hat die Besprechung der Pathogenese und Ätiologie auf die Bedeutung der seit LAENNEC bekannten Kardinalsymptome Dehnung, Anämie und Atrophie abgestellt (vgl. S. 6).

Führt man diese Hauptsymptome auf ihre Grundlagen zurück, so fallen unter *Atrophie* alle Prozesse, die sich an den Faserstrukturen abspielen, insbesondere auch in ihrer Beziehung zur Konstitution und zu den Alterungsvorgängen am Lungengewebe. Den Faktor *Dehnung* kann man unterteilen in eine von dem äußeren Raum her wirksame Überdehnung, d. h. ein Mißverhältnis zwischen Lungen- und Thoraxgröße, in eine aus Störungen der Ventilationsdynamik resultierende gewissermaßen innere Überdehnung der Lungenstrukturen und schließlich in die Auswirkungen einer ständig gesteigerten Funktion mit Weitstellung der Lufträume, wobei insbesondere auch neuro-muskuläre Faktoren eine

Rolle spielen. Weiter führen Narbenbildungen zu einer örtlichen Verzerrung und Überdehnung des Lungengewebes. Unter *Anämie* sind die Rückwirkungen einer gestörten Durchblutung zu erfassen.

Damit ist der Rahmen der in diesem Abschnitt zu diskutierenden Fragen abgesteckt. Es ist nur noch darauf hinzuweisen, daß die Vermischung der verschiedenen Emphysemformen und die Schwierigkeit der Abgrenzung eines Volumen auctum gegenüber dem diffusen Emphysem besonders bei der Interpretation experimenteller Untersuchungen oft zu einer Verwirrung geführt haben. Bei manchen experimentell angeblich erzeugten Emphysemen handelte es sich offenbar lediglich um ein Volumen pulmonum auctum, während im Obduktionsbefund vor allem die Abgrenzung des primären, altersbedingten Emphysems gegenüber generalisierten sekundären Emphysemen problematisch bleiben kann.

a) Die primären Gerüstveränderungen

1. Konstitution. Über die individuellen konstitutionellen Einflüsse sind bezüglich des Emphysems kaum sichere Angaben zu finden. Ähnlich dem Status strictus und laxus der Methodiker unterscheidet HUECK (1920) eine schlaffe und eine straffe Konstitution, die histologisch an der Maschenweite der kollagenen und elastischen Fasergeflechte ablesbar sei. Die Lehre von der allgemeinen Bindegewebsschwäche ist auf diese Beobachtungen gegründet (Übersicht bei HART 1922; STANDENATH 1928; aus klinischer Sicht bei CURTIUS 1954).

Als typisch gilt z. B. das Vorkommen von Plattfüßen, Varicen, Hernien, Enteroptose, u. U. blauen Skleren, Knochenbrüchigkeit; nur vereinzelt wird frühzeitiges Emphysem erwähnt. v. HANSEMANN (1899) spricht von bindegewebigem Infantilismus; er beschreibt das Vorkommen von Emphysem bei angeborener Elasticaschwäche. Auch WATERS (1862) dachte an eine konstitutionelle Schwäche des Lungengewebes, während VIRCHOW (1888) aus der Pigmentarmut des emphysematösen Gewebes auf eine Hypoplasie mit ständiger ventilatorischer Minderfunktion glaubte schließen zu können. RÖSSLE (1917) betont mehr die unterschiedlich früh einsetzende Alterung der Organe und weist auf das verschieden starke Auftreten der von MEHNERT (1901) beschriebenen Altersptose der Atmungsorgane hin.

Hinsichtlich des Thorax wurde die Diskussion hauptsächlich um das Vorkommen und die Bedeutung des Stillerschen Habitus asthenicus (STILLER 1907; HART 1910) geführt. Eine konstitutionelle Schwäche der Bauchmuskulatur hat nach PAROW (1950) Bedeutung für die Entstehung des Emphysems, da sie zu einer Vergrößerung des Thoraxraumes durch Tiefertreten des Zwerchfells mit nachfolgenden Atmungsstörungen führe. Bezogen auf das Körpergewicht wurden die Bauchmuskelgewichte bei Enteroptotikern niedriger gefunden als in der Norm (LINZBACH 1939); als besonders charakteristisch für die Konstitutionseinflüsse gelten dabei die Verhältnisse in der seitlichen Bauchwand, die nicht wie die Mm. recti den modifizierenden Einflüssen körperlicher Betätigung unterliegt. LINZBACH (1939) schließt indessen aus dem seltenen Vorkommen von Emphysem bei jungen Frauen, deren Bauchdecken durch Schwangerschaft überdehnt und erschlafft sind, daß der Zwerchfelltiefstand doch überwiegend von der Retraktionskraft der Lunge abhängig sei. Die eigenen Befunde bestätigen diese Auffassung.

Umfangreiche konstitutionspathologische Untersuchungen am Obduktionsgut liegen von Beneke (1878) und von Selberg (1951) vor. Die Untersuchungen von Beneke stützen sich indessen auf Volummessungen der Lungen und damit auf einen von äußeren zufälligen Einflüssen stark abhängigen Befund. Selberg (1951) findet Emphysem am seltensten bei den Pyknikern (Männer 2, Frauen 6 %), häufiger bei Leptosomen (Männer 12, Frauen 2 %) und bei verschiedenen Mischtypen (zwischen 10 und 15 %), am häufigsten bei den Athletikern (Männer 20, Frauen 13 %); er berücksichtigte nur das „beträchtliche chronische substantielle Emphysem", das in einer Gesamthäufigkeit von 12,7 % bei Männern und 7,0 % bei Frauen diagnostiziert worden war.

Am eigenen statistisch erfaßten Obduktionsgut wurde die Konstitutionsdiagnose lediglich aus dem allgemeinen Aspekt, insbesondere nach der Thoraxform, gestellt und nicht durch die Bestimmung der verschiedenen von Selberg (1951) auf ihre Brauchbarkeit überprüften Indices erhärtet. Es wurde Emphysem bei dem athletischen Typus (einschließlich der Mischformen) am seltensten gefunden, doch liegt auch das mittlere Alter dieser Gruppe deutlich niedriger (Tabelle 5, S. 72). Im übrigen war die Verteilung der primären atrophischen Emphyseme (einschließlich der sekundär überformten Fälle) auf den leptosomen (43 %) und pyknischen (50 %) Konstitutionstypus annähernd gleich. Das ist um so auffallender, als bei den Pyknikern ein Zwerchfelltiefstand wegen der intestinalen Lipomatose deutlich seltener vorlag (22 %, bei den Leptosomen in 46 %, s. Tabelle 5, S. 72). Dieser Befund spricht ebenfalls für die vorwiegende Bedeutung des Elastizitätsverlustes der Lunge. Die klinisch schweren Emphyseme vom obstruktiven Typus kamen bei den Leptosomen etwas häufiger als bei den Pyknikern und bei den Athletikern zur Beobachtung, während bei den Pyknikern wiederum die restriktiven Lungenerkrankungen mit komplizierendem Emphysem häufiger als bei den Leptosomen oder bei den Athletikern waren. Ein Cor pulmonale wurde am häufigsten bei den Leptosomen gefunden. Diese Verteilung beruht aber nicht zuletzt darauf, daß unter den Bergleuten mit schwerem Emphysem der leptosome Konstitutionstyp deutlich überwog.

Bei den Frauen sind die Konstitutionsverhältnisse wegen der häufigen Adipositas aus dem Aspekt allein schlechter zu beurteilen. Schwere sekundäre Emphyseme sind bei ihnen ausgesprochen selten. Bezüglich des primären diffus-atrophischen Emphysems ergaben sich keine wesentlichen Differenzen gegenüber den Befunden bei den Männern.

Vor dem 50. Lebensjahr wurde ein geringes diffuses atrophisches Emphysem nur in zwei Fällen beobachtet. Daß es sich in beiden Fällen um kachektische Kranke mit langdauernden Ernährungsstörungen handelt, ist wohl nur Zufall. Es liegen keine ausreichend sicheren Beobachtungen dafür vor, daß die Kachexie zu einem vorzeitigen atrophischen Emphysem analog zu der Atrophie der übrigen Organe führt. Bei einem Fall von Anorexia nervosa mit hochgradiger Kachexie (23 kg) konnten normale Elastizitätswerte an den Lungen gemessen werden (Hartung 1959).

2. Altersentwicklung. Im Gegensatz zu der im Grunde uncharakteristischen Verteilung der Emphyseme auf die verschiedenen Konstitutionstypen besteht bei beiden Geschlechtern eine ganz eindeutige Beziehung zwischen dem Lebensalter und dem primären atrophischen Emphysem, das vom 6. Lebensjahrzehnt an immer häufiger und in zunehmender Schwere gefunden wird (vgl. S. 33).

Die in der allgemeinen Konstitution des Menschen begründeten Alterungsprozesse stellen somit die wichtigste Emphysemursache überhaupt dar. [Das spontane konstitutionelle Emphysem bei Kaninchen wurde neuerdings von STRAWBRIDGE (1960) eingehend untersucht.] Individuell-konstitutionelle Momente haben wohl nur insofern Bedeutung, als sie den zeitlichen Beginn und das Fortschreiten des Prozesses modifizieren. Bei den Männern kommt eine Verstärkung der Emphyseme durch das häufigere Auftreten komplizierender Bronchitiden als weiterer Faktor hinzu. Für die sekundären Emphyseme besteht vor allem eine Abhängigkeit von der Entwicklungshäufigkeit der sie bedingenden Vorkrankheiten, so daß bei ihnen exogene Schädigungen ganz im Vordergrund stehen.

α) *Korrelation der Alterungsprozesse.* Da die Alterungsprozesse an den Stützsubstanzen mit einer Änderung der mechanischen Eigenschaften verbunden sind, werden sie an den mechanisch beanspruchten Geweben besonders deutlich und bewirken Form- und Funktionsänderungen. In der Lunge kommt es aus den oben genannten Gründen zwangsläufig zur Entwicklung eines diffusen Emphysems, das BÜRGER (1954) u. a. daher folgerichtig als „bis zu einem gewissen Grade physiologisch" bezeichnet haben. Auf die Parallele zu den Arterien hat schon TENDELOO (1925, 1929) hingewiesen. Er konnte sich dabei auf die gleichartigen Ergebnisse seiner Untersuchungen über die Retraktionsfähigkeit von Aorten und Lungenstreifen stützen. (Weitere *Untersuchungen an der Aorta und an Arterien:* Zusammenfassung der älteren Literatur bei JORES 1924; neuere Übersichten bei W. W. MEYER 1958; LINZBACH 1957; HIERONYMI 1956; *Haut:* s. bei WENZEL 1950; *Venen:* HUSTEN 1927; HORT 1957).

Für die Lunge konnte ein sehr charakteristischer Altersgang der elastischen Struktureigenschaften in den einzelnen Lebensperioden nachgewiesen werden (TENDELOO, HENNEMANN u. METZ 1929; HARTUNG 1957). Ihr Optimum liegt im 3. Lebensjahrzehnt. Der Elastizitätsverlust im Alter ist Ausdruck eines generellen Phänomens, dessen Auswirkungen sich an den verschiedenen Geweben gemäß ihrer unterschiedlichen mechanischen Beanspruchung in unterschiedlicher Weise äußern. So kommt es z. B. zu einer Ektasie und Erstarrung der unter hohem Innendruck stehenden Gefäße, während die in den festen Thorax eingelassene Lunge zunehmend erschlafft.

Parallelmessungen der mechanischen Eigenschaften von Haut, Lunge und Gefäßen haben bei klinischen Untersuchungen gleichlaufende Funktionsminderungen ergeben (BÜRGER u. KNOBLOCH 1960). An der Leiche wurden sie wegen des erforderlichen großen Zeitaufwandes der einzelnen Meßverfahren bislang noch nicht durchgeführt. Bei den eigenen Untersuchungen wurde lediglich auf eine Kongruenz mit sonstigen sichtbaren Alterserscheinungen (Verknöcherung der Knorpel von Kehlkopf, Trachea, Bronchien und Rippen, Osteochondrose der Wirbelsäule,

Osteoporose, Varicen, Hernien und auffällige Erschlaffung der Hautdecke) geachtet. Als Maß für die Altersektasie des Gefäßsystems wurde regelmäßig der
Aortenumfang am Zwerchfelldurchtritt bestimmt, der immerhin einen Hinweis auf
den Elastizitätsverlust der Aorta gibt, wenn auch die Druck-Volummessungen an
ganzen Aorten (W. W. Meyer 1958) erheblich genauer und aufschlußreicher sind.

Die *Werte des Aortenumfanges* liegen nach Ausschluß aller Fälle von
Hypertonie oder mit abnormem Blutdruck einhergehenden Herzkrankheiten in guter Übereinstimmung mit den Durchschnittszahlen von
Rössle u. Roulet (1932) sowie den insgesamt etwas höheren von Selberg (1951), der die Maße von einem unausgelesenen Obduktionsgut
mitgeteilt hat. Eine Differenz zwischen Lungengesunden und Emphyse-

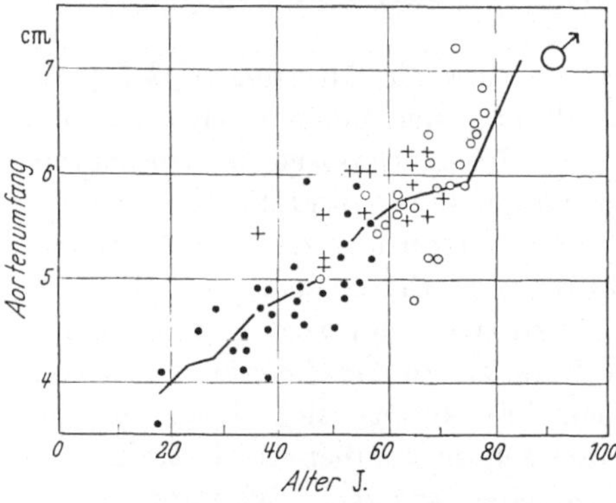

Abb. 18. Aortenumfänge in Höhe des Zwerchfelldurchtrittes bei Lungengesunden (Punkte) und bei
Kranken mit primärem (Kreise) und sekundärem
(Kreuze) Emphysem; ausgezogene Linie = Mittelwerte nach Rössle u. Roulet (1932). Hypertonikerfälle wurden ausgeschlossen

matikern ist nicht zu erkennen
(Abb. 18). Der Übergang zwischen den Fällen mit nichtemphysematischen Alterslungen
und mit diffusen atrophischen
Emphysemen im 6.—7. Lebensjahrzehnt ist fließend. Aber
auch die Fälle von sekundärem
Emphysem ordnen sich vollkommen ein. Es handelt sich
um einen synchronen Alterungsprozeß. Das gleiche gilt für die
übrigen obengenannten Alterserscheinungen, die parallel zu
dem diffusen atrophischen Emphysem mit zunehmendem Alter
häufiger werden.

Der rein aspektmäßige Befund einer *Erschlaffung der Hautdecke* war nicht zu
verwerten, weil er in einem zu engen Zusammenhang mit der Entwicklung des
Fettpolsters steht; hier können nur Messungen sichere Hinweise geben.

Eine *Säbelscheidentrachea* wurde im Vergleich zu den Angaben von Simmonds
(1905) und insbesondere von Linzbach (1943) sowie Selberg (1951) offenbar zu
selten und ausschließlich bei Männern diagnostiziert. Eine systematische mikroskopische Untersuchung der Trachea war nicht durchgeführt worden. Selberg
(1951) konnte eine ausgeprägte Häufung bei den Pyknikern jenseits des 50. Lebensjahres (Männer 62, Frauen 13%) feststellen; bei den Leptosomen wurde sie verhältnismäßig selten (Männer 18, Frauen 2%) gefunden. Die ganz andere Verteilung
der Emphyseme spricht gegen die Annahme, daß die Einengung der Trachea
Ursache des Altersemphysems sei (Simmonds 1905; dagegen Fraenkel 1913;
Oppikofer 1913; Hart 1928). Wahrscheinlich liegt vielmehr umgekehrt eine Verformung des intrathorakalen Trachealabschnittes durch erhöhte Intrathorakaldrucke vor, die als Folge der durch vermehrten Einsatz der Atemmuskulatur
kompensierten Exspirationsschwäche des Emphysematikers auftreten.

β) Gewicht und Volumen der Lunge im Alter. Im Gegensatz zu anderen
atrophierenden Organen läßt sich im gewöhnlichen Obduktionsgut aus

dem *Lungengewicht* kein sicherer Schluß auf den Grad der vorliegenden Atrophie ziehen. Die verschiedenen agonalen Veränderungen, insbesondere Ödem, Hypostase oder pneumonische Infiltrationen, machen Vergleichswägungen außerordentlich unsicher.

In dem besonders ausgewählten Untersuchungsgut von Rössle u. Roulet (1932) wird jenseits des 55. Lebensjahres ein mäßiger Gewichtsabfall erkennbar. Auch Clösges (1949) konnte an einer unausgelesenen Serie eine geringe Gewichtsabnahme jenseits des 60. Lebensjahres feststellen, Hieronymi (1961) fand eine geringe Abnahme des Trockengewichtes. Im eigenen Obduktionsgut liegen die gegenüber den Werten von Rössle u. Roulet absolut hohen Lungengewichte bei den diffusen atrophischen Emphysemen im Mittel ebenfalls etwas niedriger als bei normalen Lungen, bei den z. T. hochgradigen sekundären Emphysemen dagegen wurden sie höher gefunden. Die Streuung der Einzelwerte ist enorm (Abb. 19). Selberg (1951) gibt überhaupt keine Lungengewichte an.

Das bei der Obduktion vorgefundene *Kollapsvolumen der Lungen* unterliegt in noch höherem Maße erheblichen Fehlermöglichkeiten, die den Nachweis einer auf Retraktionsschwäche beruhenden Minimalluftvermehrung verdecken können. Alle Volumangaben von Leichenlungen sind höchst problematisch. Neben einem wechselnden Gehalt an Blut und Ödemflüssigkeit kommen hier insbesondere Schleimverlegungen der Luftwege als Fehlerquelle in Betracht, auf deren kollapsverhindernde Wirkung schon hingewiesen wurde.

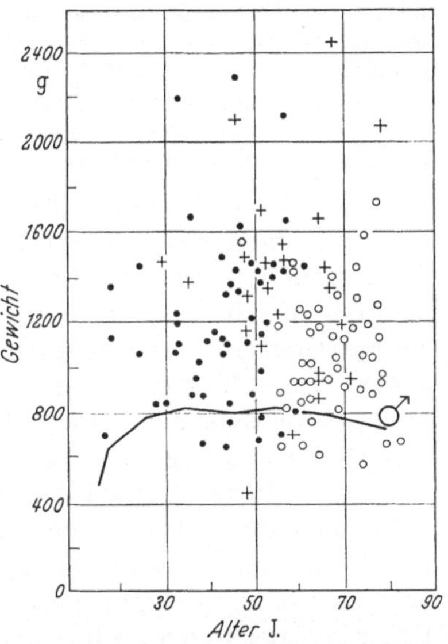

Abb. 19. Lungengewichte bei den unausgewählten Fällen des statistisch ausgewerteten Obduktionsgutes (nur Männer); Punkte = nicht-emphysematische Lungen, Kreise = diffuse atrophische, Kreuze = sekundäre Emphyseme; ausgezogene Linie = Altersgang der Lungengewichte an einem stark ausgewählten Obduktionsgut von Rössle u. Roulet (1932)

Die Messungen von Beneke (1878) sind überhaupt nicht zu verwerten. Hieronymi (1961), der die Volumina von unterschiedlich vorbehandelten (luftgetrockneten bzw. formalinfixierten) Lungen bestimmte, fand im Alter etwas abnehmende Werte um 1,3—1,5 Liter. Ob er tatsächlich eine annähernd gleichmäßige Exspirationsgröße erreichen konnte, erscheint nach den Ergebnissen der eigenen Druck-Volumenmessungen an Lungen bzw. am gesamten Thorax-Lungensystem zweifelhaft; die mikroskopischen Abbildungen weisen auf einen sicher mehr als exspiratorischen Dehnungszustand hin. Clösges (1949) konnte im Gegensatz zu Hieronymi (1961) an einem unausgewählten Obduktionsgut eine kontinuierliche Zunahme der Lungenvolumina mit Höchstwerten in der Gruppe der Über-60-jährigen feststellen, bei denen eine Emphysemhäufigkeit von 52,3% angegeben ist. Der durchschnittliche Luftgehaltskoeffizient (bezogen auf die atelektatische Totgeborenenlunge) war mit einem Wert von 0,382/cm³ Lungengewebe auffallend hoch.

Der Schleimfaktor wurde anscheinend nicht besonders berücksichtigt. Ähnlich fand HIERONYMI (1961) ein ziemlich konstantes Absinken des spezifischen Gewichtes der Lungen ohne wesentliche weitere Differenz im höheren Alter.

In einer eigenen früheren Untersuchungsreihe an ausgewählten Lungenoberlappen (HARTUNG 1959) konnte eine Zunahme der Minimalluft als funktionelles Äquivalent der Retraktionsschwäche nachgewiesen werden: Sie betrug im Mittel bei normalen jugendlichen Lungen (22 Jahre) 146 cm³, bei normalen Lungen höheren Lebensalters (56 Jahre) 165 cm³, bei senilem Emphysem (68 Jahre) 281 cm³. Bei sekundären bronchostenostischen Emphysemen wurden Minimalluftmengen bis über 1 Liter pro Lappen gemessen. Auch diese Werte unterliegen aber noch dem Ödem- und Blutgehaltsfehler, wie aus den zugehörigen Gewichten erkennbar ist. BACKMANN (1961, 1962) hat die Beziehungen zwischen Blutmenge, Gewebswasser und Luftgehalt näher analysiert und die gegensinnige Beeinflussung dieser Größen nachgewiesen. Zur Festlegung von Durchschnittsgehalten ist sein Untersuchungsgut noch zu klein.

Gewicht und Volumen (bzw. Luftgehalt) geben also nur unter besonderen Untersuchungskautelen brauchbare Hinweise. Das klinisch wichtige und nahezu konstante Symptom einer Residualluftzunahme im Alter und bei senilem Emphysem, das entsprechend der Erhöhung der mittleren Atemlage einer dauernden Vergrößerung der Lunge gleichkommt und z. T. aus der eintretenden Atrophie (Ersatz des geschwundenen Gewebsvolumens durch Luft) resultiert, ist an der dem Thorax entnommenen Lunge nur unter günstigen Bedingungen nachweisbar. Die Lungengröße kann bei der Diagnose eines chronischen, insbesondere primären atrophischen Emphysems im Einzelfall trügen. Die sichersten Resultate ergeben sich, wie eigene, zahlenmäßig für eine Auswertung noch zu wenig umfangreiche Messungen gezeigt haben, wenn man den Luftgehalt der Lunge dadurch ermittelt, daß man den Thorax erst nach Abklemmen der Trachea eröffnet und dann das Lungenvolumen bestimmt. RÖSSLE u. ROULET (1932) haben bereits hierauf hingewiesen; doch unterliegt auch die Leichenstellung des Thorax noch verschiedenen Einflüssen, die eine Einstellung des elastischen Gleichgewichtes stören können (vgl. S. 52).

Eine neue Ansatzmöglichkeit für den Vergleich zwischen klinisch gemessenen Residualluftvolumina und der Größe der Lufträume in der alternden und emphysematischen Lunge bieten die Lungengroßschnitte, die in der von GOUGH u. WENTWORTH (1949) angegebenen Form zunehmend Bedeutung gewinnen (Abb. 20a und b). SWEET, WYATT u. KINSELLA (1960) haben Messungen der Luftraumgrößen an mit einem konstanten Einfülldruck von 20 cm H₂O gedehnt fixierten Lungen durchgeführt, indem sie die Schnitte mit einem in Zentimeterquadrate zerlegten Flächenmesser durchmusterten. Die Korrelation zu den klinischen Volumgrößen war gut, zu den dynamischen Werten ergab sich keine Übereinstimmung. Absolute Volumgrößen wurden nicht errechnet. Eine ähnliche, wohl noch genauere Möglichkeit ergibt sich an Ausmessungen nach dem Schnittpunktzählverfahren mit dem Hennigschen Integrationsocular (HENSCHEL 1960, 1961; HIERONYMI 1961).

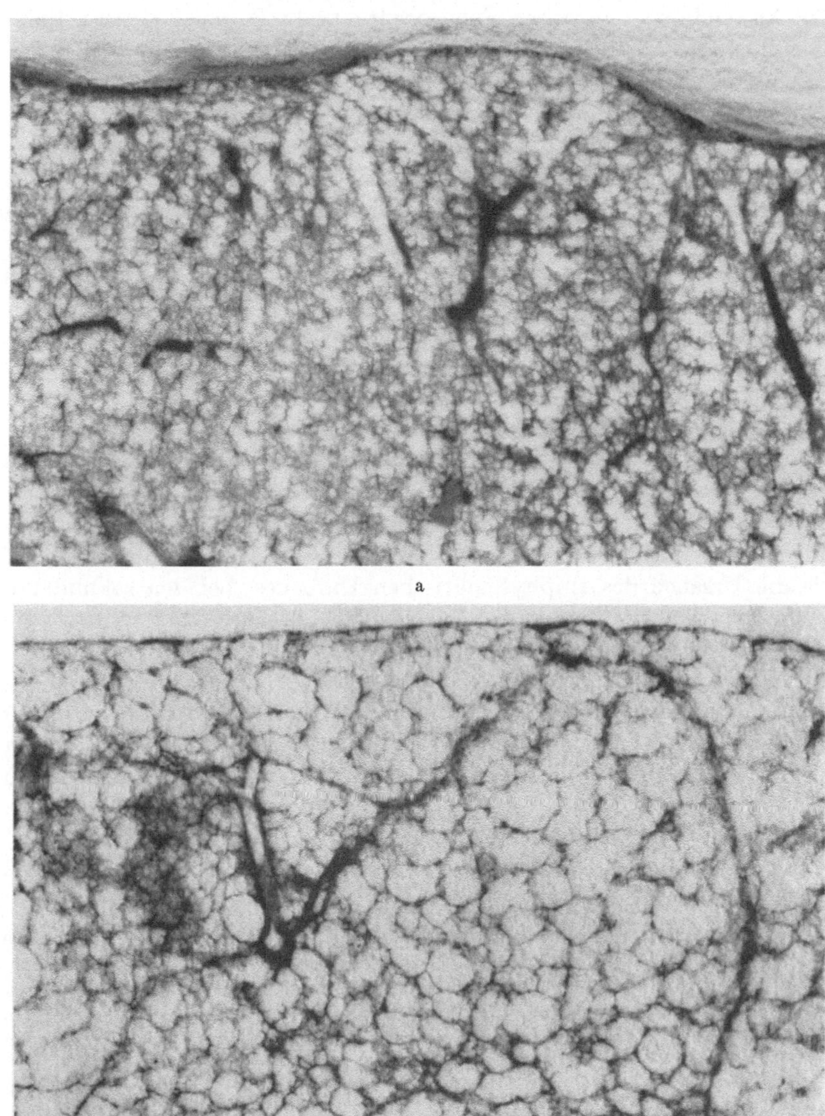

a

b

Abb. 20a u. b. Demonstration der vergleichbaren Luftraumgrößen sowie des Gewebsverlustes mit Alveolenschwund bei schwerem diffusem atrophischem Emphysem (b) im Gegensatz zu einer normalen jugendlichen Lunge (a). Beide Lungen wurden nach dem Volum-Komplementverfahren auf 2/3-Inspirationsstellung expandiert und fixiert. 4:1 vergrößerte Ausschnittsaufnahmen von den auf Filterpapier aufgezogenen Großschnitten (daher der körnig erscheinende Untergrund). Vgl. auch Abb. 1 und 2

Entscheidend wichtig ist es für alle derartigen Untersuchungen, daß die Lungen in vergleichbaren Dehnungslagen fixiert wurden. Bei der Anwendung konstanter Fixationsdrucke (z. B. nach HEARD 1960) ist mit unterschiedlich starken Dehnungen zu rechnen, so daß sich insbesondere für die schlaffen Emphysemlungen ein systematischer Volumfehler ergeben muß (HARTUNG 1963).

γ) Elastizitätsverlust. Ein konstantes Symptom der Alterungsvorgänge ist die Minderung aller elastischen Qualitäten des Lungengewebes, die sich bei ganz unterschiedlichen histomechanischen Untersuchungsmethoden am Leichenorgan regelmäßig hat nachweisen lassen (TENDELOO, HENNEMANN u. METZ 1929; METZ 1930; McILROY u. CHRISTIE 1952; GIESE 1956, 1960; DAL BORGO 1956; HARTUNG 1957; GIORDANO u. DAL BORGO 1960; PRATT, HAQUE u. KLUGH 1961). Sie ist die Ursache sowohl des mit Erweiterung und Erschlaffung des Lungengewebes einhergehenden emphysematischen Umbaues der Lufträume (S. 110), als auch der Funktionsminderung der Lunge im Alter (S. 128), d. h. eines Zustandes, den man kurz mit der Bezeichnung „schlaffe oder atonische Lunge" (GIESE 1960) umreißen kann.

3. Die Gerüstatrophie. Die Atrophie des Lungengewebes ist ein allgemeiner Zug des Emphysems. Bei den primären Emphysemen ist sie die Ursache des emphysematischen Umbaues, bei den sekundären Folge der dem Emphysem vorausgehenden Lungenveränderungen. Sie erreicht ihr Extrem im bronchostenotischen Emphysem, bei dem schließlich nur noch von einzelnen Gefäßsträngen durchzogene blasige Hohlräume vorliegen. Bei den diffusen Emphysemen können die gröberen Septen und die bindegewebigen peribroncho-vasalen Strukturen im Kontrast zu dem atrophischen Gewebe besonders auch röntgenologisch stärker hervortreten, so daß eine Fibrose vorgetäuscht wird (sog. emphysème sclérotique, UEHLINGER 1957). Die Gewebsatrophie ist somit kein Zeichen für eine besondere Emphysemform. Nur Ausmaß und Ausdehnung wechseln.

Die älteren Autoren wie ROKITANSKY (1842), VIRCHOW (1888) und insbesondere ORTH (1887, 1905), aber auch GRAWITZ (1892) hatten die Atrophie als den wesentlichen Vorgang angesehen. Die Abgrenzung des senilen Emphysems von dem nach neuer Nomenklatur sekundären (vikariierenden und hypertrophischen) Emphysem war bereits von ROKITANSKY durchgeführt worden; ORTH differenzierte noch weiter in senile Lunge und seniles Emphysem.

Mit den Untersuchungen von EPPINGER (1876, 1896), EPPINGER u. SCHAUENSTEIN (1902), ORSÓS (1907, 1936), RUSSAKOFF (1909) wurde die Frage der primären Schäden an den elastischen Fasern aufgeworfen und durch die Feststellung von RINDFLEISCH (1886) ergänzt, daß der Septenfensterung eine Überdehnung vorausgehe. Damit erhielten die mechanischen Theorien immer mehr Bedeutung. ORSÓS (1907) beschrieb in durch Formalinauffüllung gedehnten Lungen Elasticazerreißungen, insbesondere bei Fällen mit Bronchitis, weiter regenerative Elasticawucherungen und Färbbarkeitsdifferenzen mit Verdünnung oder spindeliger Ausziehung der Fasern in Strecken geringerer Färbungsintensität. Loeschcke (1928) hat diese Befunde als Artefakte gedeutet. Er fand wie auch die meisten übrigen Untersucher keine charakteristischen Veränderungen an den elastischen Fasern (Waters 1862; Niemeyer 1864; Kläsi 1886; Sudsuki 1899; v. Hansemann 1899, 1916; Ribbert 1902, 1916; Spalteholz 1903; Tendeloo 1910, 1929; Hass 1939; Giese 1956; Hartung 1957; Carton, Dainauskas, Tews u. Hass 1960). Die groben elastischen Fasernetze erweisen sich als besonders widerstandsfähig. Sie bleiben verhältnismäßig lange erhalten und treten bei fortschreitender Atrophie nicht selten zunächst besonders deutlich hervor, können allerdings an den Eingangsringen verstreichender Alveolen in entspannter, geschlängelter Form gefunden werden (Loeschcke 1928). Zerreißungen mit Aufsplitterung und Aufrollung der Faserfragmente kommen nur in entzündlich veränderten und in Fibrosierung stehenden Gebieten, also insbesondere bei Narbenemphysem vor, wo sie auch Orsós (1907) besonders zahlreich gesehen hat. Diese Faserzerstörung ist Folge des entzündlichen Prozesses, nicht aber die Ursache des sich daraus entwickelnden Emphysems.

Tendeloo konnte dann mit seinen Mitarbeitern Hennemann u. Metz (1929) die angesichts der negativen morphologischen Befunde theoretisch postulierte Minderfunktion der Fasersysteme, wenn auch zunächst nur hinsichtlich der elastischen Retraktionsfähigkeit von Lungenstreifen beweisen. Die neueren und auf alle elastischen Qualitäten ausgedehnten histomechanischen Untersuchungen haben diesen wichtigen Befund wohl über alle Zweifel gesichert. Ein morphologisches Äquivalent der geminderten Funktion fehlt. Die von Heim u. Cseh (1933) beschriebenen Unterschiede in der Eigenfluorescenz der elastischen Fasern bei Säuglingen, Kindern und Erwachsenen wurden am Emphysem noch nicht nachgeprüft. Elektronenoptisch sind einstweilen nur akute Überdehnungsschäden in der Alveolarwand mit Zerreißungen von elastischen Fasern nach mehrstündiger künstlicher Beatmung beschrieben worden (Schulz 1959).

Die negativen morphologischen Befunde werden durch chemische Untersuchungen noch unterstrichen. Es hat sich ergeben, daß der an sich sehr hohe Elastingehalt der Lunge im Alter noch zunimmt, nach Briscoe u. Loring (1958) um etwa 0,8% pro Jahrzehnt. Niedrigere Werte wurden nur in blasig-emphysematischen Gebieten bestimmt. Da sich der Kollagengehalt nicht verändert, steigt der Elastin-Kollagenquotient im Alter an (Pierce u. Hocott 1960).

Mit diesen Befunden ist die Frage nach der funktionellen Wertigkeit der Fasern erneut aufgeworfen. Pierce u. Hocott (1960) diskutieren die Anhäufung eines chemisch elastinähnlichen, aber funktionell minderwertigen Stoffes, eine Auffassung, die mit den Vorstellungen von Hueck (1920) über die Endausreifung der Fasersysteme übereinstimmt und die auch von Bürger (1954; Bürger u. Knobloch 1960) zur Erklärung herangezogen und näher begründet wird.

Einen Ansatzpunkt bieten physikalische Untersuchungen an isolierten Faserstrukturen nach chemischer und mechanischer Schädigung (Wöhlisch u. du Mesnil

DE ROCHEMONT 1927; LINDNER 1959; v. SCHWEINITZ 1959; SCHALLOCK 1960). Sie sind um so wichtiger, als in die globalen Meßwerte von ganzen Lungen ja zahlreiche, im einzelnen in ihrer Teilbedeutung nicht voll übersehbare Faktoren eingehen. Daß allerdings die elastischen Faserstrukturen die Hauptträger der elastischen Eigenschaften des Lungenkörpers sind, läßt sich aus der einem Gummiballon ähnlichen Gesamtelastizität der Lunge schließen: Nur die elastischen Fasern besitzen eine derart hohe Dehnbarkeit (TRIEPEL 1902; PETERSEN 1927; REDENZ 1927; v. SCHWEINITZ 1959; CARTON u. DAINAUSKAS 1959). Auf die Änderungen der mechanischen Eigenschaften der Faserstrukturen mit dem Grade ihrer in den verschiedenen Lebensperioden wechselnden Quellungszustände hat schon SCHADE (1912, s. auch bei STANDENATH 1928) hingewiesen.

Durch die neuen Befunde von v. SCHWEINITZ (1959) konnte nun nicht nur der Nachweis einer besonderen Empfindlichkeit elastischer Fasern vom Pferdenackenband gegenüber Änderungen des Gewebs-p_H und einer Anreicherung reaktionsfähiger saurer Mucopolysaccharide in ihrer Nachbarschaft geführt, sondern auch die Auswirkung dieser Schädigungen auf die mechanischen Eigenschaften unmittelbar gezeigt werden. Die Fasern büßen einen Teil ihrer hohen Dehnbarkeit ein und zeigen eine erhöhte elastische Unvollkommenheit (Hysterese) schon bei geringeren Gesamtdehnungen; die Rißgrenze wird bereits bei niedrigeren Belastungen erreicht.

Am lebenden Tier ist es noch nicht gelungen, durch Elasticaschäden ein Emphysem zu erzeugen, obwohl nach massiver D-Hypervitaminose Schäden an der Lungenelastica beobachtet wurden (HASS, TRUEHEART, TAYLOR u. STUMPE 1958). Bei experimentellem Lathyrismus fand WALKER (1957) keine Veränderungen an den elastischen Netzen der Lunge im Gegensatz zu schweren Gefäßschäden, die von DOERR, ROSSNER u. SCHREIL (1960) näher untersucht wurden.

b) Thorax und Emphysem

1. Die Thoraxerweiterung. Die Beziehungen zwischen Thorax und Emphysem haben schon immer eine besondere Rolle in der Diskussion der Emphysemgenese gespielt, vorwiegend allerdings unter morphologisch-statischen Gesichtspunkten. Auf die unterschiedlichen Größenverhältnisse von Thorax und Lunge im Zuge des Wachstums soll hier nicht näher eingegangen werden (Übersichten bei H. MÜLLER 1922; ENGEL 1950; v. HAYEK 1953; GIESE 1961; HIERONYMI 1961; *bei der Ratte:* CLEMENS 1955; THIERFELDER 1958; RUFER 1958). Die besonders in den ersten Lebensmonaten überwiegende Größenzunahme des Thorax führt zu einer stärkeren Lungenentfaltung. Formmäßig bleibt die Lunge dem Thoraxraum angepaßt (s. S. 43), sie ist aber noch in maximaler Exspirationsstellung gespannt und kann sich nach Aufhebung des Koppelungszwanges mit der Thoraxwand um ein Kollapsvolumen von durchschnittlich 0,7—0,8 Liter (gesamte Lunge) verkleinern.

Die Angabe einer Größenzunahme des Thorax bei Emphysem trifft nur bedingt zu. Das durch die Thoraxmaße gegebene inspiratorische Endvolumen (bzw. die Totalkapazität) nimmt nach Wachstumsabschluß auch bei Emphysem nicht mehr wesentlich zu. Der Thorax wird aber im Mittel weiter gestellt, d. h. die elastische Ruhelage des Thorax-Lungensystems, die der funktionellen Residualkapazität entspricht, nähert sich zunehmend der Inspirationsstellung. In der Lunge wächst das von den Atembewegungen nicht erfaßbare Residualvolumen unter gleichzeitiger entsprechender Abnahme der Vitalkapazität an. Die durchschnittliche Weite der intrapulmonalen Lufträume nimmt zu. Die Veränderungen der Ventilationsvolumina im Alter und bei Emphysem sind also vorwiegend relative.

Die alte Streitfrage, ob der Thorax die Lunge oder die Lunge den Thorax forme, ist nicht ausschließlich in dem einen oder anderen Sinne zu beantworten. Bei dem primären atrophischen Emphysem ist die Weitstellung des Thorax Folge des Elastizitätsverlustes der Lunge. Bei manchen sekundären Emphysemen führt die gestörte Ventilations-mechanik zu einem abnormen Einsatz der Atemmuskulatur, der Ursache von Verformungen besonders des jugendlichen Thorax werden kann. Umgekehrt muß sich die Lunge bei primären Thoraxdeformitäten, vor allem bei Kyphoskoliose, dauernd den abnormen Raumverhältnissen anpassen und kann dadurch eine dauerhafte Verformung erleiden, die auch bei Dehnungsversuchen an der isolierten Lunge erhalten bleibt. Ähnliches gilt für die Restlunge z. B. nach Lobektomie, die gewöhnlich auch nach der Herausnahme aus dem Thorax noch die ihr aufgezwungene Anpassungsform aufzuweisen pflegt.

α) Chondrogene und kyphotische Thoraxerweiterung. Die wesentlichen thorako-genen Emphysemtheorien nehmen eine primäre Thoraxerweiterung an. FREUND (1859, 1913) hat die asbestartige Degeneration der Rippenknorpel, die mit einer Verlängerung der Rippen einhergehe, als Ursache der starren Thoraxdilatation herausgestellt. Nachuntersuchungen von JUNGMANN (1909), auf die sich auch v. HANSEMANN (1916) bezieht, haben eine Bestätigung ergeben, während W. II. SCHULTZE (1914), BÖHMIG (1928) u. a. zwar ebenfalls die kataplastischen, zur Er-starrung führenden Prozesse in den Rippenknorpeln finden, ihnen aber eine funktio-nelle Bedeutung absprechen. In einigen Fällen durchgeführte Emphysemopera-tionen, die sich auf die Freundsche Theorie gründeten, haben keine Erfolge gebracht (NISSEN 1927).

Insbesondere aber ist LOESCHCKE (1911, 1928) den Auffassungen von FREUND entgegengetreten und hat die Dilatation des Emphysemthorax auf die Kypho-sierung der Wirbelsäule zurückgeführt. Nach LOESCHCKE werden nahezu alle Emphyseme, auch das Schwerarbeiteremphysem, durch diese von dem Sitz der Kyphose im einzelnen abhängige Thoraxerweiterung hervorgerufen, die mit dem Freundschen Thorax identisch sei. Sie sind demnach Überdehnungsemphyseme, die sich in den Dehnungszonen entwickeln. Nach heutiger Anschauung (s. u.) können aber nur die von LOESCHCKE an Thoraxschnitten demonstrierten Fälle bei Jugendlichen mit hochgradiger, meist scharfbogiger Kyphose, insbesondere bei Pottschem Buckel, als wirklich beweisend angesehen werden.

β) Inspiratorisch-muskuläre Thoraxerweiterung. Eine primäre Thorax-erweiterung nehmen auch HOFBAUER (1925) und TENDELOO (1910, 1929) an, führen sie aber auf vermehrten inspiratorischen Einsatz der Atemmuskulatur zurück. TENDELOO hat die bei an sich diffusem Emphysem bevorzugte Ausprägung besonders in den Spitzen und vorderen Lungenrändern hiermit zu erklären versucht. Eine solche Auffassung steht, wie schon ROHRER (1916) ausgeführt hat, mit der weitgehenden elastischen Anpassung der Lunge an die wechselnden Raumänderungen des Thorax in Widerspruch. Die These vom „inspiratorischen" Emphysem berücksichtigt nicht den unter normalen Bedingungen, d. h. bei Fehlen von abnormen Strömungswiderständen in den Luftwegen oder statischen Dehnbarkeitsdifferenzen durch Narben oder Pleuraschwarten, außerordentlich rasch eintretenden Druck- und Spannungsausgleich in der Lunge (S. 52), der anscheinend erst bei hochgradigen Thoraxdeformitäten nicht mehr ausreicht, um partielle Überdehnungen in strukturell ungeschädigten Lungen zu kompensieren. Daß an sich ein erhöhter inspiratorischer Muskeltonus zu einer Erweiterung und zur Zunahme der Lungenvolumina führt, ist natürlich unbestritten (vgl. Volumen pulmonum auctum, S. 100). CAMPBELL (1958) fand bei verstärkter Ventilation eine durchschnittliche Erhöhung der Atemmittellage um 0,3 bis 0,5 Liter.

γ) Sekundäre Thoraxerweiterung. Die Bedeutung der sekundären Thoraxerweiterung ist wohl erst in neuerer Zeit genügend gewürdigt worden, zumindest insoweit, als sie auf den Änderungen der elastischen Eigenschaften der Lunge beruht. In der Klinik wurde sie insbesondere in Zusammenhang mit den auf die Bronchialobstruktion abgestellten Emphysemtheorien diskutiert (ROHRER 1916; STAEHELIN 1922; VOLHARD 1922; LOTTENBACH 1956 u. a.), die man als exspiratorische Emphysemtheorien zusammengefaßt hat.

Die mechanisch-elastischen Beziehungen zwischen Thorax und Lunge lassen sich heute auch quantitativ bearbeiten, nachdem man über das Ausmaß der Retraktionsschwäche der Emphysemlunge genauer orientiert ist (HARTUNG 1960; GIESE 1961).

Die nach den Untersuchungen von RAHN, OTIS, CHADWICK u. FENN (1946) bei etwa 35% der Vitalkapazität liegende elastische Ruhestellung des Thorax-Lungensystems wird allein durch das Nachlassen des elastischen Lungenzuges bei senilem Emphysem um etwa 10% der Vitalkapazität inspirationswärts verlagert (Abb. 21). Volummäßig entspricht dies einer Residualluftzunahme von 0,4 bis 0,6 Liter. Bei totalem Elastizitätsverlust der Lunge würde sie maximal unter der Voraussetzung einer zunächst unveränderten Thoraxelastizität bis zu 20% der Vitalkapazität, volummäßig etwa 1 Liter betragen. Mit der zunehmenden Erstarrung des Thorax wird der größte Teil dieser Residualluftzunahme fixiert, weil die verminderte Atembeweglichkeit die Ausstoßung des zunehmenden exspiratorischen Reserveluftanteils verhindert. Die klinisch beobachtete Residualluftzunahme und Einschränkung der Vitalkapazität liegt bei den nicht-obstruktiven Fällen etwa in dieser Größenordnung (ROHRER 1916; CHRISTIE 1934; HURTADO u. Mitarb. 1933. 1934; ANTHONY 1937; LOTTENBACH 1956; HAMM 1958 u. a.).

Ein besonders starkes Argument zugunsten der Auffassung von der sekundären, der Elastizitätseinbuße der Lunge folgenden Thoraxerweiterung stellen die experimentellen Untersuchungen von NISSEN (1927) dar. Die starre operative Thoraxerweiterung führte nicht zu Emphysem. Bei fixierter Rippenspreizung kam es unter dem Einfluß der intakten Lungenelastizität zu einem abnorm hohen Zwerchfellstand. Nach Raffung und Fixierung des Zwerchfells an die vordere Bauchwand und nach operativer Entfernung der vorderen Bauchmuskulatur sowie der langen Rückenstrecker kam es in je einem Falle zur Entwicklung einer Skoliose, nicht jedoch zu Emphysem, obwohl die Entfernung der Bauchmuskulatur zur Ausbildung riesiger Baucheingeweidebrüche geführt hatte. Die Kompensationsmöglichkeiten erwiesen sich bei intakter Lunge als erstaunlich groß. Daß sie nicht unerschöpflich sind, zeigen allerdings die Befunde von PAINE (1940), der 4—6 Monate nach operativer Thoraxerweiterung ein anscheinend echtes Emphysem erzielen konnte.

Komplizierter liegen die Verhältnisse bei gleichzeitigem Bestehen von obstruktiven Ventilationsstörungen. Die erhöhten Strömungswiderstände in den Luftwegen können durch Luftretention in der Lunge eine noch weiter erhöhte Atemmittellage gegen die exspiratorischen elastischen Kräfte aufrechterhalten, wie besonders die maximale Inspirationsstellung des Thorax im Asthmaanfall zeigt. An der Leiche

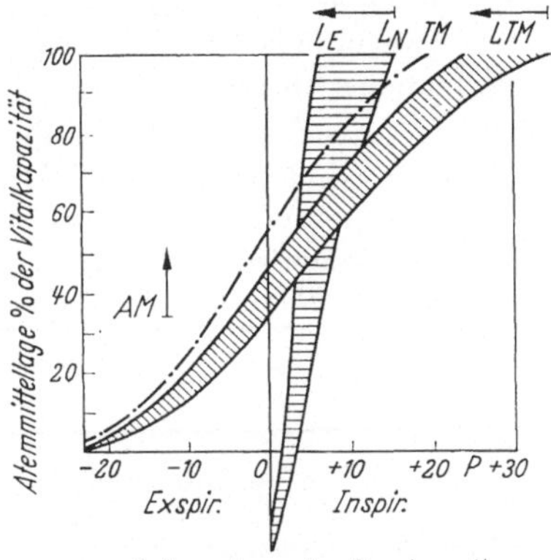

Abb. 21. Verschiebung der Atemmittellage als Folge des nachlassenden Retraktionszuges der Lunge bei Emphysem. *LN* und *LE* Elastizitätskurven der normalen und der emphysematischen Lunge (Differenz gestrichelt); *TM* Elastizitätskurve der Thoraxwand einschließlich Muskulatur nach Werten von RAHN u. Mitarb. (1946); *LTM* Elastizitätskurve des Gesamtsystems unter Voraussetzung einer konstanten Thoraxelastizität (Altersdifferenz schräg gestrichelt). Der Schnittpunkt der *LTM*-Linien mit der Nullachse zeigt die elastische Ruhestellung des Systems an, die der Atemmittellage (funktionelle Residualkapazität) entspricht (*AM*). Die Pfeile kennzeichnen die Richtung der Altersentwicklung. Siehe auch Text

haben schon die simultanen Messungen des Tracheal- und Pleuradruckes von H. MÜLLER (1922) Hinweis hierauf gegeben. Durch neue Untersuchungen am gesamten Thorax-Lungensystem konnten diese Befunde bestätigt und ergänzt werden (HARTUNG, KAFARNIK u. KRUPKE 1962). Am stärksten ist diese Luftretention bei kindlicher Bronchiolitis, aber auch stärkere Schleimverlegung der Bronchien kann schon zu einer beträchtlichen inspiratorischen Verlagerung der Stellung des Thorax-Lungensystems führen, wenn man eine Auffüllung in Höhe der vollen Vitalkapazität durchgeführt hat (Tabelle 4).

δ) Zwerchfell und Bauchdecken. Einen besonderen Einfluß auf die Größe des Thoraxraumes hat das Zwerchfell, das wegen seiner starken Verschieblichkeit mit dem Kolben in einer Spritze verglichen werden kann. Mit einer maximalen Hubhöhe von 7—8 cm leistet es bei tiefer Einatmung den Hauptanteil an der Luftbewegung (EPPINGER 1911; MINKOWSKI 1912; HITZENBERGER 1927; SPÜHLER 1956; CAMPBELL 1958 u. a.). Es soll im Mittel eine Volumzunahme von 0,35 Liter/cm vertikaler Bewegung fördern (WADE 1954). Diese besondere Bedeutung des Zwerchfells ist auch aus den Messungen am Thorax-Lungensystem der Leiche ablesbar (S. 52).

Im starr dilatierten Emphysemthorax steht das Zwerchfell tief, seine Kuppeln sind abgeflacht. Hieran ist nicht nur die Wirkung des ver-

Tabelle 4. *Luftretention infolge obstruktiver Exspirationsbehinderung nach trachealer Luftauffüllung des Thorax-Lungensystems in Höhe der vollen Vitalkapazität*

	Auffüllung bei $p = 80\,cm\,H_2O$ ml	Luftretention ml	% des eingefüllten Volumens
$1^1/_2$jähriger Knabe, Bronchiolitis	650	500	77
35jährige Frau, Schleimverlegung	3300	1200	36
41jähr. Mann, Schleimverlegung, Pneumonie	2850	450	16

minderten elastischen Lungenzuges beteiligt, sondern wie LOESCHCKE (1913) gezeigt hat auch das Auseinanderrücken der ringförmig verteilten Zwerchfellansatzpunkte in der unteren Thoraxapertur. Die Hubhöhe des Zwerchfells wird erheblich eingeschränkt. Eine Erschlaffung der Bauchmuskulatur begünstigt das Tiefertreten des Zwerchfells zusätzlich, weil das Weichteillager der Baucheingeweide leichter ausweichen kann und die zwerchfellhebenden Kräfte bei Bauchmuskelkontraktion nachlassen. Bei vielen Emphysematikern sind selbst bei vertiefter Atmung elektromyographisch keine exspiratorischen Kontraktionen in der Bauchmuskulatur nachweisbar (CAMPBELL 1958).

Systematische Zwerchfellwägungen (FROMME 1916) haben in Bestätigung dazu ergeben, daß das Relativgewicht (bezogen auf Herz- und Körpermuskulatur) bei Emphysem gewöhnlich unter den Mittelwerten liegt. Die vermehrt eingesetzte Atemhilfsmuskulatur aber greift an dem zunehmend erstarrenden und damit in seiner Exkursionsfähigkeit eingeschränkten Thorax an.

2. Der „klassische" Emphysemthorax. Die muskulär-mechanischen Defekte im Thorax-Lungensystem des Emphysematikers erklären die erhöhten Residualluftvolumina, die entsprechend verminderte Vitalkapazität und die verschlechterte Ökonomie der Atembewegungen, für die zur Erzielung eines ausreichenden Ventilationseffektes eine erhöhte Muskelaktion erforderlich wird, und zwar schon dann, wenn keine Stenosen in den Luftwegen bestehen, die die Effektivität in einem noch bedeutenderen Maße mindern (S. 139).

Diese ungünstige Mechanik des Emphysemthorax ist nur aus der dynamischen Betrachtung der aktiv-muskulären Verhältnisse voll verständlich. Bei passiver Dehnung des Gesamtsystems, wie man es durch tracheale Auffüllung auch an der Leiche untersuchen kann, ergibt sich ein anderer Gesamteffekt: Die statische Dehnbarkeit (compliance) nimmt im Alter und bei Emphysem eher noch zu (HARTUNG, KAFARNIK u. KRUPKE 1962; HARTUNG 1963), sofern die Messungen nicht bereits von einer weit inspirationswärts verschobenen Ruhestellung ausgehen und dann schon nach geringer Volumzunahme die Dehnungsgrenze des Gesamtsystems erreichen. Die Erstarrung des knöchernen Thorax wird durch die Erschlaffung der Weichteilbegrenzung von Zwerchfell und Bauchdecken eher überkompensiert. Das Zwerchfell wird bei derartigen Untersuchungen in den Bauchraum hinein vorgewölbt, es nimmt dann eine Stellung ein, die beim Lebenden durch Zwerchfellkontraktion nicht erreicht werden kann. Es findet also die aktive Dehnbarkeit des Systems eine frühere Begrenzung als die passive. Die atemmechanisch günstige Umstellung auf den abdominalen Atemtypus im starren Emphysemthorax wird dadurch eingeschränkt. Man wird mit einem größeren funktionellen Defekt bei Thoraxstarre rechnen müssen, als ihn die Messungen an der Leiche zeigen.

Von besonderem Interesse sind in diesem Zusammenhang die Befunde, die ROSSIER, BÜHLMANN u. WIESINGER (1958) bei der Aufgliederung einer Gruppe von Emphysematikern in verschiedene, vornehmlich blutgasanalytisch bestimmte Schweregrade an je 10—15 männlichen Kranken des 6. Lebensjahrzehnts erhoben haben. Bei den leichten Störungsformen fand sich mit absinkendem alveolärem Ventilationsanteil und bereits starker Einschränkung des Atemgrenzwertes die Totalkapazität zunächst bis auf maximal 120% des Sollwertes erhöht, um dann bei den schwereren Formen wieder abzusinken. Die Vitalkapazität war dabei — es handelte sich ganz überwiegend um Kranke mit obstruktiven Ventilationsstörungen — schon in den leichten Graden erheblich vermindert, aber durch die Zunahme der Totalkapazität, d. h. des gesamten Ventilationsraumes noch relativ groß gegenüber den schweren Störungsgraden, bei denen diese Kompensationsmöglichkeit nicht mehr bestand. Größere, weniger scharf differenzierte Beobachtungsreihen (LOTTENBACH 1956; HAMM 1958 u. a.) zeigen diesen Effekt nicht. Es ist eine Erhöhung der Totalkapazität im Emphysemthorax nur in sehr engen Grenzen möglich, so daß gewöhnlich eine ziemlich starre Korrelation zwischen Residualluftzunahme und Vitalkapazitätseinschränkung besteht.

Als typischer Emphysemthorax gilt der *Faßthorax*, dessen Maße von ROHRER (1916) genauer bestimmt wurden. Er ist durch eine inspiratorische Hebung der Rippen mit weiten Intercostalräumen, durch eine Zunahme des Sagittaldurchmessers bei Abrundung des Rückens und gelegentlich auch des Sternums, sowie durch eine relative Senkung des Jugulums gegenüber dem 7. Halswirbel und eine Annäherung der unteren Thoraxapertur an das Becken gekennzeichnet. Nach POLGAR (1949) wird eine bilaterale Impression mit dem Maximum in Höhe der 6. bis 7. Rippe deutlich, die einer „funktionellen Zweiteilung" des Thorax entspreche.

In neuerer Zeit hat der Faßthorax erheblich an Bedeutung als Diagnostikum eingebüßt (s. bei LÖFFLER 1956; LOTTENBACH 1956; COCCHI 1952), da die Funktionsprüfungen immer wieder Emphysem auch bei unauffälligem Thorax aufdecken. Die für das Emphysem typischen Volumverschiebungen innerhalb der Totalkapazität und die funktionell wesentliche Einschränkung der Atembreite infolge Erstarrung des Thorax kann bei jedem Thoraxtyp eintreten, zumal jede Lunge der individuellen Thoraxform angepaßt ist. Allerdings sind die funktionellen Störungen im weiten starren Thorax wahrscheinlich schwerer als im engen (GIESE 1960, 1961; UEHLINGER 1960), weil das Ventilationsvolumen in dem großen Residualvolumen gewissermaßen ertrinkt.

Tabelle 5. *Vorkommen von Emphysem, starrem Thorax, Kyphose und Zwerchfelltiefstand bei Männern der verschiedenen Konstitutionstypen*

	Leptosome	Pykniker	Athletiker und Mischtypen
Anzahl gesamt	58	32	36
Mittleres Alter (Jahre).	58,3	60,1	46,5
Diffus-atrophische Emphyseme aller Schweregrade	25	16	9
Wesentliche bronchostenotische Emphyseme einschließlich Asthma	7	3	2
Wesentliche Narbenemphyseme, auch bei Pleuraschwarte	5	5	2
Starrer Thorax	31	14	5
dabei starre Kyphose der Brustwirbelsäule . .	15	6	1
Zwerchfelltiefstand	27	7	3
Sagittalfurchen in der Leber	13	5	—

Die Erstarrung des Thorax ist eine häufige Alterserscheinung. Sie läßt sich an der Leiche an der bei mäßiger Kompression fühlbaren Starre der Stümpfe der Thoraxflanken, aus der Minderbeweglichkeit der Rippen in den Wirbelgelenken und nach dem Ausmaß der Knorpelverknöcherung verhältnismäßig leicht mit hinreichender Genauigkeit abschätzen. Eine fixierte Kyphose der Brustwirbelsäule ist besonders gut sichtbar, wenn die Nackenstütze unter die Brustwirbelsäule geschoben wird.

Im eigenen statistisch erfaßten Obduktionsgut wurde bei den Männern in gut einem Drittel aller Fälle ein starrer Thorax beobachtet (Tabelle 5). Nur in etwa der Hälfte dieser Fälle lag gleichzeitig eine fixierte Kyphose der Brustwirbelsäule vor. Sonstige, meist unwesentliche Thoraxdeformitäten bestanden bei einem weiteren Sechstel der Fälle. Der Anteil starrer Thoraces war bei den vorwiegend leptosomen Typen mit 53% sogar etwas größer als bei den Pyknikern (44%); der geringere Anteil der Athletiker und der vorwiegend athletischen Mischtypen erklärt sich aus deren niedrigerem mittlerem Alter. Auf den wesentlich häufigeren Befund eines gleichzeitigen Zwerchfelltiefstandes (linksseitig 5. Intercostalraum und tiefer, rechtsseitig 5. Rippe und tiefer) bei den Leptosomen wurde bereits im Zusammenhang mit der allgemeinen Emphysemhäufigkeit hingewiesen (S. 58). Gemessen an der Zahl der schweren Emphyseme mit obstruktiven Ventilationsstörungen, angezeigt durch das Vorliegen von Sagittalfurchen in der Leber, waren ebenfalls die vorwiegend leptosomen Typen etwas stärker vertreten als die pyknischen, bei ihnen ist aber auch ein Zwerchfelltiefstand häufiger.

Es besteht somit nach den anatomischen Befunden keine eindeutige Beziehung zwischen Emphysem überhaupt und insbesondere zwischen funktionell wesentlichen Emphysemen und dem als charakteristisch geltenden faßförmigen Emphysemthorax. Die oben angeführten klinischen Befunde werden damit bestätigt.

Die an bestimmte Vorkrankheiten gebundenen sekundären Emphyseme treten bei jedem Thoraxtyp auf. Bei schweren Fällen werden eine Erstarrung des Thorax und eine Kyphose der Wirbelsäule fast konstant und oft in starker Ausprägung gefunden. Es scheint, als ob die durch obstruktive Ventilationsstörungen bedingte Weitstellung und Immobilisierung des Thorax und der relativ stärkere Elastizitätsverlust der Lunge die Erstarrung des Thorax förderten. Diese Auffassung stünde in Übereinstimmung mit den Befunden von HALMAGYI (1959), der bei Kranken mit vorwiegend obstruktiven Lungenleiden die altersbedingte Kyphosierung der Brustwirbelsäule in Verbindung mit sonstigen deformierenden Prozessen wie Exostosen, Verkalkungen des vorderen Längsbandes, Anomalien der Zwischenwirbelräume und Verformung von Wirbelkörpern frühzeitiger und schwerer auftreten sah. Die Zunahme des Kyphosewinkels im seitlichen Röntgenbild betrug durchschnittlich 0,68° pro Jahr. Es bestand eine Korrelation zwischen Kyphosegrad und Atemgrenzwert, indem eine Zunahme des Winkels um 0,138° etwa einer Verminderung des Atemgrenzwertes um 1 Liter entsprach.

Die charakteristischen Thoraxveränderungen bei Emphysematikern beruhen demnach offenbar auf synchron ablaufenden Alterungsprozessen. Sie sind nicht auf den faßförmigen Thorax beschränkt und werden durch die Lungenveränderungen verstärkt und gefördert; andererseits bewirken sie wiederum eine weitere Beeinträchtigung der Atemmechanik.

3. Emphysem bei ossären Thoraxdeformitäten. Anders liegen die Verhältnisse bei den primären Thoraxdeformitäten, insbesondere bei Kyphoskoliose. Sie können zur Ausbildung regionärer Emphyseme führen, die sich auf dem Boden einer ständigen Überdehnung entwickeln (LOESCHCKE 1928; UEHLINGER 1956, 1960; GIESE 1961), während andere Lungenabschnitte in ihrer Entfaltung behindert werden. Eine vollständige Anpassung der Lungen durch Spannungsausgleich scheint bei den hochgradigen Verunstaltungen des sie umgebenden Thoraxraumes nicht möglich zu sein. Es kommt daher nicht selten zu grotesken Abweichungen von der gewöhnlichen Lungenform. Das Emphysem in den Dehnungszonen wird in den späteren Stadien des

Leidens gewöhnlich unter dem Einfluß komplizierender Bronchitiden und pneumonischer Prozesse weiter verstärkt.

Funktionell zerfallen Thorax und Lunge in unterschiedlich beatmete Abschnitte mit ungleicher Atemmittellage, die auf der konvexen Seite der Exspirationsstellung, auf der konkaven der Inspirationsstellung naheliegt (UEHLINGER 1956, 1960). Insgesamt ist die Vitalkapazität bei eher verkleinerter Totalkapazität erheblich vermindert, der Residualluftanteil und der funktionelle Totraum erhöht, der Atemgrenzwert stark eingeschränkt (BÜHLMANN u. GIERHAKE 1960 u. a.).

Bei den reinen Kyphosen, insbesondere bei dem M. Bechterew, fällt die für die kyphoskoliotische Deformität charakteristische Seitendifferenz in der Größe der Hemithoraces fort. Der Brustraum nähert sich bei Inspirationsstellung der Rippen der Kugelform an (UEHLINGER 1960). Funktionell kommt es zu einer auf beide Lungenflügel übertragenen erhöhten Atemmittelstellung mit erheblicher relativer Zunahme der Residualluft auf Kosten der Vitalkapazität. Die dynamischen Atemwerte sind innerhalb des verminderten Bewegungsspielraumes verhältnismäßig wenig eingeschränkt (D'SILVA, FREELAND u. KAZANTIS 1953; RENZETTI, NICHOLAS, DUTON u. JIWOFF 1960). Die Oberlappenspitzen werden hypoventiliert, die mittleren Lungenabschnitte überdehnt. Wie auch bei ähnlichen Deformationen infolge Wirbeltuberkulose, Trauma oder Osteomalacie entwickelt sich in den Dehnungszonen häufig ein Emphysem (LOESCHCKE 1928, GIESE 1961).

Bei hochgradiger Hühnerbrust kommt es zu einer Ausfüllung des vergrößerten retrosternalen Raumes durch die das Herz überlagernden vorderen-unteren Oberlappenabschnitte, vor allem die linksseitigen Lingulasegmente, die emphysematisch werden können. Die Trichterbrust ist dagegen gewöhnlich nicht mit Überdehnungsemphysem verbunden, weil sich die streng mediane Deformität mit Einziehung der unteren Sternalpartien im wesentlichen nur auf die Mediastinalorgane, vor allem das Herz, auswirkt (VERSÉ 1910; SCHUMACHER 1935; UEHLINGER 1960). Allerdings soll gewöhnlich eine fehlerhafte, vorwiegend abdominale Atemtechnik infolge einer Muskelschwäche der Bauchdecken bestehen (SCHOBERT 1960).

4. Die Restlunge. Das Restlungenproblem hat erst mit der Entwicklung der Thoraxchirurgie eine große praktische Bedeutung gewonnen, wenn auch die allgemeinen Fragen in Zusammenhang mit Beobachtungen bei einseitiger Lungenaplasie und vor allem tierexperimentell als Beitrag zur Pathogenese des Emphysems schon früher intensiv bearbeitet worden waren. Es stellt sich die Frage, wieviel Lungengewebe entfernt werden kann und ob es erforderlich ist, ausgedehnteren Resektionen eine operative Thoraxverkleinerung folgen zu lassen, um ein Mißverhältnis zwischen Thoraxraum und restlichem

Lungengewebe zu beseitigen (Übersicht bei GIESE 1961). Besondere Bedeutung hat auch die Frage nach der Reservekapazität des kleinen Kreislaufes gewonnen.

Bei angeborenen Lungendefekten scheint eine echte Hyperplasie des restlichen Lungengewebes mit vermehrter Acinusausbildung einzutreten (PONFICK 1870; CHIARI 1914), da der hyperplasiogene Reiz ein noch in der Entwicklung stehendes Gewebe trifft. Bei erworbener hochgradiger Schrumpfung beschreibt CHIARI (1914) eine Vermehrung und Vergrößerung der Alveolen, während BEITZKE (1909) ein echtes Wachstum der Lunge jenseits des Kindesalters nicht für möglich hält. Die Ergebnisse der in größerer Zahl durchgeführten tierexperimentellen Untersuchungen werden meist nur als kompensatorische Hypertrophie der Restlunge gedeutet (HELLIN 1906; DA FANO 1912; KAWAMURA 1914; NISSEN 1927; KESSLER 1956; KEMPF 1961, 1962; KLÖSS 1962). Die beschriebene stärkere Capillarisierung der an Zahl nicht vermehrten Alveolen scheint im wesentlichen auf einer ständig vermehrten Durchströmung aller Capillaren zu beruhen. DA FANO (1912) und KAWAMURA (1914) haben auch eine Zunahme der elastischen Fasern gesehen.

Für die Beobachtung des Überganges der „Hypertrophie", die im Grunde einem chronischen Volumen auctum entspricht, in Emphysem waren die Versuchszeiträume meist zu kurz gewählt. Es wird auch nicht klar zwischen Emphysem und Volumen auctum unterschieden. NISSEN (1927) fand 3—4 Monate nach ausgedehnter Lungenresektion ein offenbar echtes, teilweise blasiges Überdehnungsemphysem.

Die funktionelle Kompensation der angeborenen Defekte ist oft erstaunlich gut. Es werden immer wieder Zufallsbeobachtungen mitgeteilt, wie z. B. jüngst von SCHRÖDER (1958), der einen 67jährigen Mann mit bis kurz vor dem Tode unerkannt gebliebener totaler Aplasie der linken Lunge sezierte. Die große ungelappte rechte Lunge hatte das vordere Mediastinum und Teile der linken Thoraxhöhle ausgefüllt, das Herz war stark nach links verlagert, beide Herzkammern waren hypertrophisch.

Bei erworbener chronischer Atelektase und Schrumpfung größerer Lungenabschnitte werden die gewöhnlich zum Hilus retrahierten atelektatischen Teile von dem benachbarten Lungengewebe überlagert (WURM 1954). Bei Schrumpfung der Oberlappen können die Unterlappen, rechts häufiger der Mittellappen, unter Aufspreizung ihres Bronchialbaumes spitzenbildend werden. Es entwickelt sich über das Stadium eines chronischen Volumen auctum allmählich ein echtes Überdehnungsemphysem. Dieser Übergang zum Emphysem ist fließend; in der Mehrzahl der Fälle, vor allem nach Lappenresektion bei jüngeren Menschen, scheint das funktionelle Anpassungsstadium eines Volumen auctum über Jahre erhalten zu bleiben (HARTUNG 1962).

Funktionell findet man eine Einschränkung der Vitalkapazität, gelegentlich auch der Totalkapazität im Sinne der restriktiven Störung, weil ein Teil des Lungengewebes ausgefallen ist und das überdehnte restliche Lungengewebe schneller an die Grenze seiner Dehnungsfähigkeit gelangt. Gleichsinnig wirken die häufig zugleich bestehenden Pleurafibrosen. Das Residualluftvolumen ist zumindest relativ zur Vitalkapazität vergrößert. Im übrigen ist die Gesamtfunktion auch von den durch die Grundkrankheit bedingten Veränderungen in der Restlunge abhängig. Die Entwicklung eines Cor pulmonale in späteren Stadien scheint die

Regel zu sein. Atemmechanisch besteht eine Erhöhung der inspiratorischen elastischen Atemwiderstände, die nach experimenteller Pneumektomie im Leichenversuch ziemlich genau einer Verdoppelung entspricht, intra vitam aber zumindest teilweise durch eine Atemfrequenzsteigerung kompensiert werden kann (HARTUNG 1962).

Diese schon länger bekannten morphologischen Befunde stimmen skeptisch gegenüber den z. T. ausgesprochen optimistischen Funktionsprognosen nach großen Lungenresektionen, insbesondere Pneumektomien (LESTER, COURNAND u. RILEY 1941; COURNAND u. BERRY 1942; MAIER u. COURNAND 1943; NEUHOF u. NABATOFF 1948; BOLT, KNIPPING u. RINK 1953; GNÜCHTEL, LÖHR u. ULMER 1955).

Die Funktionsuntersuchungen an Resezierten (KNIPPING, BOLT, VALENTIN u. VENRATH 1958; ROSSIER, BÜHLMANN u. WIESINGER 1958; HAMM 1958 u. a.) zeigen, daß die Einschränkung der Ventilationsvolumina annähernd der Größe des Eingriffes entspricht. Bei der Kompensation des Defektes kommt dem Zwerchfell große Bedeutung zu (K. H. WEBER 1958). Nach wenig ausgedehnten Resektionen verwischen sich die Unterschiede, weil die sekundären Schäden, insbesondere durch pleurale Komplikationen, dominieren. Der Ausfall an Diffusionskapazität entspricht meist auch etwa der Größe des Gewebsverlustes. Die Blutgaswerte sind selbst nach Pneumektomie in der Ruhe zunächst normal, doch steigen die Drucke im kleinen Kreislauf bei Belastung an (ROSSIER, BÜHLMANN u. WIESINGER 1958).

SPATH u. EDER (1959) führen die Funktionsstörungen nach Pneumektomie vor allem auf Mediastinalbewegungen zurück. Auch BUCHNER (1960) leugnet die Entstehung eines Dehnungsemphysems und hält die beobachteten Emphyseme für eine Folge spastischer Bronchitiden. TANNER (1956) sucht die Auffassung, daß die Gefahr einer Emphysembildung in der Restlunge nur gering, eine operative Thoraxverkleinerung daher in der Regel nicht erforderlich sei, mit einer Berechnung des Dehnungsfaktors zu stützen. Neuere, über längere Zeiträume ausgedehnte Nachuntersuchungen haben indessen schlechtere Ergebnisse gezeigt. Nach WASSNER (1960) werden die Folgen der Lungenüberdehnung erst 3—4 Jahre nach der Operation manifest. SEMISCH (1960) fand 5 Jahre nach Resektionen, darunter auch Lob- und Bilobektomien, fast ausnahmslos eine pulmonale Hypertonie. Man wird also immerhin annehmen müssen, daß sich die Kranken zumindest keine wesentlich über die „Vita minima" (KNIPPING u. BOLT 1960) hinausgehenden Belastungen mehr zumuten dürfen.

Obduktionsbeobachtungen mit histomechanischer Untersuchung liegen bislang nur an verhältnismäßig kurzfristig überdehnten Restlungen vor, die lediglich ein Volumen auctum aufwiesen.

In beiden Restlungen nach Pneumektomie (Fälle 1 und 2, Tabelle 6) wurde ein sehr hohes Kollapsvolumen mit stark erhöhtem Minimalluftanteil gefunden, das nahezu dem Kollapsvolumen beider normaler Lungen von Fällen vergleichbaren Alters entsprach. Die Lungendehnbarkeit war bezogen auf die normale Vitalkapazitätsbreite etwa auf die Hälfte herabgesetzt, für die einzelne Lunge aber annähernd normal. Bei der unmittelbar postoperativ ad exitum gekommenen

38jährigen Frau wurde ein regelrechter dynamischer Wert des „Tiffeneau-Tests"
gefunden. Bei dem 2 Jahre nach Pneumektomie infolge Rechtsherzinsuffizienz
verstorbenen 43jährigen Mann war dieser Wert wegen einer zusätzlich bestehenden
Bronchitis vermindert, so daß sich ein entsprechend sehr niedriger Wert für das
maximale Ventilationsvolumen ergab. Auch in diesem Falle lag jedoch noch kein
Überdehnungsemphysem vor. Die Auswirkung der Gefäßbetteinschränkung zeigten
die Befunde am rechten Herzen, das unmittelbar postoperativ massiv im Sinne eines
akuten Cor pulmonale dilatiert war, während 2 Jahre nach der Pneumektomie
schon ein chronisches Cor pulmonale mit muskulärer Wandhypertrophie bestand.

Tabelle 6. *Ergebnis von histomechanischen Messungen an Restlungen*

Fall 1. 38jährige Frau, Tod infolge respiratorischer Insuffizienz am 2. Tage
nach Pneumektomie; Ödem, Boeck-Herde in der Restlunge, akutes Cor pulmonale.

Fall 2. 43jähriger Mann, Pneumektomie wegen Tuberkulose vor 2 Jahren;
spärliche Altherde, chronische katarrhalische Bronchitis, Ödem in der Restlunge,
Cor pulmonale.

Fall 3. 51jähriger rechtsseitiger Plastikträger, s. Text.

Charakterisierung der einzelnen Meßwerte vgl. Legende zu Tabelle 3, S. 49.

	Fall 1 linke Restlunge	Fall 2 linke Restlunge	Fall 3 rechte Plastiklunge	Fall 3 linke Restlunge	Fall 3 beide Lungen	Normale Lungenpaare, mittleres Alter 56 Jahre
Kollapsvolumen ml	1480	1800	780	1340	2120	1810
Minimalluft ml	775	930	290	795	1085	825
Absolute mittlere Dehnbarkeit (compliance) für Gesamtlunge (bei $p = 0$—20 cm H_2O) Liter/cm H_2O	0,13	0,11	0,03	0,15	0,18	0,30
Tiffeneau-Test, 2 sec-Wert % . . .	41	24	—	32	etwa 30	37
Hysteretischer Dehnungsrückstand (im akkommodierten Zustand) %	7	12	6	12	18	7,5
„Totraumeffekt"	Ø	(+)	—	(+)	(+)	Ø
Maximales Ventilationsvolumen Liter/min	55,3	40,8	6	33	39	87,9

Ein besonders instruktives Beispiel für einen Restlungensachverhalt
bei einseitiger 10 Jahre bestehender Thorakoplastik wegen Tuberkulose
zeigt die Beobachtung von einem 51jährigen Mann (Fall 3, Tabelle 6),
von dem auch klinische spirographische Meßwerte vorliegen. In diesem
Falle lag in der Restlunge morphologisch ein eindeutiges Überdehnungsemphysem vor.

Die weitgehend geschrumpfte *rechte Lunge* ist nur in den unteren Unterlappen-
abschnitten noch mäßig dehnbar, ihr Minimalluftgehalt ist gering, ihr Anteil am
maximalen Ventilationsvolumen ist praktisch gleich Null. Die *linke Restlunge* hat
einen hohen Minimalluftgehalt, die Dehnbarkeit ist mäßig erhöht, die dynamischen
Retraktionswerte sind mäßig erniedrigt, es ergibt sich eine Luftretention im Sinne

des Totraumeffektes in blasig-emphysematischen Spitzenveränderungen. Die Werte entsprechen einer mäßig überdehnten Lunge mit Elastizitätswerten, die etwa für einen 10 Jahre älteren Mann normal wären. Für die *Gesamtatemfunktion* ergab sich (rechnerisch kombiniert): Relativ starre Lunge, abgeschwächter Atemstoß, mäßige obstruktive Ventilationsstörung bei partiellem Blasenemphysem, verminderte, auf 2,6 Liter geschätzte Vitalkapazität, errechnete maximale Ventilationsfähigkeit 39 Liter/min. *Ergebnis einer 1 Jahr vor dem Tode durchgeführten spirographischen Untersuchung:* Vitalkapazität 2,0 Liter, Residualvolumen 52,7 %, Tiffeneau-Test 45 %, nach Aludrininhalation 53 %, Atemgrenzwert 32 Liter/min, Fremdgasmischzeit 7,5 min, funktioneller Totraum 213 ml, endexspiratorische pCO_2 48,0 mm Hg. Klinisch kein Anhalt für Cor pulmonale.

Ausgiebige klinisch-funktionelle Untersuchungen an Schwartenträgern s. bei HERTZ (1953—1955, 1957).

Wenn auch eine abschließende Stellungnahme zur Frage der Emphysementwicklung in der Restlunge nach Resektion noch nicht möglich ist, so zeigen die bisher vorliegenden Beobachtungen und die vergleichbaren Befunde bei Schrumpfung und Funktionsausfall großer Lungenteile oder bei schweren Thorax- und Wirbelsäulendeformitäten zur Genüge, daß jede aus einem Mißverhältnis zwischen Lungengröße und Thoraxweite resultierende chronische Überdehnung zu einem Elastizitätsverlust und damit schließlich zum Emphysem führt. Die ventilatorische Kompensation ist gewöhnlich besser als die hämodynamisch-zirkulatorische, so daß eine entstehende pulmonale Hypertonie meist das Schicksal der Kranken bestimmt.

c) Bronchostenose und Emphysem

Bei der Besprechung des bronchostenotischen Emphysems steht die Frage nach der Häufigkeit und Bedeutung der Bronchitis im Mittelpunkt. Die hierzu vorliegende Literatur ist kaum noch zu übersehen. Zusammenfassende Darstellungen aus neuerer Zeit liegen von KARTAGENER (1956), LOTTENBACH (1956), HERZOG (1960), GIESE (1960, 1961) vor; siehe im übrigen auch das Internat. Symposium über Bronchitis (1961), sowie die Verhandlungen auf der III. Internat. Staublungentagung (1957).

Für den Morphologen ergeben sich andere Aspekte als für den Kliniker, der sich z. B. mit dem größten Teil der diffusen atrophischen Emphyseme erst nach dem Hinzutreten einer komplizierenden Bronchitis zu befassen hat und der auch bei schweren Emphysemen anderer Genese fast regelmäßig eine obstruktive Ventilationsstörung findet, so daß im englischen Sprachgebiet geradezu von einem „chronic obstructive airway disease" gesprochen wird.

LÖFFLER (1956) hat darauf hingewiesen, daß die chronische Bronchitis und Bronchiolitis zahlenmäßig nur eine relativ kleine Gruppe unter den Momenten bilde, die zu einer Erschwerung der Luftzirkulation im Leitungsapparat führen. Nur einem Teil der Fälle mit obstruktiven

Ventilationsstörungen liegt eine Bronchitis zugrunde. Es bestehen allerdings offenbar erhebliche regionale Unterschiede in der Bronchitishäufigkeit. Die mit Abstand höchsten Zahlen werden aus England mitgeteilt. Daß es sich hierbei nicht nur um eine Auswirkung unterschiedlicher klinisch-diagnostischer Kriterien handelt (s. Kartagener 1956), wird aus der Häufigkeit von chronischen Bronchitiden und Bronchiolitiden im pathologisch-anatomischen Beobachtungsgut deutlich.

1. Kehlkopf- und Trachealstenosen. Alle Stenosen oberhalb der Bifurkation wirken sich auf die gesamte Lunge aus. Je nach der Art der oft ventilähnlich wirkenden Stenosen ist der Luftgehalt der Lungen vermehrt oder vermindert. Selbst hochgradige Lichtungseinengungen der Trachea bis auf ein Fünftel der ursprünglichen Lichtung können vertragen werden (Escher 1956).

Die erhöhte Atemmittellage bei vorwiegend exspiratorischen Stenosen verstärkt die passiv-elastischen Exspirationskräfte des Thorax-Lungensystems, die Ventilationsbewegungen erfolgen vertieft und verlangsamt (Bühlmann 1949 u. a.). Der Atemapparat paßt sich auch muskulär den erhöhten Atemwiderständen an (Fleisch 1934; van Niekerk u. Ter Braak 1935 u. a.). Bei Widerständen über 10 cm H_2O wird die Atemhilfsmuskulatur eingesetzt (Campbell 1958). Der Gaswechsel und der RQ bleiben unter dem umgestellten Atemtypus trotz vervielfachter Atemarbeit weitgehend konstant (Kleinsorg u. Kochsiek 1960).

Sichere kausale Beziehungen zwischen exspiratorischen Stenosen in den oberen Luftwegen und chronischem Emphysem scheinen nicht zu bestehen. Emphysem müßte sonst bei Trachealkompression durch Strumen ein häufiger Befund sein. Es entwickelt sich ein akutes Emphysem, das nach Fortfall der Stenose reversibel ist. Schon in diesem Stadium aber macht die Stenose einen Eingriff erforderlich. Bei den weiter peripher in der Lunge gelegenen Stenosen, die nur Lungenabschnitte betreffen, liegen insofern völlig andere Verhältnisse vor, weil sie in jedem Fall auch bei hochgradiger Stenose mit dem Leben vereinbar bleiben.

Auch Tierversuche mit Ventilstenosen (Harris u. Chillingworth 1919; Pfanner 1920) konnten zu der Frage der Emphysemgenese keine Klärung bringen, weil die Tiere meist binnen eines Tages eingingen. Sie zeigten nur eine enorme Überblähung der Lungen, nicht selten mit der Entwicklung eines ausgedehnten interstitiellen Emphysems, gelegentlich auch eines Teilpneumothorax. Nissen (1927) und Paine (1940) ist es dagegen gelungen, chronische Trachealstenosen z. B. durch Paraffin- oder Gipsplomben im oberen Mediastinum experimentell zu erzeugen, die von den Tieren über Monate überlebt wurden. Übergänge von der Lungenblähung in ein z. T. blasiges Emphysem wurden dann nach Monaten beobachtet.

Im eigenen Obduktionsgut wurde kein Fall von Emphysem beobachtet, der auf eine in den oberen Luftwegen bestehende Stenose hätte zurückgeführt werden können. Über Säbelscheidentrachea s. S. 60.

2. Stenosen großer Bronchien. Als Ursache der Stenose großer hilusnaher Bronchien kommen vor allem lymphonoduläre und entzündliche

Bronchialwandschäden und intrabronchial entwickelte Tumoren in Betracht. Während die Tumoren meist innerhalb kurzer Zeit zu einem kompletten Bronchusverschluß führen, liegen bei den entzündlichen Bronchialwandschäden vorwiegend starre Stenosen vor (Abb. 22), die sowohl die Belüftung als auch die Entlüftung behindern, klinisch aber gewöhnlich erst bemerkbar werden, wenn die Bronchuslichtung auf ein Drittel eingeengt ist (HASLINGER 1929).

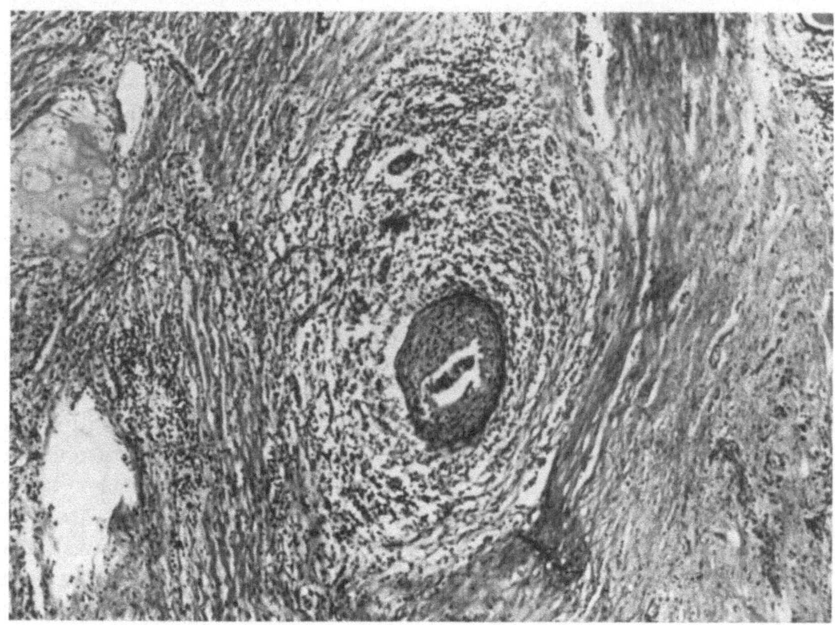

Abb. 22. Hochgradige posttuberkulöse Stenose eines Subsegmentbronchus in einem Operationspräparat. Enge, durch metaplastisches Plattenepithel ausgekleidete Restlichtung. Von der ursprünglichen Bronchialwand sind nur noch Reste der Knorpelspangen (links oben im Bild) erkennbar. 83:1

Der silikotische oder tuberkulöse Befall der broncho-pulmonalen Lymphknoten ist die häufigste Ursache der *Bronchitis deformans* (SCHMORL 1925; Übersicht bei GIESE 1961; hinsichtlich tuberkulöser Schäden s. UEHLINGER 1953; BEITZKE 1954; WURM 1954; HAEFLIGER u. MARK 1956; TANNER 1957; bei Kindern GÖRGÉNYI-GÖTTCHE u. KASSAY 1958). Befallen sind die Hauptbronchien bis in den Bereich der Segmentbronchusaufteilungen. Die Belüftungsstörung, die zu einem Nachhinken des stenosierten Lungenabschnittes in den Atemphasen führt, kann sich in einem exspiratorischen Hellbleiben als sog. röntgenologisches air-trapping-Phänomen äußern (STUTZ u. VIETEN 1955).

Die häufigste Folge eines subtotalen bis totalen Verschlusses ist eine Atelektase, wie sie z. B. RÖSSLE (1936) als morphologisches Substrat der sog. Epituberkulose (ELIASBERG u. NEULAND 1920) nachgewiesen hat. Oft kommt es zur Entwicklung von entzündlichen Komplikationen (W. SCHULZE 1956), die in eine Induration mit sekundärer Bronchiektasie

überleiten (Abb. 14, S. 29). Wegen der besonders engen anatomischen
Verbindung zwischen Bronchien und Lymphknoten sind rechtsseitig
der Mittellappen, linksseitig die Lingulasegmente besonders häufig betroffen, die hochgradig schrumpfen können (sog. *Mittellappen- bzw.
Lingulasyndrom*, WURM 1954, LÖFFLER 1956; UEHLINGER u. SCHOCH

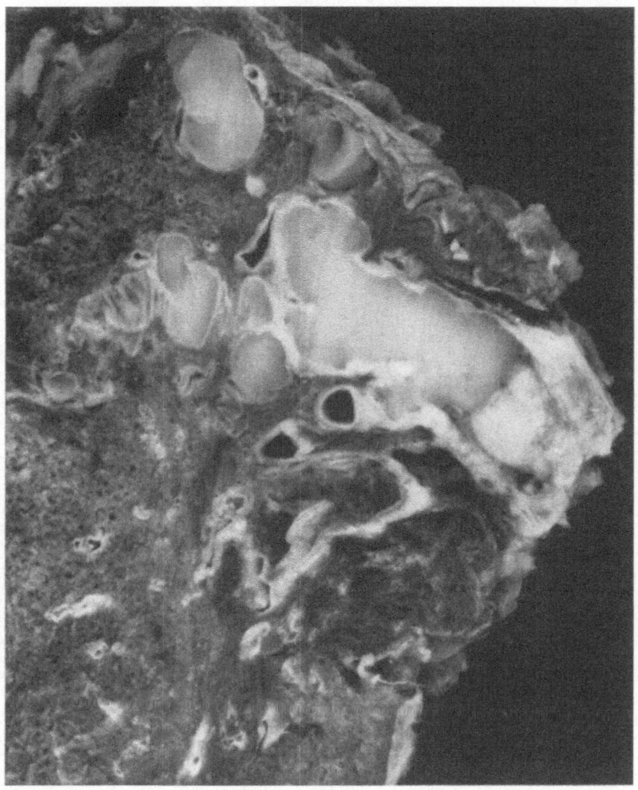

Abb. 23. Schleimstauung und Bronchiektasie in einem Oberlappensegment bei stenosierendem
Bronchialcarcinoid. Schnittflächenphoto, etwa 1:1

1957). In anderen Fällen wird eine Schleimstauung vor der Stenose
beobachtet (Abb. 23), die sich bis in den lobulären Bereich ausdehnen
und ebenfalls zur Entwicklung einer sekundären Bronchiektasie führen
kann.

Es werden aber besonders bei silikotischer Hilusverschwielung auch
regionale Emphyseme beobachtet (HUIZINGA 1951; NICOD 1952; DI
BIASI 1958, 1960), die sich wegen ihrer besonderen Ausbreitung vom
Hilus aus als Folge einer hilusnahen Bronchostenose deuten lassen, obwohl sich gewöhnlich auch in der Bronchialperipherie Stenosemechanis-
men nachweisen lassen. Das sog. perinodöse Emphysem der Kliniker um

größere silikotische Schwielenbildungen in den Oberlappen (Abb. 33, S. 98) ist hiervon abzugrenzen; es ist vorwiegend ein Traktionsemphysem, wenn auch bronchostenotische Effekte durch Einengung kleinerer extrahilärer Bronchien (Abb. 24) nicht selten zusätzlich wirksam sind (HARTUNG 1961). HUSTEN (1958) sowie OTTO u. SCHMIDT (1960, OTTO 1962) sehen die Ursache in einer Schädigung der in die Hilusverschwielungen einbezogenen Nerven (vgl. S. 102).

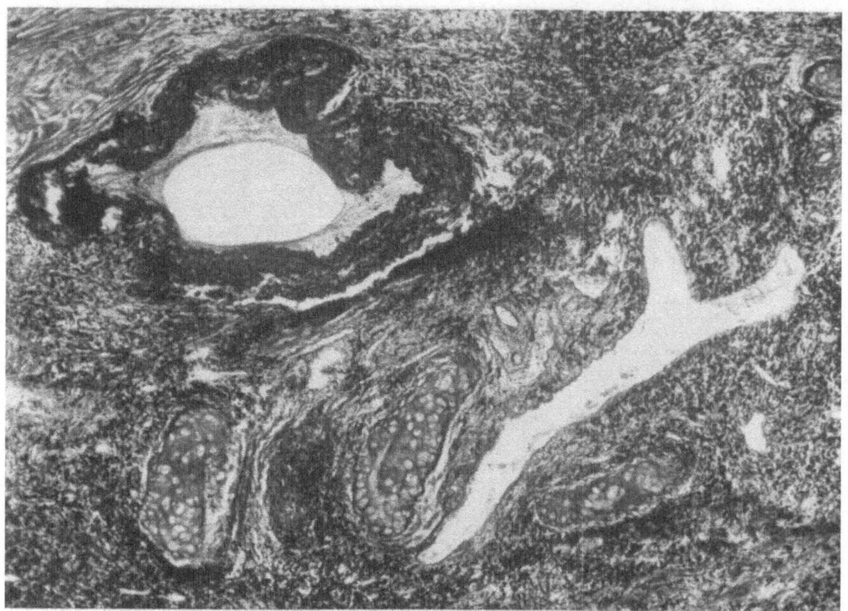

Abb. 24. Stenose eines größeren Bronchus und des zugehörigen, durch Intimaproliferation zusätzlich in seiner Lichtung eingeengten Pulmonalarterienastes im Bereich einer hilusnahe entwickelten anthrako-silikotischen Schwiele. Elastica-van Gieson, 53:1

Bei intrabronchialer Tumorentwicklung kann nach klinischen Beobachtungen (P. VALLÉRY-RADOT u. ISRAEL 1936; LOTTENBACH 1956) ein Stadium der Überblähung der Atelektase vorausgehen. Für die Bildung eines echten chronischen Emphysems dürfte in der Regel kein ausreichend langer Entwicklungszeitraum zur Verfügung stehen. Bei der Obduktion wird praktisch immer die spätere Phase der Obstruktionspneumonie, oft mit Einschmelzungen, angetroffen.

Bei Neugeborenen kommt gelegentlich eine akute Überblähung eines Lungenoberlappens oder auch einer ganzen Lunge zustande, wenn die Bronchien durch einen atypischen Verlauf der Pulmonalarterie stenosiert werden (JACOBSON u. Mitarb. 1960; SINAPIUS 1961 u. a.) oder eine Anomalie der Bronchusentwicklung besteht (HELMER u. Mitarb. 1960; BINET u. Mitarb. 1962; bei einem älteren Kind KNOLLE 1957).

Insgesamt gesehen ist die Bedeutung der hilusnahen umschriebenen Bronchostenosen in der Pathogenese des Emphysems verhältnismäßig gering. Sie tritt ganz hinter den in den kleinen Bronchien und Bronchiolen auftretenden Stenosen zurück. Ihre typischen Folgen sind eher Atelektase, Bronchiektasie und pneumonische Komplikationen.

3. Dynamische Broncho- und Bronchiolostenosen. In neuerer Zeit wird die Wirksamkeit „weicher" Stenosen (GIESE 1961) bei Tracheo- und Bronchomalacie als Emphysemursache diskutiert (POHL 1951; LEMOINE u. GARAIX 1953; HERZOG 1959; WYSS 1955; ESCHER 1956 u. a.). Ihre Bedeutung dürfte aber eher darin liegen, daß sie die Ventilationsstörung noch verstärken, wenn infolge der erhöhten Atemwiderstände in der emphysematischen Lunge die Exspirationsdrucke ansteigen und den malacischen Abschnitt komprimieren. ESCHER (1956) will die Indikation zur operativen Versteifung (HERZOG u. NISSEN 1954) im Bereich der Trachea und der Hauptbronchien daher auf die Fälle eingeschränkt wissen, bei denen keine erhöhten bronchiolären Atemwiderstände bestehen.

Viel bedeutsamer als diese exspiratorischen Stenosen sind die in ihrer Mechanik ähnlichen dynamischen funktionellen Stenosen im Bereich der kleinen Bronchien und Bronchiolen, die ausschließlich exspiratorisch wirksam werden und das Phänomen des sog. air-trapping hervorrufen (FRY u. Mitarb. 1954; MEAD, LINDGREN u. GAENSLER 1955; ROSSIER 1956 u. a.).

Da die Bronchiolen in der dem Thorax entnommenen Lunge wegen Fortfalls der pathologischen Alveolardrucke meist weit offen gefunden werden, wurde die Bedeutung dieses Mechanismus oft verkannt, obwohl schon HAYASHI (1915) und besonders RIBBERT (1916) die dynamische Ausdeutung der entsprechenden morphologischen Substrate gegeben hatten. Durch die Lungenfunktionsprüfung und mit Hilfe der Bronchographie sind sie klinisch unmittelbar erkennbar geworden (DI RIENZO 1949; STUTZ u. VIETEN 1955; ROSSIER, BÜHLMANN u. WIESINGER 1958; H. H. WEBER 1959 u. a.). Als besonders charakteristisch gilt eine hohe Differenz zwischen in- und exspiratorischem Tiffeneau-Test (WYSS 1955, LICHTERFELD 1960). An der Leichenlunge ist der funktionelle Nachweis möglich, wenn man die sich retrahierende Lunge in einem luftdichten Kasten unter Druck setzt (HARTUNG 1957).

Anatomisch liegt eine Wandschwäche in den tieferen Luftwegen vor. Im primären atrophischen Emphysem wird die zirkuläre elastische Verspannung der Bronchiolarwand gelockert, die Wände selbst verfallen der Atrophie (Abb. 25). Bei den sekundären Emphysemen, z. B. bei dem Emphysema bronchiolectaticum (RIBBERT 1916; LOESCHCKE 1928) oder dem zentrolobulären Emphysem der CIBA-Klassifikation, kommen entzündliche Wandschädigungen in Betracht (HERS 1951, HEPPLESTON 1953; LEOPOLD u. GOUGH 1957; REID 1958; SORS 1958; WYATT, FISHER u. SWEET 1961 u. a.).

Funktionell schaffen die Annäherung der statischen Pleuradrucke an die Null-
linie bei retraktionsschwacher Lunge und eine aktive muskuläre Exspiration die
Voraussetzung für das Auftreten positiver exspiratorischer Alveolardrucke, die den
Bronchiolarkollaps zur Folge haben. Es kann zu einem regelrechten Circulus vitio-
sus kommen, indem sich die Ventile um so fester schließen, je größer die exspiratorische Atemanstrengung wird.

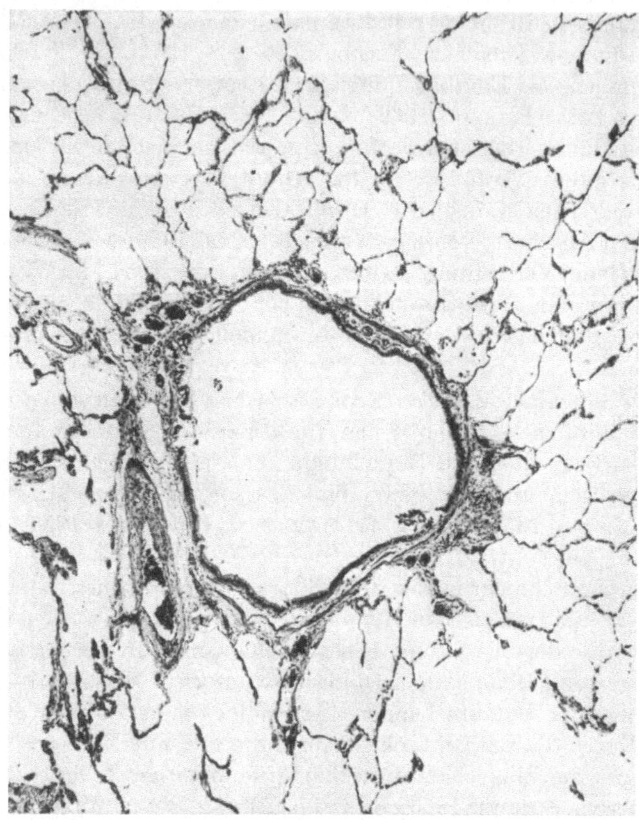

Abb. 25. Dünnwandiger, in seiner elastischen Verspannung im Lungengerüst gelockerter Bronchiolus
bei diffusem atrophischem Emphysem. Schnittpräparat von einer unter Expansion fixierten
Lunge. 39:1

Wright (1960) hat durch Präparation des Bronchialbaumes neuer-
dings nachweisen können, daß ein solcher Bronchialkollaps auch im
Bereich der mittleren Bronchien auftreten kann. Besonders an den
Bronchien der ersten bis dritten Teilungsstufe jenseits des Segment-
bronchus fand er in Emphysemlungen eine Wandatrophie und eine
Reduktion der wandstützenden Knorpel. Meist lag eine einfache
Atrophie vor, nur in einzelnen Fällen war eine entzündliche Genese der
Wandschwäche anzunehmen. Für die Atrophie ursächliche Verände-
rungen an den Bronchialarterien wurden nicht beobachtet.

Die durch dynamische Broncho- und Bronchiolostenosen bewirkte Exspirations-
störung ist ebenfalls durch eine Erhöhung der Atemmittellage und Zunahme der
Residualluft gekennzeichnet. Die Aufstauung von unter erhöhtem Druck stehender
Luft in den stenosedistalen kleinsten Lungeneinheiten schafft eine wesentliche
Voraussetzung für die Entstehung blasig-emphysematischer Umbauprozesse (s. u.).
Im primären Emphysem kommt es zur blasigen Überformung besonders in den
Spitzen- und Randgebieten. Bei den sekundären Emphysemen tritt die Blasen-
entwicklung in Abhängigkeit von der Lokalisation der die Stenose verursachenden
primären Bronchiolarwandschäden ein.

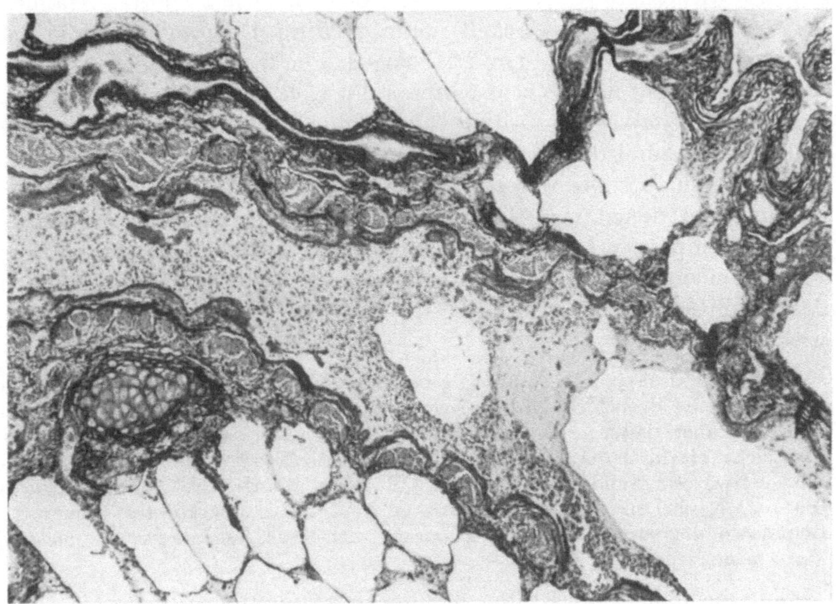

Abb. 26. Bronchialobstruktion durch mit Luftblasen vermischten zähen Schleim im Status asthmaticus. Atrophie der Bronchialwand, Verdickung der Basalmembran des weitgehend abgelösten
Bronchialepithels. 59:1

4. Die Folgen rezidivierender Bronchialobstruktion. Akute Bronchialobstruktionen durch Schleim oder entzündliches Exsudat (Abb. 26)
führen zu einer maximalen Überblähung der Lufträume und zu einer
Erschwerung der Blutzirkulation. Auch hierbei ist ein Ventilmechanis-
mus wirksam. Die hohe Viscosität des dyskrinen Sekretes (LIEBER-
MEISTER 1922; GLÄSER 1958; POLGAR u. DENTON 1962) wird durch die
Durchmischung mit Luft noch gesteigert (HEINE 1960). Die auch für
das menschliche Asthma angenommene spastische Komponente (MACK-
LIN 1929; H. H. WEBER 1936; v. HAYEK 1952 u. a.) läßt sich in ihrer
Wirkung am klarsten am experimentellen Histaminasthma des Meer-
schweinchens erkennen (Übersicht bei NOELPP u. NOELPP-ESCHEN-
HAGEN 1956; HANSEN 1957).

So eindeutig jedoch die anatomischen Befunde im Asthmaanfall sind (Mönckeberg 1909; Marchand 1916; Wegelin 1944; Bullen 1952; Gloor 1954; Gough 1955, 1961; Letterer 1957; H. Schoen 1958 u. a.), so unsicher sind noch die Kenntnisse von den Dauerfolgen des Asthma bronchiale an den Lungen.

Die meisten klinischen Autoren (Übersicht bei Noelpp u. Noelpp-Eschenhagen 1956) vertreten die Meinung, daß sich als Folge der ständig wiederholten Überblähungen des Lungengewebes allmählich doch ein Emphysem entwickelt, wenn auch die Überblähung zunächst voll reversibel ist. Für den Pathologen, der Todesfälle im Asthmaanfall nicht allzu häufig beobachtet, stellt sich diese Frage anders dar. Im Intervall eines echten Anfallsasthma kann der Befund an den Lungen völlig negativ und die Diagnose des Asthma unmöglich sein. Andererseits kommen Kranke unter der klinischen Diagnose Asthma zur Obduktion, bei denen eine Bronchitis und Bronchiolitis, ein schweres blasiges Emphysem und ein Cor pulmonale gefunden werden. Diese Fälle scheiden für die Diskussion an dieser Stelle aus, weil sich bei ihnen das Emphysem unter dem lokalisierenden Einfluß der Bronchitis entwickelt (s. u.).

Nach den klinischen Angaben ist eine Differenzierung in echtes Anfallsasthma und chronische Bronchitis mit klinisch asthmoiden Zügen nicht immer möglich. Es scheint aber, daß sich bei dem größeren Teil der Fälle von Asthma bronchiale eine solche, oft durch die „klassische" Asthma-Trias (Eosinophilie, starke Schleimdrüsenentwicklung und Verdickung der Basalmembranen des Epithels, Gloor 1954 u. a.) gekennzeichnete Bronchitis entwickelt, bei der klinisch immer ein Emphysem diagnostiziert und anatomisch auch meist ein sekundäres blasiges Emphysem gefunden wird.

Für die Fälle von Asthma, bei denen keine Bronchitis besteht, hat insbesondere Gough (1961) betont, daß die Lungen auch nach jahrzehntelangem Verlauf mit zahlreichen Anfällen kein Emphysem aufzuweisen brauchen. Wir verfügen ebenfalls über einige entsprechende Beobachtungen. Für die Diskussion der Asthmafolgen wird die Klinik möglichst scharf zwischen dem echten intermittierenden Anfallsasthma und der mit stärkeren asthmoiden Attacken einhergehenden spastischen asthmoiden Bronchitis differenzieren müssen.

5. Chronische Bronchitis und Bronchiolitis. Die Klinik mißt, wie schon einleitend hervorgehoben wurde, der Bronchitis eine ganz besondere Bedeutung in der Emphysempathogenese bei (Fleischner 1950; Carstens 1957; Hadorn 1959; u. v. a.; insgesamt skeptischer äußern sich Löffler 1956; Worth 1958).

Von den Pathologen hat Loeschcke (1928) die chronische Bronchitis als Emphysemursache nur gering eingeschätzt. Er verweist auf nur wenige eigene Beobachtungen, die anteilmäßig offenbar noch erheblich mehr zurückstehen als im eigenen Beobachtungsgut (genauere Zahlenangaben liegen nicht vor). GIESE (1956) hält nur bestimmte Formen für wichtig und deutet die Mehrzahl der Bronchitiden und Bronchiolitiden als Komplikation eines vorbestehenden Emphysems. Für HUSTEN (1956) dagegen sind Emphysem und Bronchitis nahezu identisch. In der Häufigkeit der chronischen Bronchitiden scheinen somit sehr erhebliche regionale Differenzen zu bestehen, zu denen klimatische Unterschiede, der Luftverschmutzungsgrad u. dgl. beitragen dürften, die im übrigen aber auch durch unterschiedliche diagnostische Kriterien und medizinalstatistische Definitionen z. T. vorgetäuscht werden. In England erscheint die Bronchitis geradezu als Volksseuche mit einem hohen Anteil an der Gesamtmortalität. Insbesondere der chronischen Bronchiolitis wird dort eine entscheidende Bedeutung für die Entwicklung des zentrolobulären Emphysems beigemessen (LEOPOLD u. GOUGH 1957; REID 1958; HEARD 1959; HEPPLESTON u. LEOPOLD 1961). Der infiltrativ-entzündliche Prozeß kann im Zeitpunkt der Obduktion schon abgeklungen bzw. in Vernarbung übergegangen sein. Die besondere Bedeutung der schleimig-katarrhalischen Bronchitis wurde vor allem von L. REID (1960, 1961) herausgestellt. Sie ist durch eine Schleimdrüsenhyperplasie und einen stärkeren Verschleimungsgrad des Bronchialepithels gekennzeichnet, während entzündliche Schleimhautinfiltrate häufig fehlen. Die klinische Diagnose einer chronischen Bronchitis wird neuerdings besonders auf die abnorme Schleimsekretion abzustellen gesucht, indem man eine über längere Zeiträume bestehende gesteigerte Sputummenge als Kriterium heranzieht (CIBA-Report 1959; MENEELY u. a. 1962). Die Beziehungen zu den spastischen Formen, die mittels des Adrenalintests klinisch erfaßbar werden, sind noch nicht ausreichend geklärt.

Vom funktionellen Standpunkt aus und damit auch für die Pathogenese des Emphysems kann den Bronchitiden der großen Äste nur eine verhältnismäßig geringe Bedeutung beigemessen werden; entscheidend sind die in den kleinen Bronchien und Bronchiolen ablaufenden Prozesse (SPAIN u. KAUFMANN 1953; KOURILSKY u. Mitarb. 1956; HARTUNG 1960; Übersicht bei GIESE 1961).

Im eigenen statistisch erfaßten Obduktionsgut wurden Veränderungen an den Bronchien und Bronchiolen verhältnismäßig häufig gefunden, nämlich bei gut zwei Dritteln der Männer und knapp der Hälfte der Frauen (Tabelle 7). Schon der erste Überblick zeigt aber, daß man zur Beurteilung der pathogenetischen Zusammenhänge zwischen Bronchitis und Emphysem eine genaue Differenzierung der Formen der Bronchitis und ihrer vorwiegenden Lokalisation im Bronchialbaum durchführen muß. Die Frage, ob die bei Emphysem bestehenden Bronchitiden Ursache oder Folge des Emphysems sind, ist offenbar ähnlich wie die Frage nach den kausalen Beziehungen zwischen Thoraxerweiterung und Emphysem in beiderlei Sinne positiv zu beantworten.

Nach morphologischen Gesichtspunkten wurden akute und chronische Bronchitiden unterschieden und letztere weiter unterteilt in die Bronchitis der großen Äste und in die Bronchiolitiden; als Sonderform der chronischen Bronchitis ließ sich noch die schleimige bzw. schleimig-eitrige Bronchitis mit asthmoiden Zügen abgrenzen, während von den

Tabelle 7. *Veränderungen an den Bronchien und Bronchiolen in ihrer Beziehung zu den verschiedenen Emphysemformen bei den Männern des statistisch erfaßten Obduktionsgutes*

	Kein Emphysem	Diffuse atrophische Emphyseme	Überformte atrophische Emphyseme	Sekundäre Emphyseme außer Minimal-befunden
Anzahl der Fälle	37	27	23	39
Ausschließlich akute, meist eitrige Bronchitis und Bronchiolitis	14	13	6	7
Chronische Veränderungen an den großen Bronchien (oft kombiniert mit Bronchiolitis)				
Chron. katarrh. und katarrh.-eitrige Bronchitis, Stauungsbronchitis . .	7	7	16	18
Einfache Ektasie	2	3	3	3
Sackf. Bronchiektasen	—	1	—	4
Chronische Veränderungen an den Bronchiolen (häufig kombiniert mit akuter eitriger Bronchiolitis)				
Ausgedehnte intramurale oder obliterierende Bronchiolitis und Peribronchiolitis.	—	—	1	10
Herdförmig begrenzte, auch tuberkulöse obliterierende und vernarbte Bronchiolitis und Peribronchiolitis, umschriebene Bronchiolektasen . .	—	1	1	13

Bronchiolitiden die mehr herdförmigen Prozesse wegen ihrer geringeren allgemeinen Bedeutung gesondert erfaßt werden mußten.

Die akuten Bronchitiden und Bronchiolitiden, darunter auch die Fälle von Grippetracheobronchitis, machen gut die Hälfte aller Befunde aus. Für die Entstehung des Emphysems sind sie ohne Bedeutung. Verhältnismäßig oft dagegen sind sie bei älteren Kranken Folge eines Emphysems im Sinne der Komplikationsbronchitis, und zwar vor allem in ihrer eitrigen Form in Verbindung mit einer terminalen Herdpneumonie (s. auch S. 155).

Bei den *chronischen Bronchitisformen* ist eine Differenzierung in die Veränderungen an den größeren Bronchien und an den Bronchiolen von praktischer Bedeutung, da Prozesse an den Bronchiolen als den engsten Stellen der unteren Luftwege meist zu Belüftungsstörungen in den terminalen Lungenabschnitten und damit oft zur Entwicklung sekundärer Emphyseme führen. Sie müssen daher noch weiter in ausgedehntere und herdförmig begrenzte Prozesse unterteilt werden. Das Bronchiolargebiet beginnt mit den Bronchioli lobulares (GIESE 1960).

Zur chronischen Bronchitis wurden die katarrhalische, katarrhalisch-eitrige oder auch atrophische Bronchitis sowie die chronische Stauungsbronchitis gerechnet, die in allen Gruppen ziemlich genau ein Drittel der Befunde ausmacht. Die Diagnose chronische Bronchitis ist immer auf den Nachweis einer (wenn auch oft spärlichen) rundzelligen Schleimhautinfiltration gestützt. Sie wurde bei einem Viertel der Männer und bei einem Sechstel der Frauen gefunden. Es besteht eine klare Häufung bei den Emphysemen, und zwar sowohl den primären als auch den sekundären. Auch bei diesen chronischen Bronchitiden handelt es sich meist um eine Komplikationsbronchitis, die offenbar eine Bedeutung für die sekundäre Überformung des diffusen atrophischen Emphysems gewinnen kann, bei dem sie nach Ausschluß der Fälle von Stauungsbronchitis fünfmal so häufig beobachtet wurde wie bei nicht überformten diffusen Emphysemen.

Im klinischen Sinne kann höchstens die Hälfte dieser Kranken mit chronischer Bronchitis als „Bronchitiker" angesehen werden. Die Bedeutung der chronischen Bronchitis der großen Bronchien für die Entwicklung schwerer sekundärer Emphyseme ist gering, sofern nicht gleichzeitig Veränderungen im Bronchiolarbereich bestehen.

Die *schleimige, schleimig-eitrige und asthmoide Form* der fast immer in den Bronchiolarbereich fortgesetzten und gewöhnlich nur an den kleineren knorpeltragenden Bronchien nachweisbaren Bronchitis wurde verhältnismäßig selten beobachtet. Sie war stets — mit Ausnahme eines Falles von erstmaligem tödlichem Status asthmaticus bei einer 26jährigen Frau — mit einem sekundären, in zwei Fällen mit einem sekundär überformten Emphysem verbunden. Drei der acht Beobachtungen bei den Männern betreffen Bergleute, eine einen Steinbrucharbeiter; fünfmal lag ein Cor pulmonale als Todesursache vor. Sofern überhaupt bekannt, wurde klinisch von jahrelangem Asthma oder Atemnot, oft von reichlich zähem Auswurf berichtet. Offensichtlich repräsentiert diese Gruppe die klinische Bronchitis und das klinische Emphysem in besonderem Maße. Das Emphysem ist meist Folge dieser Bronchitis.

Zylindrische Ektasien der Bronchien wurden, gemessen an den Angaben von HUSTEN (1956), nur recht selten diagnostiziert (Tabelle 7). Fälle mit atrophischer Schleimhaut, wobei die Bronchien gewöhnlich weit erscheinen, waren ausgeschlossen worden. Die meist *sackförmigen Bronchiektasen* mit Krankheitswert (Männer 4%, Frauen 1%) entsprechen ihrer Häufigkeit nach den Angaben anderer Autoren (s. KARTAGENER 1956). Sie gingen häufig mit einem sekundären Emphysem einher, das sich gelegentlich nur herdförmig aus einer begleitenden obliterierenden Bronchiolitis im Bronchiektasenbereich entwickelt hatte (GIESE 1954).

Ausgedehntere *chronische intramurale, obliterative oder vernarbende Bronchiolitiden und Peribronchiolitiden* wurden bei einem Zehntel der Männer, aber nur bei einer Frau (hier in Verbindung mit einer progressiven interstitiellen Fibrose) gefunden. In diesen Fällen lag stets ein meist schweres sekundäres bronchostenotisches Emphysem vor, das gewöhnlich zur Entwicklung eines Cor pulmonale geführt hatte. Die Fälle decken sich zum überwiegenden Teil mit denen einer chronischen schleimigen und asthmoiden Bronchitis. Von den übrigen vier Beobachtungen betreffen wiederum drei Bergleute mit stärkerer Anthrakose bzw. Anthrako-Fibrose, aber nur in einem Falle mit vereinzelten typischen anthrako-silikotischen Herden.

In den restlichen Fällen lagen nur weniger ausgedehnte, z. T. ausgesprochen herdförmig im Bereich vornehmlich tuberkulöser oder silikotischer Veränderungen entwickelte Prozesse an den Bronchiolen und dementsprechend auch nur ein regionales bronchostenotisches Emphysem vor.

Nicht immer war die Ätiologie der Bronchiolitis bzw. der bronchiolären Vernarbung zu klären. Es bestand in diesen Fällen auch keineswegs regelmäßig ein Zusammenhang mit entzündlichen Prozessen an den größeren Bronchien. Viele Beobachtungen aus dieser Gruppe stellten einen ausgesprochenen Nebenbefund ohne eigentlichen Krankheitswert dar.

Insgesamt ergeben sich aus den vorliegenden Befunden ziemlich klare Aussagemöglichkeiten zur Bedeutung der Bronchitis und zu ihren Beziehungen zum Emphysem.

Die akuten eitrigen Bronchitiden und Bronchiolitiden kommen bei Emphysem als *Komplikationsbronchitis* zur Entwicklung. Auch die chronische katarrhalische und katarrhalisch-eitrige Bronchitis ist im wesentlichen als Komplikationsbronchitis anzusehen; sie kann Bedeutung für die sekundäre Überformung primärer atrophischer Emphyseme haben. Zu den *Emphysem verursachenden Bronchitisformen* gehören einmal die meist bis in den Bronchiolarbereich fortgesetzten schleimigen und spastischen Bronchitiden, die Beziehungen zum Asthma haben, zum anderen aber die genetisch nicht immer abzuklärenden chronischen Bronchiolitiden, auch in ihrer Narbenform. Luftwegsstenosen durch Bronchialobstruktion, durch narbige Einengung der Lichtung besonders der feineren Bronchialäste oder auch durch Bronchialkollaps infolge einer Wandschwäche sind die Mechanismen, die zur Entwicklung des sekundären, meist blasigen bronchostenotischen Emphysems beitragen.

Gemessen an der Gesamtzahl der anatomisch diagnostizierten Emphyseme machen die schweren, mit einer asthmoiden Bronchitis oder ausgedehnten Bronchiolitis einhergehenden bronchostenotischen Emphyseme nur einen Bruchteil aus. Als zum Tode führende Hauptkrankheit erscheinen sie bei 5% der Männer und bei 1% der Frauen. Sie entsprechen ihrer Häufigkeit und Geschlechtsverteilung nach also ungefähr dem „klinischen Emphysem".

Die Häufung der schleimigen Bronchitiden bei den Bergleuten bedarf einer gesonderten Besprechung.

6. Staubbelastung, Bronchitis und Emphysem. Die Frage nach den Beziehungen zwischen chronischer Staubbelastung, Bronchitis und Emphysem ist stark umstritten, nicht zuletzt wegen ihrer großen versicherungsrechtlichen Bedeutung (neuere Darstellungen bei DI BIASI 1950; WORTH u. SCHILLER 1954; GRONEMEYER 1956; HUSTEN 1957; GOUGH 1958; WORTH 1958, 1961; ROSSIER, BÜHLMANN u. WIESINGER 1958; BOEMKE 1959; BAADER 1960; GIESE 1960, 1962; NAGER, ZENGER u. RÜTTNER 1960; CARSTENS 1960; ULMER 1961; HARTUNG 1961; s. auch die Verhandlungen auf dem III. Internationalen Staublungenkongreß in Münster 1957: Beiträge DI BIASI, DÜNNER, GIESE, GILSON, MEY, SCHILLER u. a.).

Unter den Berufskrankheiten liegt die Silikose mit jährlich etwa 3000—4000 Rentenzugängen mit Abstand an erster Stelle (FRITZE 1961). Nach der jetzt in der Bundesrepublik gültigen 6. Verordnung über die Berufskrankheiten ist die Anerkennung einer pulmonalen oder kardialen Funktionsbeeinträchtigung als Berufskrankheit an den Nachweis einer ursächlichen Verbindung mit *silikotischen* Gewebsveränderungen gebunden. Die Erkrankungen mit Bronchitis und Emphysem ohne nachweisbare oder mit nur sehr geringfügigen Steinstaubveränderungen, oft aber erheblicher Anthrakose bzw. Anthrako-Fibrose können meist nicht anerkannt werden. Sie stellen aber das Hauptinvalidisierungsleiden der Bergleute dar (CARSTENS 1957). Die Problematik wird noch dadurch verschärft, daß sich das Erscheinungsbild der Silikose in den letzten Dekaden zugunsten der verteilten kleinherdigen Prozesse gewandelt hat (CANCELLA, BAADER, DECHOUX, FROUCHTMAN, LÖFFLER, WORTH u. ZORN 1957).

Die Beziehungen der silikotischen bzw. anthrako-silikotischen Herde zu dem unmittelbar durch Narbenzug oder Bronchostenose hervorgerufenen Emphysem können als ausreichend bekannt gelten. Sie lassen sich auch im Einzelfall zumindest anatomisch mit Hilfe der histomechanischen Untersuchung und morphologisch mit der Großschnitttechnik an der expandiert-fixierten Lunge abklären (Abb. 27). Problematisch bleiben jedoch auch anatomisch die Fälle mit ausgedehnter Kohlenverstaubung ohne eindeutige silikotische Gewebsveränderungen, die Abgrenzung gegenüber dem konstitutionellen Altersemphysem und die Bedeutung der Staubbronchitis.

α) Die schon in dem statistisch erfaßten Obduktionsgut angedeutete *Häufung der chronischen schleimigen* (klinisch asthmoiden) *Bronchitis* wurde an einem intensiv bearbeiteten Untersuchungsgut von 35 gutachtlichen Bergmannsobduktionen nachgeprüft. Es ergab sich dabei ein Anteil von 20% gegenüber 4% bei den Männern und knapp 1% bei den Frauen des übrigen Obduktionsgutes.

Charakteristisch ist eine starke Schleimdrüsenentwicklung in den größeren Bronchien, oft mit cystischer Umwandlung der Drüsenläppchen und Erweiterung und Schleimstauung in den Ausführungsgängen (Abb. 28). Im Bronchiolarbereich fällt insbesondere eine schleimige Umwandlung des Cylinderepithels auf (Abb. 29). Eine deutliche Hypertrophie der Bronchialmuskulatur als morphologisches Äquivalent der spastischen Funktionskomponente ist nur gelegentlich zu finden. Häufiger sieht man eine Verdickung der Basalmembranen des Epithels, auch herdförmige Elasticahypertrophien in der Schleimhaut. Chronisch-entzündliche Schleimhautinfiltrationen werden in der Mehrzahl der Fälle vermißt; die Beimischung eosinophiler Leukocyten kann als Ausnahme gelten. In keinem der Fälle bestanden schwergradige silikotische Veränderungen.

Dieses Beobachtungsgut ist noch viel zu klein für sichere Schlußfolgerungen. Seiner Tendenz nach weist es in Bestätigung der insbesondere von PARRISIUS (1955), CARSTENS (1955, 1960), PEMBERTON (1956) u. a. mit Nachdruck vertretenen, von ZORN (1956), WORTH (1958) u. a. skeptischer beurteilten Auffassung darauf hin, daß es bei den Staubberufen zu einem vermehrten Auftreten einer schleimigen Bronchitis spastischer Prägung kommt, die oft auch zu einem klinisch

schweren Emphysem führt. Die starke Schleimsekretion könnte möglicherweise im Sinne der wohl zuerst von WIESINGER (1953) vertretenen
und insbesondere von SCHILLER (1958) im Tierexperiment anatomisch
untersuchten Hypothese einen silikosevermindernden Einfluß durch

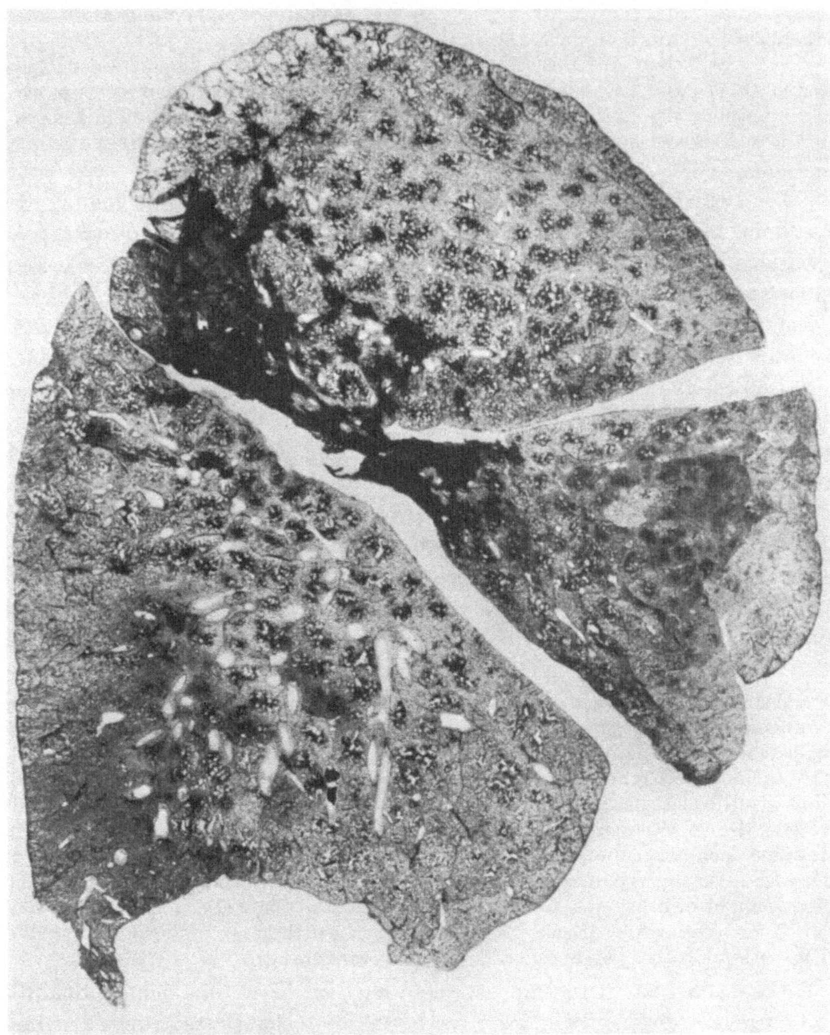

Abb. 27. Rechte Lunge eines 52jährigen Bergmannes, gestorben an einem hilusnahe im linken Unterlappen entwickelten Bronchialcarcinom mit ausgedehnter Metastasierung. Großknotige Anthrako-
Silikose mit Konfluenzschwiele in der Basis des Oberlappens und hilusnahe im Mittellappen. Auflösung in Einzelknötchen am Schwielenrand. Ausgedehntes teils perinoduläres, teils zentrolobuläres
und zentroacinäres fokales Emphysem in allen Lungenlappen. Chronische schleimig-eitrige Bronchitis.
Frische Herdpneumonie im Mittel- und Unterlappen. Cor pulmonale. Fixation bei Expansion
entsprechend der vollen Vitalkapazität

verstärkten Staubabtransport haben, der dann mit einem Emphysem erkauft werden müßte.

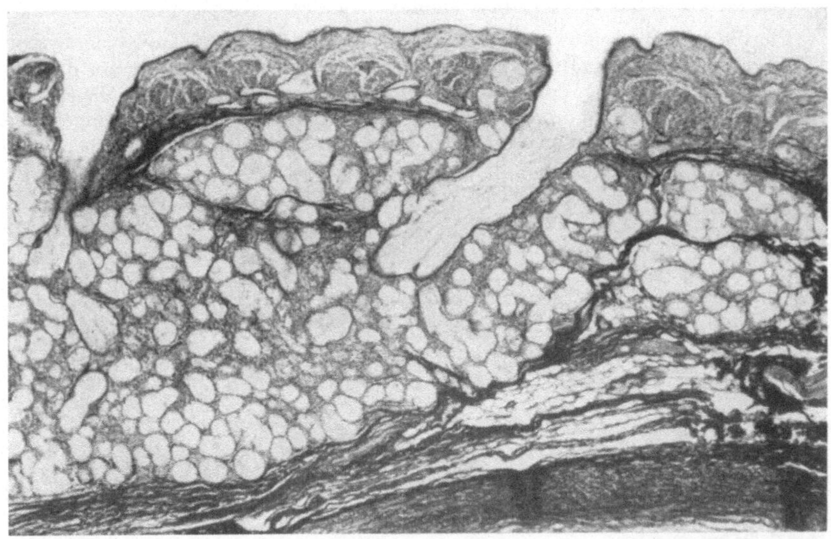

Abb. 28. Starke Schleimdrüsenentwicklung in der Wand eines großen Bronchus, Dilatation und Ausfüllung eines Ausführungsganges mit zähem Schleim, keine nennenswerte entzündliche Infiltration der Bronchialschleimhaut. Aus der hochgradig blasig-emphysematischen Lunge eines Kohlenbergmannes ohne Silikose. 45:1

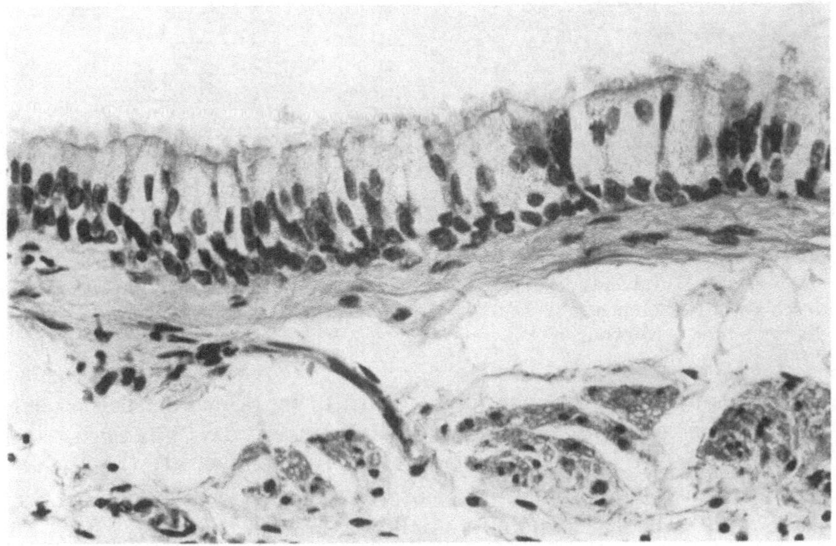

Abb. 29. Schleimige Umwandlung des Cylinderepithels eines Bronchiolus in der Lunge eines Kohlenbergmannes ohne Silikose. 394:1

β) Besondere Beachtung verdienen weiterhin *die ausgedehnten fokalen Emphyseme*, die im wesentlichen schon als Sondergruppe des Narbenemphysems (S. 20) besprochen wurden.

Für diese Emphysemform wird eine bronchitische bzw. bronchiolitische Genese diskutiert. NAGER, ZENGER u. RÜTTNER (1960; RÜTTNER 1962) haben die Bezeichnung Bronchiolitis deformans pneumoconiotica dafür vorgeschlagen. In ihrem Untersuchungsgut finden sich aber gegenüber den Kohlenbergbaugebieten ungewöhnlich viele Fälle von akuten Silikosen und Siliko-Tuberkulosen, bei denen

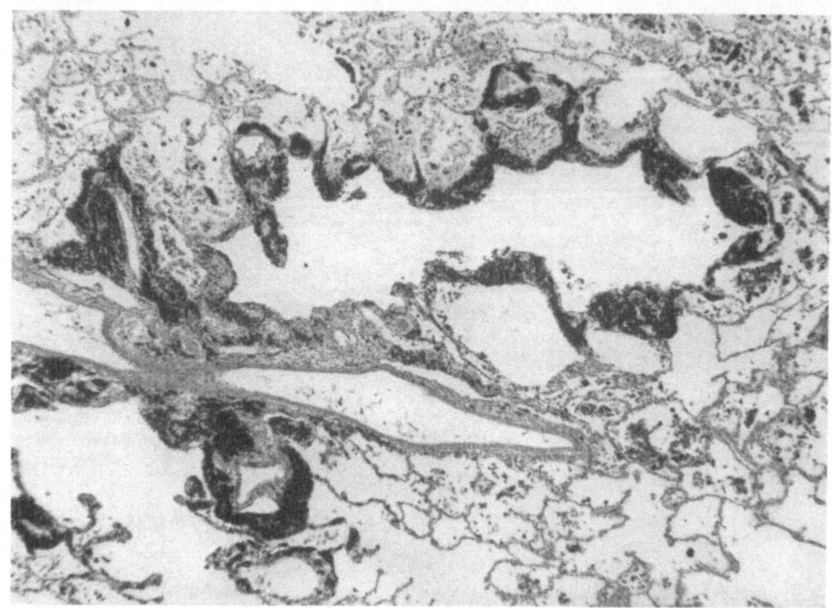

Abb. 30. Diffuse Staubablagerung und herdförmige geringe Anthrako-Fibrose in der Wand eines ektatischen Bronchiolus. Atrophie der Wandstrukturen, keine entzündliche Infiltration. Aus der Lunge eines Kohlenbergmannes ohne Silikose. 33:1

das Vorkommen von Bronchiolitiden die Regel ist. Im eigenen Beobachtungsgut pflegen wie auch im Waliser Kohlenbergbau (HEPPLESTON u. LEOPOLD 1962) entzündliche Wandveränderungen zu fehlen. Es handelt sich anscheinend um eine durch die Staubeinlagerung bedingte Atrophie der funktionellen Wandelemente, die mit einer herdförmigen Anthrako-Fibrose verbunden sein kann (Abb. 30).

Die klinisch-gutachtliche Beurteilung ist schwierig. Im eigenen Beobachtungsgut sind mehrere Fälle, bei denen klinisch bei röntgenologisch nur geringfügigen Staubveränderungen das Vorliegen eines konstitutionellen senilen bzw. präsenilen Emphysems als Ursache der schweren obstruktiven Ventilationsstörungen angenommen worden war. Diese Fälle wurden von uns gutachtlich positiv beurteilt, sofern der Nachweis typischer silikotischer Herdbildungen, wenn auch neben den anthrakotischen und anthrako-fibrotischen Läsionen nur in geringer

Ausdehnung geführt werden konnte. In vielen Fällen findet sich aber nur eine geringe oder mäßig starke Fibrosierung in den Staubherden ohne typische hyaline silikotische Herdzentren, für die zunächst der unverbindliche Terminus Anthrako-Fibrose verwandt wurde. DI BIASI (1963) hat aber erneut darauf hingewiesen, daß die Fibrose auch in diesen Fällen Folge einer sehr geringen Quarzkomponente im Mischstaub sei und daß auch diese Läsionen als silikotisch gewertet werden sollten.

γ) Auffällig sind auch *die frühen Staubveränderungen* in Form verstreuter centroacinärer Staubemphysemherde in den Lungen jüngerer, aus anderweitiger Ursache verstorbener Bergleute. Erst die systematische Anwendung der Großschnittechnik hat ihr Ausmaß deutlich gemacht (HARTUNG 1961). Auch diese bei gewöhnlicher morphologischer Untersuchung sehr diskreten Veränderungen sind funktionell nicht belanglos, weil jeweils der gesamte zugehörige Acinus in seiner Funktion gestört ist. Es wäre zu diskutieren, ob die von CARSTENS u. Mitarb. (CARSTENS 1960) sowie von WORTH u. Mitarb. (WORTH 1961) an großen Untersuchungsreihen aufgezeigten vorzeitigen Lungenfunktionseinbußen bei Bergleuten auf derartigen, im wesentlichen offenbar staubbedingten Strukturschäden beruhen.

δ) Bezüglich *anderer Staubarten* sei auf die o. a. Literatur verwiesen.

Insgesamt ist mit der Frage nach den Beziehungen zwischen Staubbelastung, chronischer Bronchitis und Emphysem eine Fülle interessanter und praktisch wichtiger Probleme aufgeworfen. Die klinischen Befunde fordern eine breit angelegte anatomische Nachprüfung. Die Tendenz der bisherigen und auch der hier vorgelegten eigenen Untersuchungen scheint in die Richtung der Anerkennung eines Zusammenhanges zwischen chronischer Staubbelastung und Emphysem zu weisen, insbesondere auch bei den Kohlenbergleuten mit nur minimalen silikotischen Gewebsveränderungen.

d) Gerüstfibrose und Emphysem

Auch bei den Gerüstfibrosen ist das zum Emphysem führende pathogenetische Prinzip die an umschriebener Stelle wirksame Überdehnung. Sie ergibt sich aus der Einlagerung wenig dehnbarer, schrumpfender Herde in das Lungengewebe. Die Überdehnung folgt nicht nur aus einer unmittelbaren Zugwirkung während des mit Schrumpfung einhergehenden Vernarbungsprozesses, sondern sie wird auch während der Atembewegungen fortdauernd wirksam. Es besteht in der von den Narbenherden wie von Webfehlern durchsetzten Lungentextur eine statische Inhomogenität mit von Abschnitt zu Abschnitt wechselnden Dehnungsgrößen. Die praktisch kaum dehnbaren Narbenbezirke nehmen an der inspiratorischen Dehnung nicht teil, die benachbarten Strukturen werden entsprechend ständig vermehrt beansprucht und geraten dadurch in den Bereich verstärkter elastischer Unvollkommenheit, u. U. werden sie bis zum Riß gedehnt.

Die Gerüstfibrosen haben eine sehr unterschiedliche Ätiologie und treten in verschiedener Anordnung auf (Übersicht bei ZUPPINGER 1956; UEHLINGER u. SCHOCH 1957; GROSS 1960; GIESE 1960). Es ergeben sich daher auch verschiedene Typen des von ihnen abhängigen Narbenemphysems, nicht selten auch Überschneidungen mit emphysematischen Veränderungen, die besonders bei peribronchiolärer Fibrose eher dem bronchiolostenotischen Formenkreis, in der Umgebung großer Schwielen mehr dem Überdehnungsemphysem zuzuordnen wären. Manche Formen müssen gegen Bronchiektasen abgegrenzt werden. Das Hauptbeispiel dafür sind die Wabenlungen, die oft am Ende ausgedehnterer fibrosierender Gerüstprozesse stehen. Sie wurden daher unter den problematischen Emphysemformen kurz besprochen (S. 28).

Die funktionellen Auswirkungen aller dieser Narbenemphyseme sind stets schwerwiegend, weil sie nicht nur zu erheblichen Ventilationsstörungen, sondern auch zu Störungen der Perfusion und der Diffusion führen (vgl. die entsprechenden Abschnitte).

1. Bei den vorwiegend *intralobulären Fibrosen,* die sich in den Alveolarsepten, aber auch im peribroncho-vasalen Bindegewebe abspielen und zu einer interstitiellen Lungenschrumpfung führen, kommt es zur Ausbildung eines kleinblasigen Narbenemphysems. Die oft sehr unregelmäßig geformten restlichen Lufträume entsprechen Teilen von Lobuli oder Acini, die ihre feinere Innengliederung vollständig verloren haben (Abb. 31). Auch in solchen Fällen kommen größere bronchiolostenotische Blasenbildungen vor, deren Häufigkeit letztlich darüber entscheidet, ob insgesamt eine Volumverminderung des erkrankten Lungenabschnittes eintritt. In anderen Fällen ist die interstitielle Fibrose gleichmäßiger ausgebildet, doch sind auch derart emphysematisch umgebaute Lobuli in ihrer Funktion auf das schwerste gestört.

2. Die *interlobulären Fibrosen,* die vor allem nach interstitieller Pneumonie oder von entzündlichen Pleuraprozessen aus zu einer Verdickung der größeren Septen führen, so daß sich auf der Schnittfläche ein schachbrettartiges Muster ergibt, haben gewöhnlich keine ausgesprochene Emphysembildung zur Folge. Am ehesten kommen noch streifenförmige paraseptale Dehnungsemphyseme längs der verdickten Septen vor, oder ein Emphysem in den Randpartien, das ebenfalls als Folge des angreifenden inspiratorischen Dehnungszuges gegenüber dem durch die Fibrose weitgehend immobilisierten Lungenabschnitt entsteht. Ähnliches gilt für die diffusen Gerüstsklerosen z. B. in chronischen Stauungslungen.

3. Die klarsten Beziehungen zwischen Fibrose und Emphysem ergeben sich bei den *herdförmigen Fibrosen aus granulomatösen Lungen-*

erkrankungen. Die systematisiert im Bereich der Bronchioli terminales und respiratorii zentral in den Lobuli und Acini sich entwickelnden

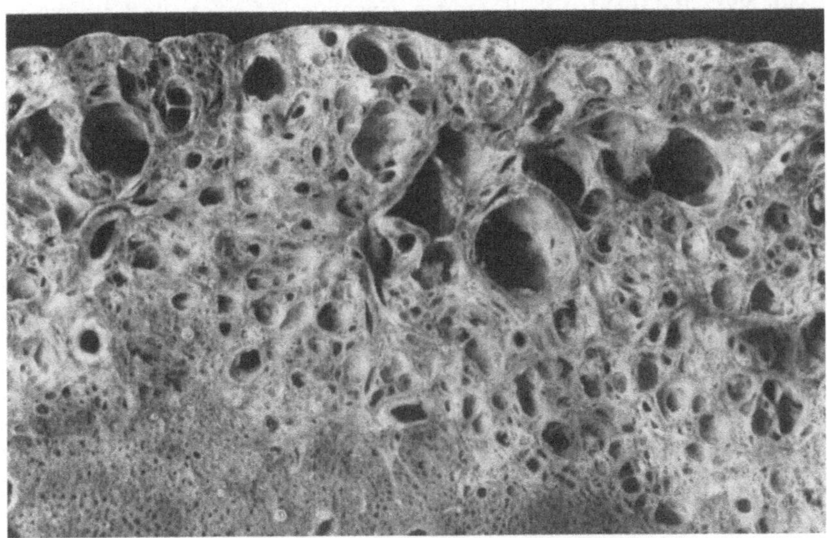

Abb. 31. Kleinblasiges Narbenemphysem bei besonders im Lungenmantel entwickelter, ätiologisch ungeklärter Lungenfibrose. Schnittflächenphotographie, 2,6:1

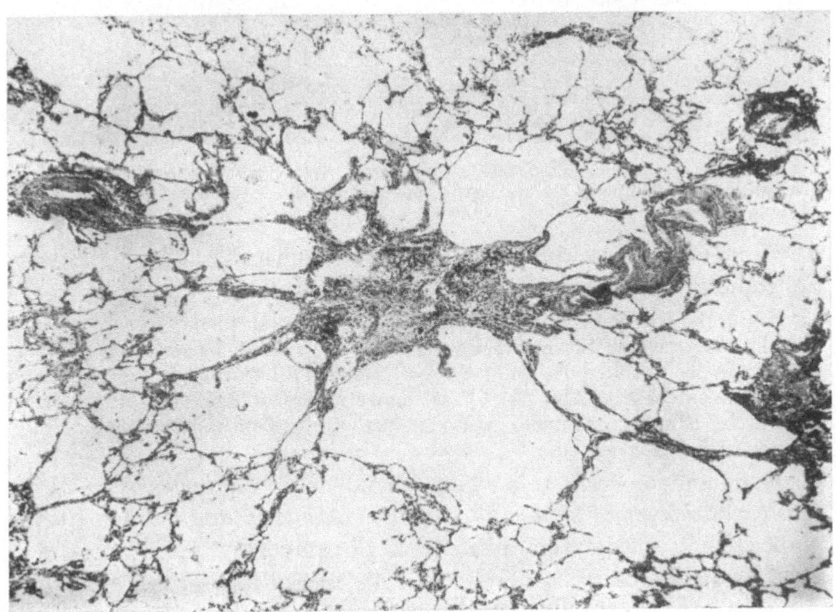

Abb. 32. Perinoduläres Traktionsemphysem um einen vernarbten tuberkulösen Streuherd. Operationspräparat, 35:1

Hartung, Lungenemphysem

Herde der Anthrako-Silikose oder vernarbende tuberkulöse Streuherde
raffen die umliegenden Faserstrukturen strahlenförmig auf sich zu
(Abb. 32). Bei dichter Stellung der Einzelherde fließen die Emphysem-
mäntel zusammen, so daß größere Emphysemfelder mit zahlreichen eingestreuten Herden entstehen. Auch solche Lungenabschnitte sind praktisch funktionstot. Zwischen gröberen, unregelmäßig geformten Herden
bei konfluierender Anthrako-Silikose, lobulären chronisch-pneumonischen oder tuberkulösen Prozessen sieht man oft groteske Verzerrungen

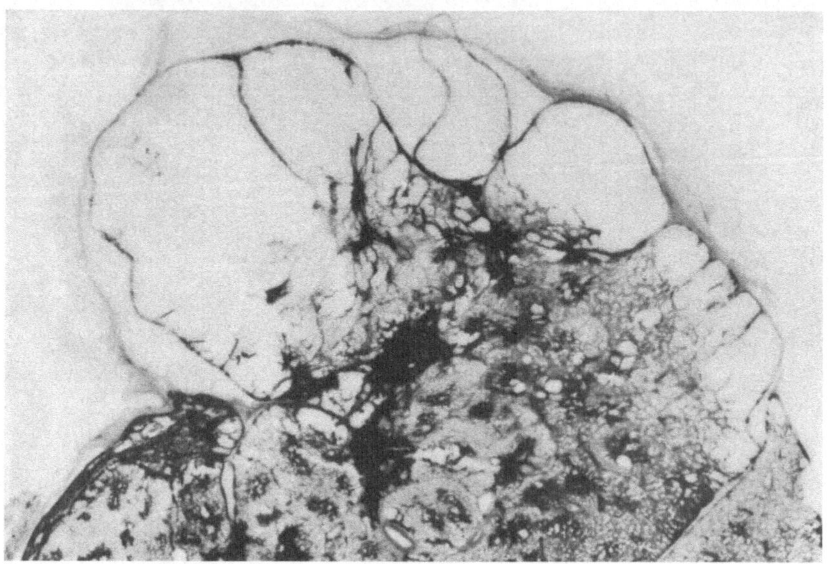

Abb. 33. Vorwiegend bronchiolostenotisches großblasiges Spitzenemphysem bei Anthrako-Silikose
(sog. perinodöses Emphysem der Kliniker). Ausschnittsaufnahme von einem Großschnitt, 1,5:1

des Lungengewebes, durch die die ursprüngliche lobuläre Gliederung
vollständig aufgehoben wird (Abb. 27, S. 92).

Um grobe Schwielen entwickelt sich ähnlich wie um kleine Knötchen ein oft
sehr breiter, vielfach blasiger Emphysemmantel, z. B. bei dem sog. *perinodösen
Emphysem* der Kliniker, das sich bei der schwieligen Silikose besonders zur Lungenspitze hin entwickelt (Abb. 33). Fast immer spielen dabei zusätzliche bronchostenotische Effekte mit hinein, wenn kleinere Bronchien und Bronchiolen in die
Schwielen einbezogen sind.

Ganz andere Verhältnisse liegen bei dem *fokalen centrolobulären bzw.
centroacinären Staubemphysem* vor. Seine Einordnung bei den Narbenemphysemen wurde schon oben (S. 21) begründet.

Nach den eigenen Beobachtungen handelt es sich überwiegend um eine einfache
Atrophie, z. T. mit herdförmiger Anthrako-Fibrose an den Orten der primären
Kohlenstaubablagerung, nicht um entzündliche Prozesse (Abgrenzung gegen die
Bronchiolitis pneumoconiotica deformans s. S. 94). Die Wandschwäche führt zu

einer isolierten wurstförmigen oder blasigen Erweiterung der zentralen Abschnitte des Arbor alveolaris, die auf der Schnittfläche als schwarzwandiges Bläschen erkennbar wird. In fortgeschrittenen Stadien kann sich die Ausweitung retrograd auf die Bronchioli terminales fortsetzen (Abb. 34). Das distale Alveolargebiet wird erst sekundär in den Abbau einbezogen, bis schließlich ganze Lobuli in große schwarzwandige Hohlräume umgewandelt sind.

In *Staublungen mit diffuser interstitieller Fibrose*, wie z. B. bei den Hartmetallungen (HUSTEN 1959), kommt es unter der Zugwirkung des

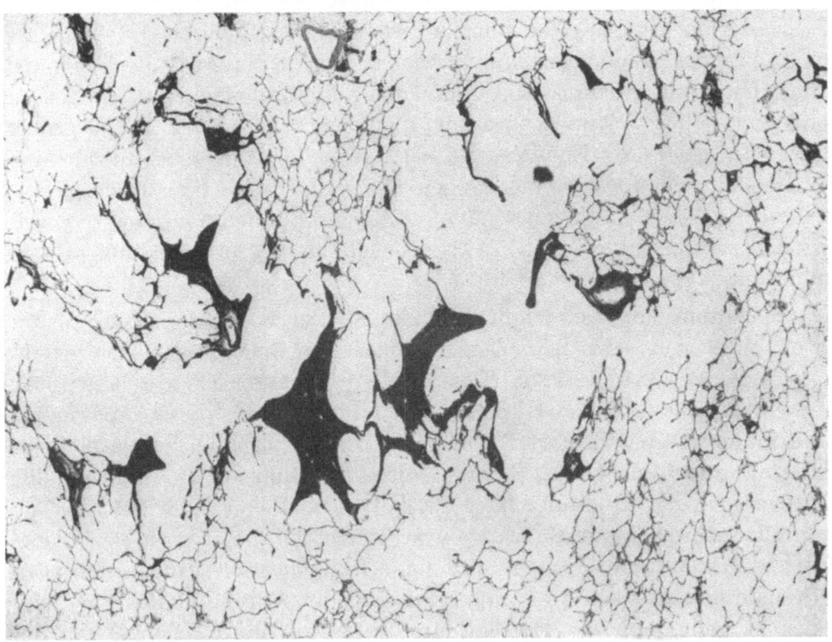

Abb. 34. Zentrolobuläres (fokales) Emphysem in der Lunge eines Kohlenbergmannes mit anthrakofibrotischen Herden im Lobuluszentrum, Dilatation der terminalen und respiratorischen Bronchiolen zweier benachbarter Acini, aber noch recht gut erhaltener Alveolarstruktur in der Acinusperipherie; Silikose höchstens leichten Grades. 13:1

schrumpfenden interstitiellen Gewebes zu einem unregelmäßigen blasigen Narbenemphysem, das dem Typus einer Wabenlunge ähnlich ist.

e) Nervale Faktoren

Das autonome Nervensystem ist in der Lunge reich entwickelt (TAKINO 1933; SUNDER-PLASSMANN 1938; DIJKSTRA 1939; BRONKHORST u. DIJKSTRA 1940; FRÖHLICH 1949; MAGNENAT 1951; Übersicht bei BARGMANN 1956; KEHLER 1953, v. HAYEK 1953; SCHOEDEL 1961). Afferente Bahnen für Schmerzleitung, Berührungsempfindung und Volum- bzw. Dehnungsrezeption verlaufen über den N. vagus, der ebenfalls effektorische motorische Fasern zur Lungenmuskulatur führt. Die Verläufe der vasomotorischen Bahnen sind noch wenig geklärt. Örtliche Kreislaufstörungen und Ödem entstehen sowohl nach Eingriffen am N. vagus, als auch an den vorderen und hinteren Wurzeln des unteren Hals- und oberen Brustmarkes.

Die experimentellen Befunde zur Frage einer nerval-segmentalen Innervation (REINHARDT 1934, 1935, 1941; KALBFLEISCH 1942; KALBFLEISCH u. HERKLOTZ 1946; LESCHKE 1952, 1953, 1956; HEUCK 1959 u. a.) sind höchst widerspruchsvoll. Hierzu tragen zweifellos die besonderen Untersuchungsbedingungen bei (doppelter Kreislauf, Abhängigkeit des Blutgehaltes vom großen Kreislauf, Ausspannung der Lunge im Thorax, intrapulmonale Druckänderungen bei Zunahme des Strömungswiderstandes in den Luftwegen, z. B. infolge Schleimhautschwellung oder Bronchokonstriktion), so daß die Beurteilung der experimentellen Bedingungen in den einschlägigen Arbeiten einen großen Teil der Diskussion ausmacht.

Immerhin unterliegt es keinem Zweifel, daß die bis in die Alveolargänge hineinreichende Lungenmuskulatur aktiv in den Atemmechanismus eingreifen kann, indem sie die Grundspannung in den elastischen Netzen nach Art einer Spannmuskulatur reguliert (v. GEHLEN 1941; GIESE 1961; FRÜHLING u. FLORANGE 1962). Eine rhythmische Mitwirkung bei den einzelnen Atembewegungen (LUISADA 1934) ist allerdings unwahrscheinlich, weil die glatte Muskulatur gewöhnlich nur träge reagiert, wie TRENDELENBURG (1912, 1913) speziell für die Bronchialmuskulatur nachweisen konnte.

1. Die tonische Weitstellung der Lunge. Der Tonus der Atemmuskulatur paßt sich sehr schnell an wechselnde Belastungen des Atemapparates an (BAYER 1925; HESS 1931; FLEISCH 1934; BUCHER 1952; CAMPBELL 1958 u. a.). Bei der Stenoseatmung wurden diese Anpassungsreaktionen untersucht (vgl. S. 79). Sie treten aber auch bei vermehrter Atmung unter Arbeit auf. Bereits BOHR (1907) hat auf die funktionellen Änderungen der Atemmittellage hingewiesen, die nach SCHOEN (1936) vor allem durch Tonusänderungen im Zwerchfell hervorgerufen werden. VERZÁR (1933) konnte zeigen, daß eine „Lungenerweiterung" auch nach Adrenalingaben zustande kommt und daß der Adrenalineffekt in tiefer Narkose gehemmt ist. Er schließt daraus auf eine Erschlaffung der Lungenmuskulatur, die als dritte Form der Atmungsregulation bei erhöhtem O_2-Bedarf wesentliche Bedeutung habe. HOFF (1952) spricht von ergotroper Lungenexpansion.

Dieser Zustand der Lungenerweiterung, besser Weitstellung, den BOHR (1907) als akutes oder „normales" Emphysem bezeichnet hat, kann nach starker ventilatorischer Beanspruchung noch über eine längere Zeit anhalten, wie z. B. nach diphtherischer Larynxstenose (LIEBERMEISTER 1908).

WACHOLDER (1928) beobachtete eine der erhöhten Mittellage entsprechende Verminderung der Vitalkapazität nach kurzer, aber intensiver körperlicher Anstrengung, die bei einem Teil seiner gesunden Versuchspersonen noch bis zu einer Viertelstunde nachweisbar war, obwohl keine Dyspnoe mehr bestand. Damit ergeben sich Beziehungen zu den Erscheinungen elastischer Unvollkommenheit (Hysterese), die am Leichenorgan nachweisbar sind (GIESE 1956, HARTUNG 1960). Die

Frage, ob es sich um hysteretische Dehnungsreste, die an der lebenden Lunge wieder ausgeglichen werden, oder um eine anhaltende Tonusänderung handelt, ist von der Klinik noch nicht näher untersucht worden.

Die Messungen an Leichenlungen können über die feinere Tonusregulierung nichts aussagen. Sie zeigen aber durch ihre den globalen klinischen Meßwerten sehr ähnlichen Ergebnisse, daß die strukturgebundene passiv-elastische Retraktion offenbar den wesentlichen Anteil an der gesamten vitalen Retraktionsfähigkeit ausmacht, so daß für die tonischen Einflüsse der Lungenmuskulatur nur eine geringe Spielbreite zu bestehen scheint. Dafür sprechen auch Untersuchungen am Tier, die vor und nach Vagotomie eine praktisch gleiche elastische Dehnbarkeit ergeben haben (Kautsky 1957).

Giordano u. Dal Borgo (1960) schätzen auf Grund ihrer Messungen an Leichenlungen den Anteil der muskulären Retraktion auf 5% der Gesamtretraktionsfähigkeit, weil sie Dehnungsrückstände in dieser Höhe fanden. Diese einfache Deutung scheint jedoch nicht möglich zu sein, weil man die im einzelnen schwer zu analysierende Erscheinung der Akkommodation berücksichtigen muß (s. S. 48).

Gelegentlich hat sich bei den eigenen Messungen besonders an Lungenoberlappen von im Koma verstorbenen Personen bei methodisch einwandfreien Meßbedingungen das interessante Phänomen ergeben, daß der Akkommodationsvorgang nicht auf ein erhöhtes, sondern zu einem erniedrigten Kollapsvolumen führte, das bis zu 20% unter dem Ausgangsvolumen lag. Eine Deutung scheint dahingehend möglich, daß in diesen Fällen die Totenstarre der glatten Lungenmuskulatur in einer erhöhten Ausgangsdehnung eingetreten ist. Da die Lunge im Thorax ausgespannt ist, muß sich die erstarrende Lungenmuskulatur gegen den elastischen Lungenzug kontrahieren, wobei sich lediglich Veränderungen in den Relationen der intrapulmonalen Lufträume (Gänge und Alveolargebiet) ergeben können. Mit Überwindung der Starre im Zuge wiederholter Dehnungscyclen fällt dieser Einfluß fort, es wird ein insgesamt niedrigeres Kollapsvolumen erreicht. Allerdings wurden keine auffallenden Änderungen der Volumendehnbarkeit gefunden. Die versuchte Deutung ist also nicht schlüssig zu beweisen. Der Befund ist jedoch so eindrucksvoll, daß man an einen Zusammenhang mit einer tonischen Weitstellung dieser Lungen bei „großer" Komaatmung denken muß.

2. Neuro-muskuläre Reaktionen. Die Beobachtung von Reinhardt (1934), daß nach mechanischer Reizung der Lungenoberfläche Dellenbildungen und örtliche Zirkulationsänderungen auftreten, hat den Fragen nach der Bedeutung neuro-muskulärer Einflüsse einen neuen Impuls gegeben. Der Befund wurde bei Lungenoperationen am Menschen (Niedner 1950; Heine 1960 u. a.) und in zahlreichen Tierversuchen

(EISENREICH 1953; HEUCK 1959; HEINE 1960) bestätigt. Die insbesondere von STURM (1948) vertretene Lehre von der *Kontraktionsatelektase* ist darauf gegründet.

Es hat sich jedoch gezeigt, daß die Dellen auch an der anaesthesierten Pleura und sogar postvital an der isolierten Lunge hervorgerufen werden können. Nachuntersuchungen über die Verbreitung und Anordnung der Lungenmuskulatur (BARGMANN 1936; ENGEL 1948; v. HAYEK 1948; BEHRENS 1950; KAUFMANN 1952; SALFELDER 1954; WURM 1954) haben weiterhin ergeben, daß es sich bei dem von BALTISBERGER (1921) beschriebenen Fall wahrscheinlich um eine Hypermyose, wenn nicht sogar um eine pathologische Muskelvermehrung gehandelt zu haben scheint. Die Menge der Muskulatur ist in normalen Lungen durchweg geringer, allerdings kommen stärkere individuelle Schwankungen vor (ORSÓS 1907, 1936).

In den neueren zusammenfassenden Darstellungen über Atelektase wird daher überwiegend die mechanisch-obstruktive Genese in den Vordergrund gestellt (WURM 1954; HAEFLIGER u. MARK 1956; LÖFFLER 1956; HEUCK 1959; HEINE 1960).

Bezüglich des Emphysems ist die Diskussion noch völlig offen, jedenfalls soweit es sich nicht um die Einflüsse spastischer Bronchuskontraktionen handelt, die hier nicht zu erörtern sind (s. S. 85). Alle einschlägigen Befunde zeigen nur ein Volumen auctum. Die Entstehung eines chronischen Emphysems als Folge centrogener nervaler Einflüsse ist unbewiesen. Die Fälle, für die eine lokale Nervenalteration als Ursache regional begrenzter Emphyseme z. B. bei silikotischer Hilusverschwielung (HUSTEN 1958; OTTO u. SCHMIDT 1960; OTTO 1962) oder bei entzündlichen Alterationen (GROSSMANN 1948) diskutiert wird, weisen jedenfalls in unserem Beobachtungsgut zugleich auch bronchiale und vasculäre Läsionen auf, deren Einfluß sich nicht ausreichend abgrenzen läßt. Den eigenen Befunden nach ist den bronchialen Faktoren die Hauptbedeutung beizumessen. Ein Emphysem, das ausschließlich mit einer neuralen bzw. neuro-muskulären Störung hätte erklärt werden können, wurde nicht beobachtet.

Zumindest hinsichtlich der Entstehung eines klinisch bedeutsamen Emphysems ergibt sich ein weiterer Einwand, der auch gegen die erwähnten Fälle von Emphysem bei Hilussilikose zu erheben ist. Eine Paralyse der Spannmuskulatur und ähnlich eine trophische Störung der Strukturen müßte zu einer generalisierten Erschlaffung der Lungentextur mit Erweiterung der Lufträume, gewissermaßen zu einer „Megalunge", führen. Die Globalelastizität des Lungenkörpers würde gemindert ähnlich wie bei einem primären Funktionsverlust in den elastischen Fasernetzen. Der entsprechende morphologische Befund müßte mit dem diffusen Emphysem identisch sein. Ein solches Emphysem haben wir in den eigenen Fällen bei Hilussilikose nicht gefunden. Selbst die ausgeprägten diffusen atrophischen Emphyseme machen zudem gewöhnlich keine klinischen Erscheinungen; sie werden erst bedeutsam, wenn eine komplizierende Bronchitis hinzutritt. Insofern ist also LOTTENBACH (1956) in seiner Diskussion zu STURM (1948, 1954) unbedingt recht zu geben, daß das klinische Emphysem in besonderem Maße durch die Bronchialstenose bestimmt sei.

3. Chronisches Volumen auctum und Emphysem, Überlastungsemphysem. Der Übergang eines chronischen Volumen auctum in ein echtes irreversibles diffuses Emphysem ist in den Fällen, bei denen kein Mißverhältnis zwischen Thoraxweite und Lungengröße besteht, nach den anatomischen Befunden noch sehr problematisch. Die Frage des Überlastungsemphysems aus innerer Überdehnung wurde bereits im Zusammenhang mit den Beziehungen zwischen Emphysem und dem reinen, d. h. nicht durch eine asthmoide Bronchitis komplizierten Asthma (S. 86) aufgeworfen. Es handelt sich dabei um wiederholte akute Überblähungen aus Bronchialobstruktion, die zu akuten Schäden im Lungengewebe, auch mit interstitiellem Emphysem, führen können. Weiterhin wäre die Auswirkung einer ständigen physiologischen, wenn auch gegebenenfalls maximalen Belastung zu erörtern (Schwerarbeiteremphysem).

Die klinischen Untersuchungen über die sog. *Sportlunge* haben eine ausgesprochene Altersabhängigkeit der Trainierbarkeit auch der Lunge ergeben (TIEMANN 1936). Während es in der jugendlichen Lunge angeblich noch zu einer dem physiologischen Wachstum ähnlichen Anpassungsreaktion kommen soll (die Befunde bei den postoperativen Restlungen sprechen dagegen, S. 74), wurde im Alter nach Überlastung gelegentlich der Übergang von der akuten Blähung in echtes, offenbar diffuses Emphysem beobachtet. Damit ist aber die ausschlaggebende Bedeutung eines intakten Parenchyms bewiesen. Ähnliches gilt für das vielzitierte Glasbläseremphysem, das von der Klinik in den Bereich der Fabel verwiesen wurde (CHRISTIE 1934; LÖFFLER 1956; LOTTENBACH 1956; SCHNEIDER 1958 u. a.).

Tierexperimentelle Untersuchungen an einem Schwimmtraining unterworfenen Ratten (NÜRMBERGER 1939) haben die Rückbildungsfähigkeit der Veränderungen in der Sportlunge gezeigt. Es handelt sich also nicht um ein chronisches Emphysem. Bei den von TURA (1960) im Schwimmversuch erzeugten und als chronisches Lungenemphysem gedeuteten Lungenveränderungen scheint es sich ebenfalls um ein chronisches Volumen auctum gehandelt zu haben. Die beschriebenen besonderen Emphysemherde mit Elasticazerreißungen und Auflösung der Lungenstruktur im Bereich kleiner Blutungen weisen auf Gewebszerstörungen bei Ertrinkungsvorgängen hin, zumal bei den bis zur Erschöpfung der Tiere getriebenen Belastungen ein größerer Teil der Versuchstiere ertrunken war.

In diesen Fällen würden also, ähnlich wie bei den elektronenoptischen Befunden von SCHULZ (1959), Gewebszerstörungen die Brücke zu echtem chronischem Emphysem darstellen.

4. Zentrale Störungen und Emphysem. Weitgehend ungeklärt sind auch noch die gelegentlich klinisch beobachteten Fälle von posttraumatischem Emphysem und Asthma (HECKSCHER 1945; KUSCHELEWSKIJ 1950; REGLI, WYSS u. STUCKI 1954 u. a.; Übersicht bei LOTTENBACH

1956). Bei den Emphysemen nach Thoraxtrauma können unmittelbare pulmonale Schädigungen nicht ausgeschlossen werden. In den Fällen mit cerebraler Schädigung scheint es sich nach den klinischen Befunden um die Einstellung eines abnormen Atemtypus zu handeln, wobei es ähnlich wie bei den Atemneurosen zu einem Volumen auctum durch abnorme Anspannung der Inspirationsmuskulatur einschließlich des Zwerchfells kommt.

Die Untersuchungen von SCHOENMACKERS (1950, s. auch CLÖSGES 1949) haben gezeigt, daß es sich bei der Lungenblähung bei intrakraniellen Prozessen anatomisch um ein Volumen auctum handelt, das mit Hilfe der Volummessung und der Bestimmung des spezifischen Gewichtes eindeutig gegen das mit Substanzverlust einhergehende chronische Emphysem abgegrenzt werden konnte. Die eigenen Beobachtungen bestätigen diese Befunde, wenn auch bei cerebralen Krankheitsprozessen eine Minderbelüftung der Lungen mit Ödem und Hypostase infolge einer Paralyse der Atemmuskulatur, oft auch infolge einer Verlegung der Luftwege durch Schleim oder Aspiration insgesamt häufiger als ein Volumen auctum vorlag. Das von SCHOENMACKERS (1950) in vielen Fällen gleichzeitig beobachtete interstitielle Emphysem zeigt, daß abnorme Ventilationsbedingungen bestanden haben müssen. Alle diese Veränderungen sind reversibel.

Positive Befunde zu dieser Frage können also anatomisch nicht beigebracht werden. Die im eigenen statistisch erfaßten Obduktionsgut gefundenen funktionell bedeutsamen Emphyseme bei Hirnverletzten bzw. Kranken mit chronischen cerebralen Leiden, darunter einer ganzen Anzahl von Kranken mit postencephalitischem Parkinsonismus, waren eindeutige sekundäre Emphyseme oder überformte diffus-atrophische Altersemphyseme, die keine auffälligen Abweichungen gegenüber den Befunden bei anderen Fällen der gleichen Altersklassen aufwiesen. Es ergibt sich damit eine Übereinstimmung mit der Ansicht von WEDLER (1953), nach der Erkrankungen der Respirationsorgane keine Bedeutung als Spätfolgen von Hirnverletzungen haben.

f) Vasculäre Faktoren

Jedes chronische Emphysem geht mit erheblichen Um- und Abbauprozessen an den Lungengefäßen einher, die bei den einzelnen Emphysemformen wechseln, im allgemeinen aber mit dem Schweregrad des Emphysems übereinstimmen. Die Anämie des emphysematischen Gewebes stellt eines der Kardinalsymptome dar (LOESCHCKE 1928). Es ergeben sich damit wesentliche Beziehungen zu den Funktionsstörungen im Sinne einer Minderung der Diffusionskapazität (s. S. 134), zu der Hämodynamik im kleinen Kreislauf mit der Folge eines Cor pulmonale (s. S. 152) und schließlich auch zur Pathogenese des Emphysems selbst.

Hinsichtlich der Pathogenese ist insbesondere die Frage von Bedeutung, ob Emphysem als Folge primärer Gefäßveränderungen, d. h. also als ischämische Lungenatrophie, entstehen kann oder ob die Gefäßveränderungen sich erst als Folge eines anderweitigen Prozesses synchron zu dem emphysematischen Umbau des Lungengewebes entwickeln. Während bei den funktionellen Folgen des Emphysems die Störungen im Pulmonalarteriensystem im Vordergrund stehen, kommen für die Pathogenese insbesondere auch Veränderungen an den Bronchialarterien als den nutritiven Gefäßen der Lunge in Betracht.

1. Die Veränderungen im Capillarbereich. Bei dem emphysematischen Umbau des Lungengewebes werden die Capillaren wie auch die Elasticanetze zunächst auseinandergezogen, dann mit zunehmender Dehnung und Fensterung der Alveolarwände abgebaut. Dieser Befund wurde schon von RAINEY (1848) klar beschrieben und von allen Nachuntersuchern bestätigt, wobei die meisten (WATERS 1862; NIEMEYER 1864; HERTZ 1874 u. a.) konstatieren, daß Dehnung und Capillarschwund gleichzeitig ablaufende Prozesse seien, denen der Elastizitätsverlust des Lungengewebes vorausgehe.

ISAAKSOHN (1871) hat wohl als erster die von ihm besonders untersuchten Capillarveränderungen für den pathogenetisch führenden Prozeß gehalten. RINDFLEISCH (1886) maß der durch den Gefäßabbau bedingten Ischämie zwar Bedeutung für die Atrophie bei, sah sie aber als sekundär zu verschiedenen mechanischen Schäden am Lungengewebe an, die sämtlich zu einer Überdehnung führen. LOESCHCKE (1928) bestätigte auf Grund von Injektionsversuchen die Befunde von ISAAKSOHN, schloß sich aber der Deutung von RINDFLEISCH an: Erst die durch Dehnung oder abnorme intraalveoläre Drucke hervorgerufene und durch den Gefäßschwund fixierte Minderdurchblutung bedinge die Gewebsatrophie.

Die neueren angiographischen Untersuchungen (BEDFORD 1951; SCHOENMACKERS u. VIETEN 1958) haben die Gefäßverarmung noch deutlicher gemacht. Mit einer besonderen Technik an der Endstrombahn durchgeführte Angiographien (GIESE 1957, 1961; JUNGHANSS 1958, 1959) haben die älteren Befunde noch erweitert. Das restierende grobe Stromcapillarnetz stellt eine Verarmung und Vereinfachung der differenzierten Endstrombahn dar, die für das diffuse atrophische Emphysem charakteristisch ist (vgl. S. 152). Bei den sekundären Emphysemen treten von vornherein stärkere, wegen der Herdbezogenheit ungleichmäßige Abbauvorgänge im Gefäßsystem auf, wobei gewöhnlich auch die größeren Gefäßäste stärker betroffen sind (S. 153).

Immer ist also der Capillarschwund ein integrierender Anteil des emphysematischen Umbaues, geht diesem aber nicht zeitlich voraus. Die Erschlaffung der Gerüstsysteme mit der nachfolgenden Dilatation ist bei dem primären Emphysem der pathogenetisch führende Prozeß. Bei den sekundären Emphysemen liegt die Nachordnung des emphysematischen Um- und Abbaues einschließlich des Capillarverlustes noch klarer zutage.

2. Pulmonalsklerose und thrombo-embolische Gefäßverschlüsse. Auch die Pulmonalarterien unterliegen wie die Gefäße des großen Kreislaufs

Altersveränderungen, die sich in einem Elastizitätsverlust mit Ektasie und in gegenüber dem Hochdrucksystem des großen Kreislaufs verhältnismäßig spärlichen arteriosklerotischen Wandveränderungen äußern (Übersicht bei W. W. MEYER 1958). Die Auffassung, daß diese Veränderungen an den größeren Arterienästen Ursache des Emphysems seien (MÜNZER 1913, 1923; ENGELEN 1923), wurde schon von MILLER (1925) zurückgewiesen. Gerade in diesem Gefäßbereich ergeben sich auch keine wesentlichen Unterschiede zwischen Fällen von Emphysem mit und ohne Cor pulmonale (McKEOWN 1952; KERNEN, O'NEAL u. EDWARDS 1958; KÖNN 1958).

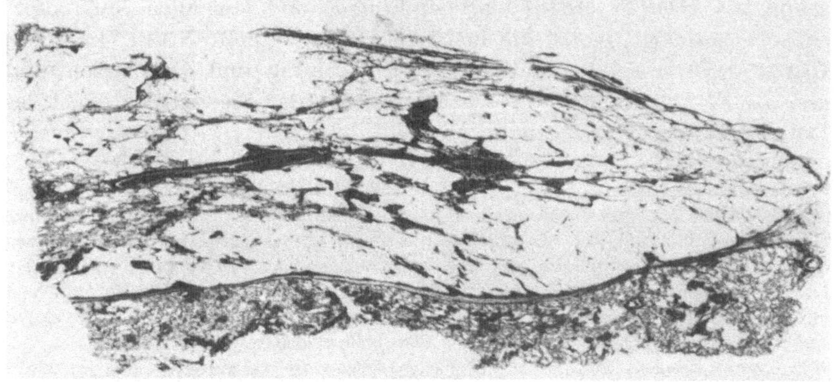

Abb. 35. Herdförmiges lobuläres blasiges Emphysem mit hochgradiger Gewebsatrophie, zentral der zugehörige thrombotisch verschlossene Pulmonalarterienast. Nicht expandierte Lunge, 2,8:1

LOESCHCKE (1928) weist aber auf einige seltene Fälle hin, bei denen es infolge eines arteriosklerotischen oder thrombotischen bzw. embolischen Gefäßverschlusses zu einer ganz umschriebenen, z. B. lobulären Atrophie in sonst emphysemfreien Lungen gekommen sei. Ganz selten komme es auch auf dem Boden alter Infarkte zum Gewebsuntergang mit der Bildung blasiger Hohlräume, die man nicht als Emphysem bezeichnen könne.

Im eigenen Obduktionsgut fand sich nur eine Beobachtung von herdförmig verstärktem Emphysem in Verbindung mit einem schon älteren wahrscheinlich postembolischen peripheren Pulmonalarterienverschluß:

S.N. 404/60: 60jähriger Berginvalide, gestorben an Herzinfarkt. Anthrako-Silikose 0—I, chronische schleimige Bronchitis, fokales, teilweise bronchostenotisch-blasiges Emphysem, basale Pleuraschwarten. Im rechten Mittellappenrand ein der Größe nach etwa einem Prälobulus entsprechender hochgradig blasig-emphysematischer Bezirk. Vom Hilus her zieht bis in Blasenmitte ein derber Strang, von dessen Kopf aus feine Fäden zu den Wänden ziehen. Mikroskopisch handelt es sich um einen thrombotischen Pulmonalarterienverschluß (Abb. 35). Das übrige umliegende Lungengewebe zeigt nur ein fokales Emphysem.

In diesem Fall ist eine bronchostenotische Genese am wahrscheinlichsten, denn es fanden sich auch sonst in der Lunge bronchostenotische Emphysemblasen. Allerdings waren im zuführenden Bronchusast nur spärliche peribronchiale Vernarbungen erkennbar. Weiter ist an den Einfluß einer Schrumpfung im Stiel des verschlossenen Pulmonalarterienastes zu denken, wobei es sich aber nur um eine innere Gerüstverziehung in dem durch das umliegende Lungengewebe ausgespannt gehaltenen emphysematischen Abschnitt gehandelt haben könnte. Es ist daher recht wahrscheinlich, daß der Gefäßverschluß zu der hochgradigen örtlichen Gewebsatrophie beigetragen hat.

Derartige Befunde sind, wie schon LOESCHCKE (1928) betont hat, selten. Infarkte vernarben gewöhnlich und können dann zu einem sie umgebenden Narbenemphysem führen. Die von uns häufig beobachteten großen Blasenbildungen waren immer auf bronchostenotische Mechanismen zurückzuführen. Die Gefäßveränderungen waren dabei stets als sekundär anzusehen. Die von LOESCHCKE (1928) nicht näher belegte Vermutung, daß auch das Emphysema bullosum mit seinen vereinzelten großen Blasen vielfach auf der Basis obliterativer Gefäßveränderungen zustande komme, wird durch die eigenen Befunde nicht bestätigt.

Daß auch sehr alte Pulmonalarterienverschlüsse ohne Emphysembildung vorkommen, zeigt eine weitere, von W. SCHULZE (1961) unter vorwiegend röntgenologischen Gesichtspunkten veröffentlichte Beobachtung von klinisch „partiell heller Lunge". Die korrekte Diagnose einer Minderdurchblutung der „hellen" Anteile wurde schon klinisch durch Herzkatheterismus gestellt. Die morphologische Untersuchung und der Vergleich der spirographischen und späteren histomechanischen Untersuchung (SCHÜRMEYER u. HARTUNG) ergaben übereinstimmend, daß in dem röntgenologisch hell erscheinenden Gebiet des rechten Unterlappens kein Emphysem entwickelt war, obwohl der postembolische Verschluß der rechten Unterlappenarterie nach der Anamnese 15 Jahre bestanden hatte.

Dieser Fall einer *partiell hellen Lunge* ohne emphysematischen Gewebsschwund kommt der von KRÖKER (1948, 1960), ZORN (1951) und LAUR u. WEDLER (1955) vertretenen Auffassung nahe, daß in solchen Fällen eine Minderdurchblutung z. B. infolge Gefäßhypoplasie bestehe.

Auf die Beobachtung thrombotischer und endangitischer Prozesse bei sekundärem Emphysem in Verbindung mit Tuberkulose geht die später auf alle bullösen Emphysemformen ausgedehnte Auffassung von KOROL (1938, 1947) zurück, daß das Emphysem als eine ischämische Atrophie des Lungengewebes angesehen werden müsse. Die primären Bronchusläsionen blieben unberücksichtigt. Es sei hierzu auf die Diskussion über die sog. progressive Lungendystrophie (S. 17) verwiesen, deren angeblich vasculäre Genese insbesondere auf die von KOROL erhobenen Befunde gestützt wurde.

Die neueren Emphysemtheorien von FLEISCHNER (1950) sowie ABBOT, HOPKINS, VAN FLEIT u. ROBINSON (1953) nehmen ähnlich LOESCHCKE (1928) an, daß die Ischämie, die im einzelnen auf verschiedene vorwiegend mechanische Schädigungen, aber auch funktionell-spastische Gefäßkontraktionen zurückgeführt wird, einen die Atrophie wesentlich begünstigenden Faktor darstelle. STRAWBRIDGE (1960) konnte durch Embolisierung eines vor allem die Präcapillaren blockierenden inerten partikulären Farbstoffes experimentell bei Kaninchen Emphysem hervorrufen bzw. den atrophisierenden Prozeß des spontanen Emphysems erheblich beschleunigen. Er sieht in diesem Ergebnis einen Spezialfall, der auf die Bedeutung der im einzelnen auf sehr verschiedene Weise zustande kommenden Ischämie für die Emphysementstehung hinweise.

3. Die Veränderungen an den Bronchialarterien. Die Frage nach der Bedeutung primärer Veränderungen an den Bronchialarterien für die Pathogenese des Emphysems wurde durch die Untersuchungen von CUDKOWICZ u. ARMSTRONG (1953; WOOD u. MILLER 1937; MARCHAND, GILROY u. WILSON 1950; BÜCHERL 1952; LIEBOW 1953; MICHELAZZI 1954; SCHOENMACKERS u. VIETEN 1958; ARMSTRONG u. CUDKOWICZ 1958) aufgeworfen. Sie fanden obliterative Prozesse und eine Zunahme broncho-pulmonaler präcapillärer Anastomosen, wie sie schon von LIEBOW, HALES u. LINDSKOG (1949) demonstriert waren. Abgesehen von der hämodynamischen Bedeutung im Sinne einer Aortalisation des kleinen Kreislaufes diskutieren sie eine Ischämie der Bronchien und terminalen Gewebsstrukturen, die zu Emphysem führe, zumal sich eine gute Übereinstimmung von Grad und Lokalisation der Bronchialarterien-veränderungen und des Emphysems ergeben habe.

Die Zusammenstellung der zunächst 18 Fälle von CUDKOWICZ u. ARMSTRONG zeigt, daß es sich um sekundäre Emphyseme bei chronischer Bronchitis, häufig mit Bronchiektasie, Fibrose, vereinzelt auch mit verstreuten chronisch-pneumonischen Herden handelte, um Fälle also, bei denen eine starke Reaktion der Bronchialarterien einen nahezu konstanten Befund darstellt (DELARUE, SORS u. MIGNOT 1953; ADEBAHR 1955; CAIN 1961 u. a.; Übersicht bei FLORANGE 1960). Als alleinige Emphysemursache kann man diese Gefäßprozesse nicht ansehen, selbst wenn man die Bronchitis und Bronchiektasie auf sie zurückführt (wie z. B. DELARUE u. ABELANET 1956, wohl auch FLORANGE 1960). Die Bedeutung einer mechanischen Überdehnung durch Narbenzug oder bronchostenotische Ventilationsstörungen läßt sich nicht ausschließen. Das haben gerade die neuen Untersuchungen von CRENSHAW u. Mitarb. (1960) an Pferden gezeigt, bei denen nach Chlorpromazinschädigung der Bronchialarterien eine nekrotisierende Endarteriitis zu Gewebszerstörung und Fibrosen in Verbindung mit Emphysem führte. Die Arbeitshypothese, daß das nicht-obstruktive Emphysem Folge einer primären Gefäßkrankheit insbesondere der Bronchialarterien sei (CRENSHAW 1954; DE MARTINI u. BALESTRA 1951; TRIMBLE 1954; HEILMEYER u. SCHMID 1956 u. a.), konnte nicht schlüssig bewiesen werden, weil zugleich eine schwere Bronchiolitis bestand.

Auf die Problematik der sog. *Sperrarterien*, die nach neueren Untersuchungen (TÖNDURY u. WEIBEL 1958; WEIBEL 1959) eher als Anpassungsformen an die rhythmische mechanische Beanspruchung der Gefäße zu deuten sind, soll hier nicht näher eingegangen werden (Übersicht bei v. HAYEK 1953; FLORANGE 1960).

Um so wichtiger sind Befunde, die sich bei den primären atrophischen Emphysemen ergeben, die nicht von einer oft unübersichtlichen Mehrzahl von Faktoren geprägt werden, wie sie sich bei den sekundären Emphysemen aus den Vorkrankheiten im Lungengewebe ergeben.

Bei Altersemphysem fand FLORANGE (1960) bis weit in die Peripherie injizierbare, gewundene, dünne Bronchialarterien mit großen Gabelungswinkeln. Selbst bei niedrigen Injektionsdrucken ließ sich eine retrograde Füllung der Pulmonalarterienäste über großkalibrige extralobuläre broncho-pulmonale Anastomosen erzielen. Frühere Befunde, nach denen die Bronchialarterien in Greisenlungen besonders in den hilusnahen Abschnitten vermehrt seien (CUDKOWICZ 1951; DELARUE u. Mitarb. 1957), wurden bestätigt, insbesondere konnte ein dichtes Verzweigungsnetz im Peribronchium nachgewiesen werden. Seine Entstehung wird auf chronisch-entzündliche Prozesse in der Bronchialwand zurückgeführt, die nach den eigenen Befunden allerdings nicht allzu häufig sind (Tabelle 7, S. 88).

Regelmäßig hat FLORANGE (1960) erheblichere arteriosklerotische Einengungen der Bronchialarterienostien gesehen. Er ist ähnlich wie DELARUE (1946) der Ansicht, daß eine durch Ostienstenose bedingte nutritive Insuffizienz der Bronchialarterien einen wesentlichen Teilfaktor für die Entstehung des Altersemphysems darstelle. Er verweist auch auf Beobachtungen eines stärkeren Emphysems bei jüngeren Menschen mit syphilitischer Ostienstenose. G. REICHEL (1962) konnte arteriosklerotische Lichtungseinengungen an den Abgängen und extrapulmonalen Strecken der Bronchialarterien mikroskopisch bei Emphysemen des eigenen Obduktionsgutes nicht regelmäßig nachweisen.

Auch hier ergibt sich wieder die Frage, ob es sich lediglich um synchrone, nicht wesentlich miteinander kausal verknüpfte Alterungsprozesse handelt. Über Befunde eines auffallend starken vorzeitigen Emphysems infolge Ostienstenose der Bronchialarterien verfügen wir nicht.

Diesem Beobachtungsgut kann man noch den — in seiner Deutung etwas zweifelhaften — Fall einer sog. progressiven Lungendystrophie bei Periarteriitis nodosa der Bronchialarterien (HIERONYMI 1959) hinzufügen, dem eine schon recht große Zahl anderer, auch eigener Beobachtungen gegenübersteht, bei denen keine Gefäßveränderungen bestanden (vgl. S. 17).

Insgesamt gesehen liegen für die primär-vasculären Theorien des Emphysems nur recht spärliche Beobachtungen vor. Bei den diffusen atrophischen Emphysemen dürfte sich eine Nachprüfung der Befunde an den Bronchialarterien auf breiter Basis lohnen. Bei der Masse der sekundären Emphyseme wird eine klare Beweisführung nicht möglich sein, weil gleichzeitig bronchiale, oft auch fibrosierende Prozesse vorliegen, die einerseits selbst zu Gefäßveränderungen führen, andererseits für die Emphysemgenese ausschlaggebende Bedeutung haben.

Daß die mit dem emphysematischen Umbau verbundenen Gefäßveränderungen besonders im Capillarbereich eine teilursächliche Bedeutung für das Fortschreiten der Gewebsatrophie haben, ist unbestritten.

III. Die formale Genese des Emphysems

a) Die besondere Bedeutung des Acinusstieles

Bei der Besprechung der strukturellen Grundlagen wurde schon ausgeführt, daß der Acinus die kleinste Lungeneinheit ist, die noch dem allgemeinen Bauprinzip der Lunge folgt. Für die Pathologie konnte

GIESE (1957) die Eigenständigkeit dieses Lungenabschnittes bei verschiedenen krankhaften Prozessen zeigen. Bei den Belüftungsstörungen reagiert der Acinus gewöhnlich einheitlich. Der Bronchiolus terminalis bildet den engsten Abschnitt im luftleitenden System. Er kann durch seine kräftige Muskulatur fast bis zum Verschluß verengt werden; entzündliche Wandprozesse und Verstopfungen durch Exsudat oder Schleim können ihn vollständig verlegen. Das charakteristische morphologische Bild der Luftverteilungsstörung, z. B. bei kindlicher Bronchiolitis, ergibt sich aus dem Nebeneinander kollabierter und überblähter Acini.

Auch bei den bronchiolostenotischen Emphysemen kommt es unter dem Einfluß ventilwirksamer Stenosen in den Bronchioli terminales häufig zur blasig-emphysematischen Umwandlung ganzer Acini. Andere Emphysemformen können zunächst Teile des Acinus ergreifen, besonders die zentralen intraacinären Gänge. Auch dabei leidet die exspiratorische Entleerung des gesamten Acinus, weil seine gerichtete elastische Retraktion auf den Acinusstiel, der den Fixpunkt des myo-elastischen Fasergerüstes bildet, gestört ist. Krankhafte Prozesse im Acinusstiel haben somit größere funktionelle Bedeutung als gleich starke Gewebsveränderungen an anderen Stellen des Lungengerüstes. Ihr zugehöriges funktionelles *Störfeld* umfaßt den gesamten Acinus oder bei Einbeziehung des Bronchiolus terminalis den gesamten Lobulus wie GIESE (1963) am Beispiel der Silikose gezeigt hat.

Dem Acinusstiel kommt daher in der Emphysempathogenese eine besondere Bedeutung zu. Hier werden auch die grundsätzlichen Unterschiede zwischen dem primären und den sekundären Emphysemen deutlich. Bei letzteren greifen die der Emphysembildung vorausgehenden Prozesse häufig im Bereich des Bronchiolus terminalis und der ihm unmittelbar nachgeordneten zentralen respiratorischen Bronchiolen an.

b) Der emphysematische Umbau des Acinus

Bei dem primären diffus-atrophischen Emphysem ist die im Zuge der Alterungsprozesse einsetzende allgemeine Erschlaffung der elastischen Fasersysteme der pathogenetisch führende Vorgang. Ein morphologisches Äquivalent der strukturbedingten Minderung der mechanischen Leistungsfähigkeit der Fasern fehlt; bei der histomechanischen Untersuchung wird sie aber an einer erhöhten Dehnbarkeit und an einer trägen und unvollständigen Retraktion eindeutig erfaßbar (S. 49).

Das früheste morphologische Zeichen ist bereits ein Symptom des Elastizitätsverlustes, der irreversible Umbau der terminalen Lufträume, der das diffuse atrophische Emphysem von der normalen Alterslunge unterscheidet. Der Umbau beginnt damit, daß die groben elastischen Fasernetze des Arbor alveolaris auseinanderrücken. Die Teilungssporne in den dicht aufeinander folgenden Teilungsgabeln der Bronchioli

respiratorii I—III verstreichen. Es bildet sich dadurch im Acinus-
zentrum ein größerer Hohlraum, den LOESCHCKE (1921) als Atrium
bezeichnet hat. GIESE (1956) spricht von einer Gefügedilatation oder
Distension des Acinus. Die Alveolargänge werden mit Fortschreiten des
Prozesses in den Umbau einbezogen. Sie erweitern sich, wobei die im
Schnittbild in die Gänge hineinragenden Alveolarsepten zur Peripherie
rücken. Die zunächst annähernd halbkugelförmigen Alveolen werden

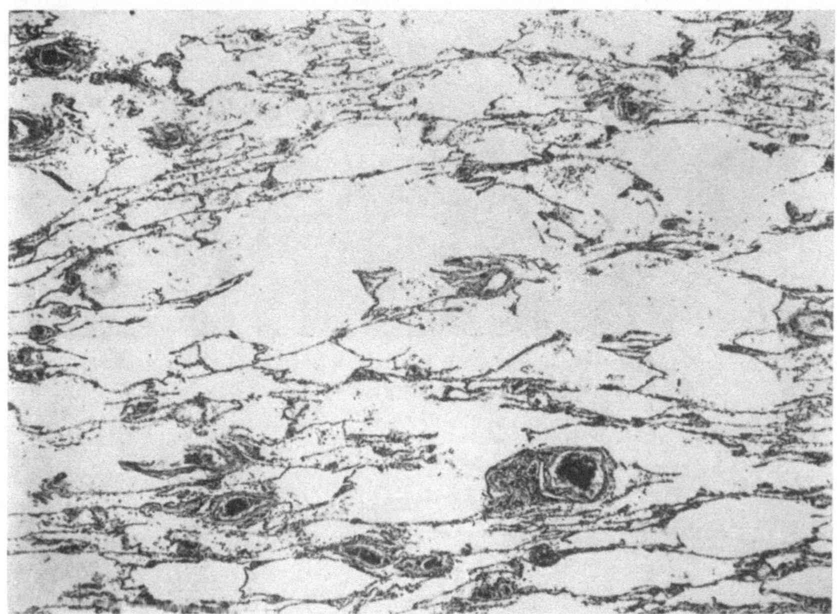

Abb. 36. Diffuses atrophisches Emphysem. Längsschnitt durch die erweiterten, schlauchförmig
umgewandelten Alveolargänge, deren Alveolen geschwunden sind. Nicht expandierte Lunge, 38:1

zwischen den erweiterten Alveoleneingangsringen mehr flächenhaft ausgespannt. Die feine, durch die Alveolenkränze um die Gänge gekennzeichnete Struktur der terminalen Lufträume (Abb. 1) geht in ein gleich-
förmiges grobwabiges Gewebsbild über, das durch die erweiterten Gänge
bestimmt wird (Abb. 2). Im Schnittbild sind nur noch stummelförmige
Reste der Alveolarsepten erkennbar (Abb. 36). Makroskopisch erscheinen
die Gänge als feine Bläschen auf der Schnittfläche, manchmal kann man
sie auch unter der Pleura als feine, heller durchschimmernde Bläschen
gut erkennen.

Es ist also nicht richtig, von einer Alveolenerweiterung zu sprechen.
Die Alveolen verstreichen vielmehr und gehen in der Wand der erweiterten Gänge auf, die zu länglichen ungegliederten Schläuchen um-
geformt werden.

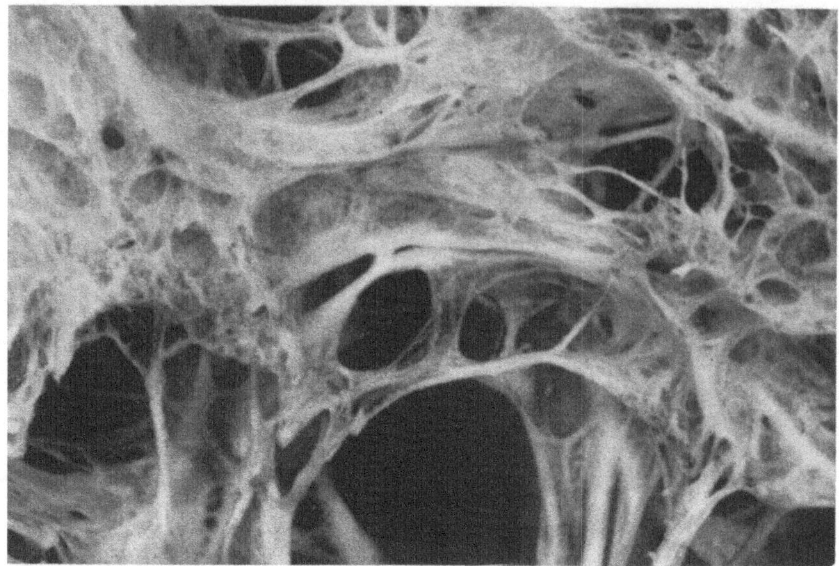

Abb. 37. Hochgradige Septenfensterung durch Erweiterung und Konfluenz der Kohnschen Poren.
Schnittflächenphotographie, 10:1

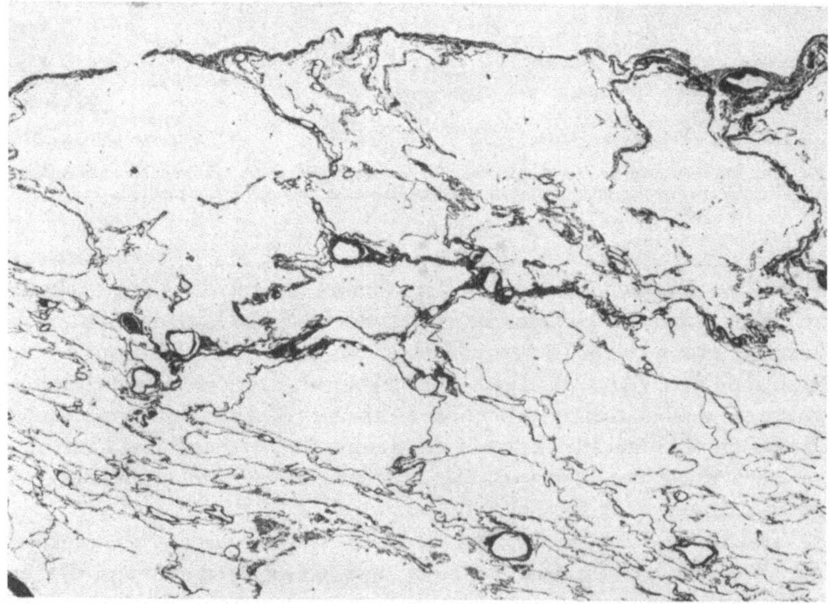

Abb. 38. Hochgradiges diffuses atrophisches Emphysem. Weitgehend ihrer Innenstrukturen beraubte,
leere, kästchenförmige Lobuli in den subpleuralen Abschnitten. 14:1

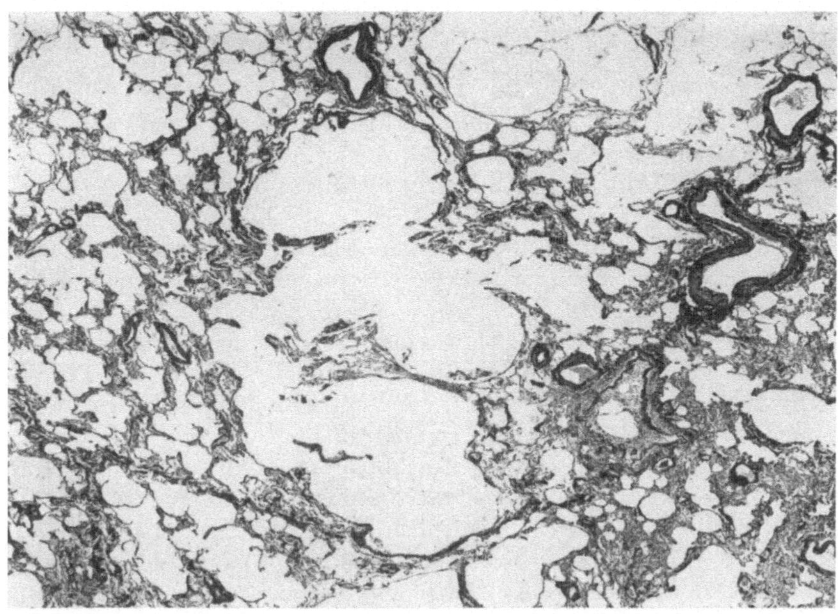

Abb. 39. Blasiges bronchostenotisches Emphysem in der Lunge eines Asthmatikers. Typus der runden Blase. 14:1

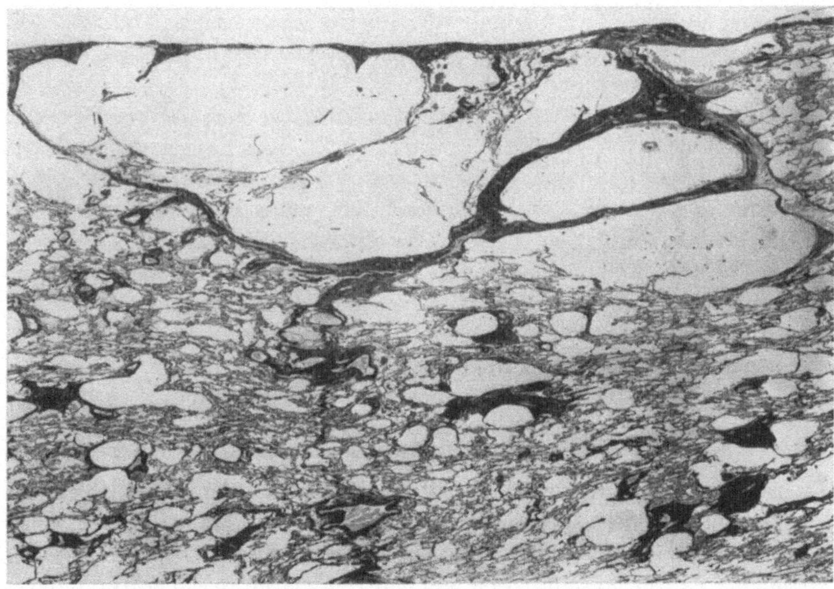

Abb. 40. Blasiges Narbenemphysem bei mittelgradiger Anthrako-Silikose. Typus der Narbenblase mit Induration der Wand der ungleichmäßig großen Blasen. 6,5:1

Mit der Dehnung der Gänge kommt es zu einer von den Kohnschen Poren ausgehenden Fensterung der Septen. Das feine Elasticagerüst der Alveolarwände schwindet. Die Poren erweitern sich, bis schließlich nur noch das Gerüst der groben elastischen Fasern erhalten bleibt, zwischen denen nur hier und da noch dünne Alveolarwandreste ausgespannt bleiben (Abb. 37). Die Netzcapillarnetze werden in den Untergang der intraacinären Septen einbezogen und schwinden, während das grobe, weitgestellte Stromcapillarsystem noch lange erhalten bleiben und in den weitgehend ihrer feineren Strukturen beraubten Acini deutlich erkennbar werden kann.

Mit der zunehmenden Fensterung verschmelzen nicht nur die einzelnen Alveolargänge innerhalb des Acinus, sondern der Prozeß greift auch über die Acinusgrenzen hinaus, so daß benachbarte Acini immer stärker miteinander kommunizieren.

Aber auch hilipetal schreitet der Abbauprozeß fort. Die Bronchioli terminales erfahren eine trompetenartige Erweiterung (BEITZKE 1925), ihre Wand wird atrophisch. Schließlich werden die Bronchioli lobulares in die Erweiterung einbezogen. Man findet dann nahezu leere Lobuli, die wie Kästchen von den Lobularsepten abgegrenzt werden (Abb. 38). Diese Septen verlaufen zumeist gestreckt, weil der Prozeß auch in den Nachbarlobuli etwa gleich weit vorgeschritten zu sein pflegt, im Gegensatz z. B. zum bronchiolostenotischen Emphysem, das stets zur runden Blasenform tendiert, weil die Septen unter dem erhöhten Innendruck gegen das umliegende Lungengewebe ausgewölbt werden (Abb. 39). Bei Narbenemphysem sind die blasigen Hohlräume unregelmäßiger verteilt und oft derbwandig (Abb. 40).

Viele dieser Merkmale sind, soweit sie sich aus dem atrophisierenden Prozeß ergeben, an sich uncharakteristisch. Man findet sie auch bei sekundären Emphysemen, insbesondere bei dem Überdehnungsemphysem vom Restlungentypus, aber auch bei diffus ausgebildetem Überlastungsemphysem. Das ist der Hauptgrund für die oft schwierige morphologische Differentialdiagnose. Die übrigen sekundären Emphyseme lassen sich wegen ihrer Herdbezogenheit gewöhnlich leichter abgrenzen. Manche von ihnen bieten charakteristische Besonderheiten, die in den folgenden Abschnitten dargestellt werden sollen.

c) Partieller emphysematischer Umbau des Acinus

Die Atriumbildung wurde bereits als frühes Zeichen des atrophischen Emphysems dargestellt. Sie wird bei diesem alsbald von der Erweiterung und Atrophie auch der übrigen intraacinären Strukturen gefolgt (panacinäres Emphysem). Bei dem centroacinären bzw. centrolobulären Emphysem dagegen kann ein mit Atriumbildung einhergehender Umbau der zentralen Gangabschnitte des Acinus persistieren (GOUGH 1947; HEPPLESTON 1953; McLEAN 1957; LEOPOLD u. GOUGH 1957; REID 1958; HEARD 1958, 1959; SORS 1958; GIESE 1960; HEPPLESTON u. LEOPOLD 1961; WYATT, FISHER u. SWEET 1961; HARTUNG 1961). Er beruht auf einer umschriebenen Schädigung der Gangwände (destruktives Emphysem der britischen Klassifikation). Als Ursache kommen entzündliche oder atrophisierende Prozesse, in manchen Fällen anscheinend auch Überdehnung infolge abnormer Luftzirkulation bei Bronchiolostenose in Betracht. Bei dem fokalen Emphysem der Kohlenbergarbeiter ist die Kohlenstaubablagerung in den Gangwänden der hervorstechendste Befund (Abb. 10 und 34).

Das Gebiet der respiratorischen Bronchiolen wird deswegen besonders betroffen, weil hier entsprechend dem Ursprung der Lymphwege die erste Staubanhäufung im Gewebe erfolgt (ASCHOFF 1936; GOUGH 1947; HEPPLESTON 1953; MOTTURA 1952, 1959; MACKLIN 1955; TAZIKAWA, HUSEYAMA u. KURODA 1958; GROSS 1958, HEARD 1959; RIVERS, WISE, KING u. NAGELSCHMIDT 1960; RÉNYI-VÁMOS u. PAPP 1960 u. a.; Übersicht bei GIESE 1960).

Im eigenen Obduktionsgut wurde ein centroacinäres bzw. -lobuläres Emphysem der nicht-industriellen Form nur sehr selten gefunden. WYATT, FISCHER u. SWEET (1961) und vor allem GOUGH (1961) sahen es häufiger.

Auch bei den akuten Emphysemen erweisen sich die Bronchioli respiratorii als die relativ schwächsten Strukturen, die einem erhöhten Innendruck am ehesten nachgeben. Eine akute, nach Fortfall der abnormen mechanischen Beanspruchung reversible Dilatation ist sowohl bei der akuten Bronchiolitis (Emphysema bronchiolectaticum), als auch bei Schleimverlegung der Bronchien und Bronchiolen im Asthmaanfall nachweisbar. Sie ist ein besonders charakteristischer Befund bei den Belüftungsstörungen in der Neugeborenenlunge.

d) Die Bildung größerer Emphysemblasen

Bei den Vorstellungen über die Genese großer Emphysemblasen werden insbesondere zwei verschiedene Mechanismen diskutiert. Nach der *inspiratorischen Theorie*, die von GAIRDNER (1851) entwickelt und ähnlich von GORDON (1944) vertreten wurde, handelt es sich um ein vikariierendes Emphysem in der Umgebung von Lungenabschnitten, die durch Bronchostenose atelektatisch geworden sind. HECKMANN (1951) spricht geradezu von Soghöhlen. Großschnitte zeigen indessen, daß gerade umgekehrt die größeren Blasen hinter den Bronchostenosen zur Entwicklung kommen und gewöhnlich von einem wechselnd breiten Saum komprimierten atelektatischen Lungengewebes umgeben werden. Die *exspiratorische Theorie* sieht den führenden pathogenetischen Faktor in einem exspiratorischen Ventilverschluß der Bronchien. Sie ist durch zahlreiche Tierexperimente und Modellversuche gestützt.

1. Modellversuche und theoretische Vorstellungen. Der ursprüngliche Versuch von ROHRER (1915), der an zwei Gummiballons mit verschieden weiter Zuleitung die unterschiedliche Dehnungsgröße und eine anfängliche exspiratorische Nachdehnung des Ballons mit der stenosierten Zuleitung nachweisen konnte, wurde vielfach wiederholt. RAU, BEHN, GEBHARDT, ROSSIER u. BÜHLMANN (1957) haben quantitativ die Differenzdrucke und die Strömungsgeschwindigkeit gemessen und die mit dem Stenosegrad zunehmende Verschiebung der Blähungsphasen beider Ballons bei künstlicher Beatmung des Modells bestimmt. Es ist das klassische Modell der dynamischen Inhomogenität (s. auch bei GIESE 1961).

Das Modell des hydrostatischen Widders wird von LENGGENHAGER (1952) diskutiert. Dabei treffen rhythmisch sich wiederholende Drucke auf ein in asymmetrischer Bewegung befindliches System. Es entstehen Druckdifferenzen, die zu einer Erhöhung des Wasserdruckes im engen Schenkel des Widders führen. Sind erst Dehnungsdifferenzen eingetreten, so bewirke die größere Flächendrucksumme gemäß dem Gesetz von LAPLACE die weitere Aufblähung des stärker vorgedehnten Lungenabschnittes. Diese Versuche wurden von EISENREICH (1953) und von HEINE (1960) an Gummiballons u. ä. wiederholt. Wir haben sie ebenfalls bestätigt gefunden.

Es erscheint prinzipiell möglich, diese am Modell gewonnenen Vorstellungen auf die Lunge zu übertragen, in der zahllose kleine, an ein feines, störungsanfälliges Luftleitungssystem angeschlossene „Ballons", die Acini, nebeneinander liegen und in den Atemphasen ständig rhythmisch gedehnt werden. Der interacinäre Druck- und Volumenausgleich durch kollaterale Ventilation ist in seiner Kapazität begrenzt.

2. Tierversuche. Im Tierversuch konnten z. B. an Kaninchen bei virulenzgedrosselter Tuberkuloseinfektion multiple große lufthaltige Blasen in Größenordnungen bis zu 100 in der gesamten Lunge erzeugt werden. BELL (1958) deutet sie als Folge obstruktiver Mechanismen in den Bronchioli terminales, doch komme noch ein echter Substanzverlust durch den einschmelzenden Prozeß hinzu. In Nachuntersuchungen konnten YESNER, BERNSTEIN u. D'ESOPO (1960) zeigen, daß es sich meist um dünnwandige Kavernen handelt, die unter dem Einfluß einer Ventilstenose im Ableitungsbronchus stark aufgebläht werden und später überwiegend kollabieren. Das Emphysem bei der experimentellen Rattensilikose (FLORANGE, HÖER u. SCHOENGEN 1958) ist vornehmlich ein Traktionsemphysem, nur im Lungenmantel wurde häufiger ein blasiges Emphysem gefunden. EGER (1951) konnte durch schwerste chemische Schädigung der Bronchien und Bronchiolen mittels einer Cellulosebeize ein hochgradiges akutes bronchiolostenotisches Emphysem hervorrufen.

3. Ausgangsläsion und Blasengröße. In der menschlichen Pathologie ist die morphologische Form, unter der die Broncho- und Bronchiolostenosen auftreten, sehr wechselhaft und an die verschiedenen Vorerkrankungen gebunden (HAYASHI 1915; RIBBERT 1916; FISCHER-WASELS 1922; KJAERGAARD 1932; AMBERSON u. SPAIN 1947; DUFOURT, BRUN, VIALLIER, BUFFARD u. PRÉAULT 1952, BEHRENS u. FANCONI 1958; HARTUNG 1958 u. v. a.; Übersichten bei HART u. MAYER 1928; UEHLINGER 1956; GIESE 1961). Daß ihr Nachweis nicht selten erhebliche Schwierigkeiten bereiten kann, wurde bereits erörtert. Hier interessieren vor allem die Voraussetzungen für die Entstehung großer Blasen, die bei einzelnen unserer Beobachtungen bis gut Doppeltfaustgröße erreicht hatten.

Eine völlige blasige Umwandlung eines stenosierten Lungenabschnittes ohne nennenswerte Raumvergrößerung ist durch die eintretende

Druck- und Distensionsatrophie der Innenstrukturen (Tendeloo 1910)
leicht vorstellbar. Gonzáles de Vega (1951) hält eine darüber hinaus-
gehende Vergrößerung nicht für möglich. Die neueren Operations-
erfahrungen zeigen indessen, daß man bei der Ektomie auch sehr großer
Blasen oft mit einer Segment- oder Segmentteilresektion auskommt, in
anderen Fällen läßt sich die Blasenwand einfach unter Mitnahme eines
sehr kleinen Lungengewebsstieles abtragen (vgl. S. 17). Das umliegende
Lungengewebe ist komprimiert und dehnt sich nach Entfernung der
Blase wieder aus. Es muß also unter der ständigen Wirkung eines erhöhten Innendruckes zu einer allmählichen zunehmenden Überdehnung

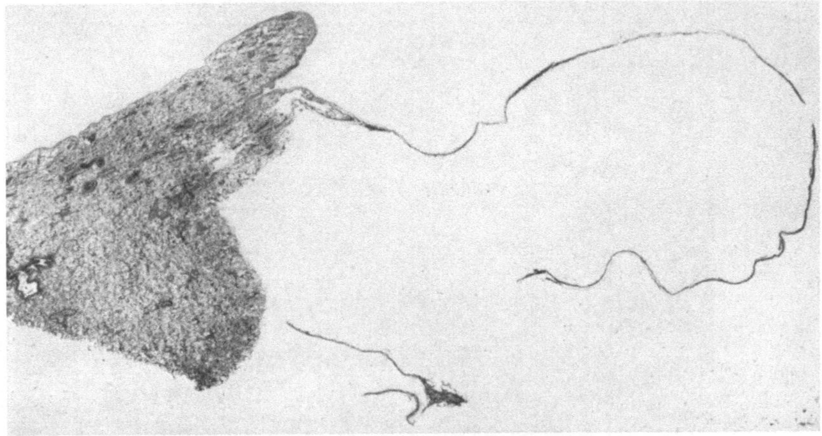

Abb. 41. Knapp kirschgroße, von stark gedehnter Pleura gebildete Blase mit schmalem Stiel (bulle
pédiculée). Nebenbefund in Sektionslunge, 3,5:1

der Wände kommen, die überwiegend von der Pleura gebildet werden.
Durch angio- und bronchographische Untersuchung konnte gezeigt
werden, daß selbst sehr große Blasen aus kleinen Lungenabschnitten,
Lobuli oder Acini, hervorgehen (Hartung 1958).

4. Die Mitbeteiligung der Pleura. Sors (1958) unterscheidet zwischen der gewöhnlichen subpleuralen Blasenbildung (bulle enchâssée),
bei der die Blasenwand teils von Septen, teils von Pleura gebildet wird,
und dem Typus der gestielten Blase (bulle pédiculée). Bei dieser liegt
die Bronchiolostenose unmittelbar subpleural und führt zur Entwicklung einer pilzförmig der Pleura des darunterliegenden komprimierten
Lungengewebes aufsitzenden Blase, die fast nur von maximal über-
dehnter Pleura ohne wesentliche Mitbeteiligung von Lungengewebe
gebildet wird (Abb. 41). Werden solche Blasen sehr groß, so können sie
operativ durch Abtragung der Blasenwand und Excision lediglich eines
schmalen Gewebsstieles am Blasengrund entfernt werden.

Neben diesen Formen kommt noch ein dritter Mechanismus vor. Es handelt sich dabei um *flächenhafte Ablösungen der Pleura,* unter der sich das in seiner Verbindung zur Pleura gelöste und damit dem Dehnungszug der Thoraxwand entzogene Lungengewebe hiluswärts retra-

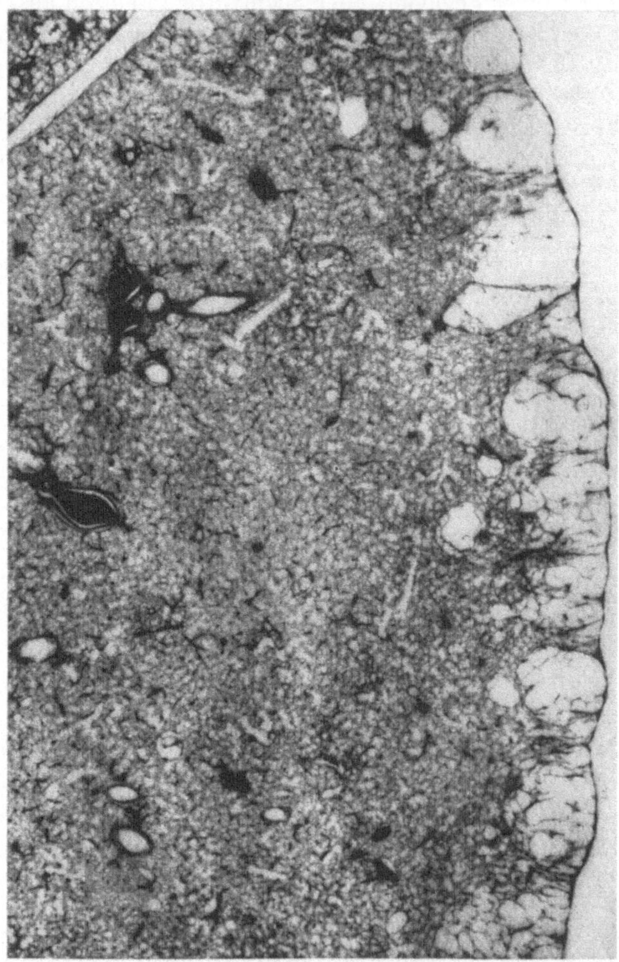

Abb. 42. Subpleurales Dehnungsemphysem mit zarten Gewebsbrücken zur Pleura; Vorstadium einer flächenhaften Pleuraablösung. Ausschnittsaufnahme von einem Großschnitt

hiert. Bei vielen Emphysemen findet man subpleurale Dehnungsstreifen, in denen nur noch zarte Gewebsbrücken zur Pleura ziehen (Abb. 42). Diese erweisen sich bei der Präparation als leicht zerreißlich. Man kann daher annehmen, daß sie sich z. B. bei kräftigen Inspirationsbewegungen ablösen. Es handelt sich dabei nicht um intrapleurale

Spalt- oder Blasenbildungen im Sinne der emphysematischen „blebs"
von MILLER (1927); das Lungengewebe am Blasengrund ist nicht mehr

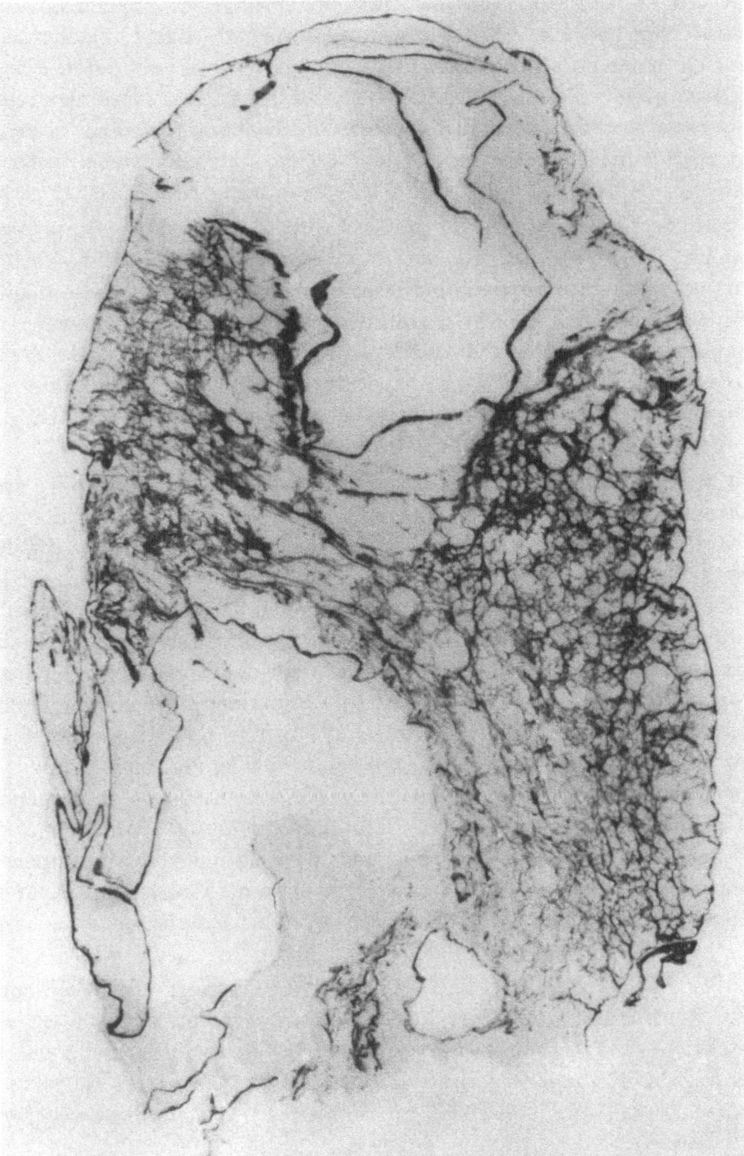

Abb. 43. Rechte Lunge eines 66jährigen, an Rechtsherzversagen bei Cor pulmonale verstorbenen Mannes
(Beobachtung Prof. SCHOPPER, Darmstadt). Hochgradig blasig überformtes atrophisches Emphysem
bei Komplikationsbronchitis; riesige Blasen in der Spitze und in der Unterlappenbasis, z. T. infolge
Pleuraablösung; schweres Emphysem und herdförmige Fibrosen im übrigen Lungengewebe. Klinisches Bild der sog. progressiven Lungendystrophie. Fixation durch intrabronchiale Formalinauffüllung

von Pleurateilen überzogen. Ein besonders eindrucksvolles Beispiel zeigt die Abb. 43 von einem klinisch als „progressive Lungendystrophie" gedeuteten Falle eines durch Komplikationsbronchitis hochgradig überformten atrophischen Emphysems mit riesigen, durch flächenhafte Pleuraabhebung und Retraktion des Lungengewebes gebildeten blasenähnlichen gewebeleeren Höhlen. Bei fibrosierenden Gerüstprozessen und daraus entwickelten subpleuralen Narbenemphysemen kommen derartige Pleuraablösungen nicht vor, weil das Lungengewebe durch die fibrosierten Septen fest mit der Pleura verbunden ist (Abb. 31, S. 97).

Auch für die Bildung sehr großer bronchostenotischer Emphysemblasen ist das Fehlen stärkerer Pleuraverwachsungen eine wesentliche Voraussetzung. Sie würden nicht nur eine übermäßige Dehnung der blasenwandbildenden Pleura verhindern, sondern gewöhnlich auch das Lungengewebe durch eine Fibrose der in die Lunge einstrahlenden Septen fester an der Pleura verankern (HARTUNG 1958). Man sucht daher bei Emphysemoperationen feste Verwachsungen zu erzielen, um Rezidive zu vermeiden (CRENSHAW 1954; HAUSSER u. GRIMMINGER 1957).

Faßt man die Beziehungen zwischen Pleuraveränderungen und Emphysem zusammen, so zeigt sich, daß durch den subpleuralen Sitz und die besonderen mechanischen Eigenschaften der Pleura die hier entwickelten Emphyseme in ihrem morphologischen Bild zwar modifiziert werden können, von einem „pleurogenen Emphysem" aber sollte man deswegen nicht sprechen. Auch die aus primären entzündlichen Pleuraprozessen sich entwickelnden subpleuralen Emphyseme (FRUHMANN u. LÖBLICH 1961) gehen von intrapulmonalen, bronchostenotischen oder narbigen Gerüstprozessen aus, die durch das Übergreifen der Pleuraveränderungen auf das Lungengewebe entstanden sind. Als „pleurogen" wären lediglich die unter Pleuraschwarten entstehenden subpleuralen emphysematischen Dehnungszonen zu bezeichnen, vielleicht auch die oft blasenähnlichen herniösen Lungenausstülpungen im Bereich von Lückenbildungen sich lösender Pleuraverwachsungen (ASCHOFF 1923), sofern man diese überhaupt als Emphysem bezeichnen will.

5. Die Blaseninnendrucke. Besondere Beachtung haben die Drucke in den Blasen gefunden. Sie liegen gewöhnlich nur wenig über dem Intrapleuraldruck. HEILMEYER u. SCHMID (1956) sehen darin ein wesentliches Argument für ihre Auffassung, daß es sich bei ihren Fällen nicht um unter Spannung stehende, große bronchostenotische Emphysemblasen handele.

Systematische Druckmessungen von BEATTY (1961) haben ergeben, daß die Blaseninnendrucke in 75% dem atmosphärischen Druck entsprechen, in 7% liegen sie noch höher, in 18% niedriger. Besonders interessant ist die Beobachtung, daß in größeren Blasengebieten an verschiedenen Stellen unterschiedliche Drucke vorliegen können. Die Erklärung dafür liegt darin, daß durch die zunehmende Fensterung der bronchostenotischen Emphysemblasen kollaterale Bahnen für den Abfluß der bei Ventilverschluß im zuführenden Bronchus blockierten Blasenluft eröffnet werden (HARTUNG 1958). Man kann am Präparat die Luft meist leicht in benachbarte kleinere Blasen herüberdrücken. Das gegenüber der gewöhnlichen bronchialen Entlüftung bestehende Maß der kollateralen Luftabstrombehinderung bestimmt das Niveau der Blaseninnendrucke. In der normalen Lunge liegen die Werte für den kollateralen Luftausgleich nur wenige Zentimeter Wassersäule über den bronchialen Beatmungsdrucken (VAN ALLEN 1932; BAARSMA, DIRKEN u. HUIZINGA

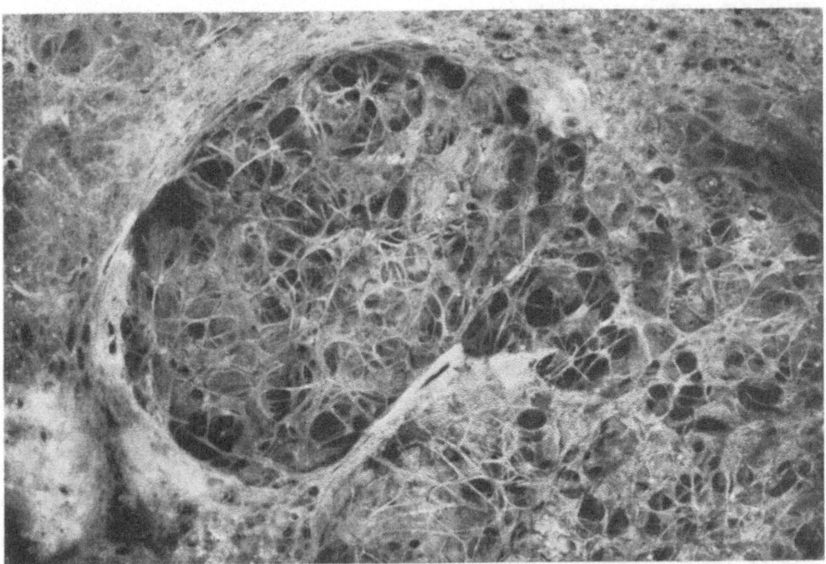

Abb. 44. Runder lobulärer bronchiolostenotischer Emphysemherd im Lungenkern. Die Wand wird teilweise von dem Lobularseptum gebildet. Atelektatischer Gewebssaum um die Blase. Schnittflächenphotographie, 4:1

1948; HAAG u. EISENREICH 1956 u. a.). Bei Emphysem können höhere Differenzen dann auftreten, wenn der kollaterale Entlüftungsweg sehr lang ist oder in Lungenabschnitte erfolgt, deren bronchiale Entlüftung ebenfalls gestört ist. GIESE (1963) unterscheidet dementsprechend ein *offenes und ein geschlossenes bronchostenotisches Emphysem* je nachdem, ob eine kollaterale Entlüftung der Blasengebiete möglich ist.

Fast stets sind die bronchostenotischen Emphysemherde und auch viele Emphysemblasen von einem atelektatischen Lungengewebssaum umgeben, der den erhöhten Innendruck unmittelbar anzeigt (Abb. 44).

Diese verhältnismäßig geringe, aber ständig wirksame und gelegentlich, z. B. nach Hustenstößen, vorübergehend verstärkte Innendruckerhöhung reicht aus, um die Blasen vor allem unter Dehnung der Pleura bis zu erheblichen Größen anwachsen zu lassen. Die Beobachtung von sog. postpneumonischen Pneumatocelen zeigt, daß dieser Vorgang in kurzen Zeiträumen ablaufen kann.

IV. Reichweite und Bedeutung
der wesentlichen Emphysemtheorien

Der in den vorstehenden Abschnitten gegebene Überblick über die verschiedenen Theorien zur Emphysemgenese hat gezeigt, daß die grundsätzlichen Vorstellungen bereits von den frühen Beschreibern konzipiert waren. Im weiteren Fortgang der Untersuchungen ergaben sich lediglich Akzentverschiebungen, die oft an die Entwicklung bestimmter Untersuchungsverfahren gebunden waren.

In der letzten Zeit sind vor allem die Großschnittmethode, die Angiographie und die histomechanischen Methoden hervorgetreten, während die mikroskopische Untersuchung dicker Schnitte gegenüber der gewöhnlichen histologischen Technik gegebenenfalls an Serienschnitten in den Hintergrund getreten ist. Dringend erforderlich erscheint noch eine Standardisierung der Fixationstechnik ganzer Lungen, die auf Volumbasis erfolgen sollte (s. dazu HARTUNG 1963).

Man kann diese modernen Methoden als eine notwendige Anpassung an die hochentwickelte klinische Untersuchungstechnik ansehen und hoffen, daß sie zu einem vertieften Verständnis der gerade bei dem Emphysem so komplexen funktionellen Probleme führen.

Auch in der Klinik gewinnen die atemmechanischen Untersuchungen zunehmend an Interesse. Es kann daher nicht wundernehmen, daß die mechanischen Theorien wieder stark an Boden gewonnen haben, auch in der vorliegenden Darstellung, die sich insbesondere auf die histomechanische Untersuchungstechnik stützt.

Dies zeigt sich am deutlichsten an dem Wandel in den Vorstellungen über das diffuse atrophische Emphysem. Der von LOESCHCKE (1928) u. a. sehr skeptisch beurteilte Elastizitätsverlust der Lunge hat sich eindeutig als führendes Symptom der Alterungsprozesse an den Gerüststrukturen nachweisen lassen. Die von LOESCHCKE in den Vordergrund gestellte thorakogene Theorie dieses häufigsten Emphysems hat heute nur noch bei den ausgesprochenen Thorax- und Wirbelsäulendeformitäten Geltung. Bei der Masse der Fälle scheint es sich vielmehr um synchrone Alterungsvorgänge zu handeln, und es liegen genügend Anhaltspunkte dafür vor, daß der Elastizitätsverlust der Lunge den wesentlichen Faktor für die Weitstellung des Thorax bildet. Damit haben die Anschauungen von TENDELOO (1910, 1929) erst ihre volle Würdigung erfahren. Überzeugende Beweise für eine primär vasculäre Genese des atrophischen Emphysems liegen nicht vor. Der Abbau der feineren Capillarsysteme verläuft parallel zu den allgemeinen emphysematischen Umbauvorgängen und ist nur ein Teilfaktor des zunehmenden Strukturunterganges.

Bei den meisten Formen des sekundären Emphysems haben abnorme Spannungs- und Druckverhältnisse im Lungengewebe eine besondere Bedeutung, worauf in neuerer Zeit besonders SEGAL u. DULFANO (1953) hingewiesen haben. Die pathogenetischen Vorstellungen sind durch die stärkere Beachtung der dynamischen Vorgänge im Atemcyclus wesentlich erweitert worden. Die *statische Inhomogenität* ist das besondere Prinzip der Narbenemphyseme, die *dynamische Inhomogenität* das der broncho- und bronchiolostenotischen Emphyseme. Der bei diesen Formen stärkere und ungleichmäßige Abbau des Gefäßsystems stellt einen wesentlichen Teilfaktor für den folgenden, oft totalen Strukturabbau dar. Er macht zugleich die häufigen hämodynamischen Störungen und damit auch die besondere funktionelle Bedeutung dieser Emphysemformen verständlich.

Unzureichend geklärt ist noch das Überdehnungsemphysem in der Restlunge. Eine Klärung wird jedoch in absehbarer Zeit zu erreichen sein, wenn die Zustände nach Lungenresektion mit geeigneten Methoden an Obduktionsfällen weiter analysiert werden. Problematisch ist das diffuse Überlastungsemphysem als Folge einer ständig gesteigerten ventilatorischen Funktion und als Folge rezidivierender Bronchialobstruktionen bei nicht durch Bronchitis komplizierten Fällen von Asthma bronchiale. Vor allem aber scheinen die Bronchitis und das Emphysem der Staubarbeiter und insbesondere der Kohlenbergleute ohne oder mit nur geringer Silikose einer Untersuchung auf breiter Basis zu bedürfen, die in enger Zusammenarbeit mit der Klinik in Angriff genommen werden muß. Hier werden die neu gewonnenen Untersuchungstechniken ihre Möglichkeiten in besonderem Maße zu erweisen haben.

E. Störungen der Lungenfunktion und klinische Bedeutung der Emphyseme

I. Einteilung der Lungeninsuffizienz

Atmungsstörungen im engeren Sinne sind alle die Störungen, die den Gasaustausch zwischen Blut und Außenluft beeinträchtigen. Während das in die Lunge einströmende Blut hinsichtlich seines Gasgehaltes von der Intensität des Gasaustausches in den Geweben, der inneren Atmung, bestimmt wird, kann es nach Passieren der Lunge als Gradmesser der Güte der äußeren Atmung, d. h. der Gesamtlungenfunktion angesehen werden. Die Befunde am arteriellen Blut sind daher die Grundlage der klinischen Klassifikation der Lungeninsuffizienz. Bei der totalen respiratorischen Insuffizienz ist die Sauerstoffsättigung des arteriellen Blutes vermindert, sein Kohlensäuregehalt erhöht (BRAUER 1932).

Die Arterialisierung des Blutes in der Lunge ist aber nicht nur von einem ausreichenden Gaswechsel im Alveolarraum und einer hinreichend permeablen Membran zwischen Alveolarluft und Blut, sondern auch von einer intakten Durchblutung abhängig. Ventilation und Perfusion sind bei den Gasaustauschvorgängen untrennbar miteinander verbunden. Daher können auch primäre Herz- und Kreislaufstörungen zur respiratorischen Insuffizienz führen.

Die Ausgliederung der Zustände von primärer Herz- und Kreislaufinsuffizienz, soweit sie unmittelbar die Ventilation und den Gasaustausch in der Lunge beeinträchtigen, führte zu einer Einengung der umfassenden Bezeichnung respiratorische Insuffizienz auf den enger gefaßten Begriff der Lungeninsuffizienz (BALDWIN, COURNAND u. RICHARDS 1948), die man nach den Schweregraden noch in Arbeits- und Ruheinsuffizienz (bzw. in lung impairment, lung disability und lung failure in der englischen Klassifikation) unterteilt. Einen Überblick über diese Entwicklung des Lungeninsuffizienzbegriffes vermitteln im pathologisch-anatomischen Schrifttum die Referate von KNIPPING und BOLT (1960).

Der erste Ansatz zu einer Einteilung der respiratorischen Insuffizienz von BRAUER (1932) ist aus der klinischen Beobachtung auf morphologischer Basis entwickelt und auf die klinischen Bedürfnisse zugeschnitten. Von den neueren Klassifikationen hat sich die amerikanische (BALDWIN, COURNAND u. RICHARDS 1948), die anatomische Gesichtspunkte ebenfalls berücksichtigt, im klinischen täglichen Gebrauch wohl am stärksten durchgesetzt (HAMM 1958). Sie ist auch auf die Neuformulierung der Insuffizienztypen der Brauer-Knipping-Schule nicht ohne Einfluß geblieben. Die entscheidende Zäsur liegt zwischen den *Störungen bei der Heranführung der Luft* (ventilatorische Insuffizienz, Kardinalsymptom Dyspnoe), unterteilt in eine restriktive und eine obstruktive Form, und den *eigentlichen Gasaustauschstörungen* (alveolo-respiratorische Insuffizienz, Kardinalsymptom Cyanose), die durch Verteilungs- und Diffusionsstörungen herbeigeführt werden können. Die Klassifikation der Zürcher Schule (ROSSIER, BÜHLMANN u. WIESINGER 1958) ist am konsequentesten an den Blutgaswerten ausgerichtet.

Der Pathologe kann sich an den Befunden im arteriellen Blut, dem „Erfolgsorgan der Lungenatmung" (ROSSIER 1956), nicht orientieren. Er wird daher eine Gliederung nach dem Charakter der funktionellen Störungen bevorzugen, vor allem auch deshalb, weil einige der für die Lungeninsuffizienz wesentlichen Teilvorgänge einer morphologischen und postmortal-funktionsanalytischen Untersuchung zugänglich sind. Nach allgemein-pathologischen Gesichtspunkten ergibt sich folgende Gliederung (GIESE 1961):

1. Störungen der Ventilation, d. h. alle Störungen, die durch eine Behinderung der Luftbewegung oder Luftverteilung in der Lunge zu einer Änderung der normalen Gasteildrucke im Alveolarraum führen und sich

a) in Bewegungsstörungen des gesamten Thorax-Lungensystems und

b) in Störungen im luftleitenden System unterteilen lassen;

2. Störungen der Diffusion, bei denen der Gasaustausch

a) durch eine Verkleinerung der Austauschfläche oder

b) im Sinne der Pneumonose durch Permeabilitätsstörungen infolge materiell-struktureller Änderungen der alveolo-capillären Membran oder auch infolge einer Verlängerung der Diffusionsstrecke behindert ist;

3. Störungen der Perfusion, die

a) durch Änderung der zirkulierenden Blutmenge,

b) durch Verkürzung oder Verlängerung der capillären Durchflußzeiten (Kontaktzeit) oder

c) durch echte oder funktionelle Kurzschlüsse den Gasaustausch von der Blutseite her einschränken.

Auch diese Klassifikation unterliegt wie alle derartigen Versuche einer gewissen Schematisierung. Die praktisch so bedeutsamen Änderungen im gegenseitigen Verhältnis von Belüftung und Durchblutung finden sich als Luftverteilungsstörung bei den Ventilationsstörungen, als Blutverteilungsstörung bei den Perfusionsstörungen eingereiht, während sie in den klinischen Einteilungen hauptsächlich in dem komplexen Begriff der *Vergrößerung des funktionellen Totraumes* erscheinen.

Ein interessanter Aspekt zu dieser Frage wurde von PIIPER (1961) gegeben, der, von dem Begriff der Diffusionskapazität ausgehend, die zu einer Erhöhung der alveolo-arteriellen O_2-Druckdifferenz führende Inhomogenität der Diffusionsbedingungen in der Lunge nach einem Dreifaktorenschema in relativ zu starke Belüftung („Luftshunt"), relativ zu starke Durchblutung („Blutshunt") und Membranstörungen (mit je nach dem Grad der Störung unterschiedlich großem gleichzeitigem Blut- und Luftshunt) gliederte.

II. Die Funktionsstörungen bei Emphysem

Der in den morphologischen Abschnitten dargestellte Um- und Abbau des Lungengewebes trifft alle wesentlichen funktionellen Strukturen und Leitungsbahnen. Ein Emphysem kann daher über alle in den aufgeführten Klassifikationen genannten Störungsformen zur Lungeninsuffizienz führen.

Durch Minderung der globalen elastischen Eigenschaften der Lunge und durch Erhöhung der Strömungswiderstände in den Luftwegen kann die Atemmechanik des gesamten Thorax-Lungensystems entscheidend verschlechtert werden. Luftverteilungsstörungen in der inhomogen gewordenen Lunge mindern den Ventilationseffekt. Die Perfusion kann durch reflektorische und mechanische Rückwirkungen auf das pulmonale Gefäßbett gedrosselt und das rechte Herz vermehrt belastet werden. Die Austauschfläche wird durch den Abbau der Alveolarstrukturen eingeschränkt. Die Störungen werden sich um so mehr miteinander kombinieren, je weiter der emphysematische Umbau fortgeschritten ist. Schließlich kann sich mit dem Eintreten von Komplikationen, denen das Emphysem den Boden bereitet, das gesamte Funktionsbild in kürzester Zeit ändern oder auch ein schlagartiger Zusammenbruch der gesamten Lungenfunktion aus einem noch ausreichend kompensierten Zustand heraus erfolgen.

So wenig es also „das Emphysem" gibt, so wenig gibt es eine typische Form der Lungenfunktionsstörung bei Emphysem. Die bei den einzelnen

Emphysemformen auftretenden Funktionsstörungen haben eine unterschiedliche klinische Bedeutung. Es ist daher auch für den Morphologen sinnvoll, die hauptsächlich auftretenden Störungstypen zu untersuchen und ihre Bedeutung im Rahmen des gesamten Krankheitsbildes abzuschätzen.

a) Die Ventilationsstörungen

1. Übersicht. Die wichtigsten Ventilationsgrößen sind die statischen Ventilationsvolumina, besonders die Vitalkapazität und das Residualluftvolumen, und die dynamischen Ventilationswerte. Sowohl eine Verminderung der Vitalkapazität, als auch eine Einschränkung des dynamischen Atemstoßes setzen das maximal mögliche Ventilationsvolumen herab. Ihre Synthese ist der Atemgrenzwert (HERMANNSEN 1933). Das Vorwiegen der Störung einer dieser Komponenten kann aus Veränderungen in der Relation der aktuellen statischen und dynamischen Ventilationsgrößen abgelesen werden (air velocity-index, GAENSLER 1951; TIFFENEAU 1957).

Die einfache klinische Funktionsuntersuchung, deren Werte dem Pathologen aus der Anamnese häufiger zur Verfügung stehen, beschränkt sich auf die spirographische Prüfung dieser Größen, gegebenenfalls noch ergänzt durch die Bestimmung des Residualluftvolumens. Der Befund eines ausreichend großen maximalen Ventilationsvolumens (Atemgrenzwert) schließt das Vorliegen einer mechanischen ventilatorischen Insuffizienz aus. Die Differenz zum Ruheminutenvolumen ergibt die Größe der ventilatorischen Reserven. Eine respiratorische Insuffizienz ist damit nicht ausgeschlossen. Erst mit dem Begriff der Luftverteilungsstörungen, der Residualluftzunahme und des ventilatorischen Totraumes werden die Probleme der Gasaustauschfunktion von der ventilatorischen Seite her näher berührt. Ein abnorm hohes Ruheminutenvolumen kann darauf Hinweis geben. Zur genaueren Erfassung der vorliegenden Störungen sind Gasanalysen erforderlich (Übersicht bei BARTELS, BÜCHERL, HERTZ, RODEWALD u. SCHWAB 1960).

Bei den Messungen an Leichenlungen treten die ventilatorischen Störungen in vier charakteristischen Formen auf, die sich meist auf bestimmte Formen des Emphysems zurückführen lassen (HARTUNG 1958; GIESE 1961). Der Typus der schlaffen Lunge entspricht der senilen Lunge und insbesondere dem primären diffusen atrophischen Emphysem. Die Mechanik der starren Lungen wird vor allem von einer mehr diffusen Gerüstfibrose oder von Pleuraschwarten geprägt. Tritt ein komplizierendes Emphysem hinzu, so ergibt sich der Typus der Narbenlunge mit kombiniert restriktiv-obstruktiven Störungen. Der Typus der ausgeprägten obstruktiven Störung schließlich ist mit dem bronchostenotischen Blasenemphysem identisch. Die Hauptmerkmale dieser Formen sind in der Tabelle 8 zusammengestellt. Bei eingehender Diskussion der Leichenlungenwerte mit den klinischen Funktionsbefunden (Übersichten bei LOTTENBACH 1956; LOTTENBACH, NOELPP-ESCHENHAGEN u. NOELPP 1956; ROSSIER, BÜHLMANN u. WIESINGER 1958; KNIPPING,

Tabelle 8. *Elastizitätswerte von Leichenlungen mit verschiedenen krankhaften Veränderungen*
(teilweise übernommen aus: HARTUNG, Erg. inn. Med. **15**, 1960). Normwerte und Charakterisierung der Meßgrößen s. Tabelle 3, S. 49.

	Diffuse atrophische Emphyseme	Stauungs-lungen	Fibrose, Morbus Boeck	Silikose	Normale jugendliche Lunge, experimentelles, akutes Emphysem	Broncho-stenotische Blasen emphyseme	Riesenblasen-emphysem
Kollapsvolumen ml	2665	2300	2200	2680	1850	2540	8100
Minimalluftanteil am Kollapsvolumen %	52,7	29,4	34,1	47,1	53,5	57,3	75,0
Mittlere Dehnbarkeit (compliance) in den Grenzen der Vitalkapazität Liter/cm H_2O	0,50	0,19*	0,09	0,32	0,24	0,91	etwa 3,3
Statische Retraktionskraft gegen Luft cm H_2O							
Inspirationslage	—5,5	—5*	—10	—	—	—3,5	—1,0
Exspirationslage	—0,5		—1		—	—0,4	0,0
Volumelastizitätsmoduln $\times 10^3$ dyn/cm²							
Inspirationslage	13,0	Ø	107,8	22,5	48,4	7,1	etwa 3,9
Mittellage	9,0	91,0	14,0	7,6	19,5	5,0	0,0
Exspirationslage	6,3	11,9	4,2	6,0	14,2	3,5	0,0
Tiffeneau-Test aus Vitalkapazitätsfüllung %	24	36	19	32	wechselnd 21—28	17	9
Maximale Atemstromstärke Liter/1. sec	0,6	0,5*	0,5	0,6	um 0,5	0,4	0,2
Hysteretischer Dehnungsrückstand (Akkommodationsbreite) %	10	5*	24	18,5	wechselnd	etwa 35	Keine Akkommodation möglich
„Totraumeffekt"	Ø	Ø	+	+	(+)	++	+++
Maximales Ventilationsvolumen Liter/min	51,0	54,0	28,5	51,2	etwa 45	31,9	13,5

* Nur $^1/_2$ Vitalkapazitätsauffüllung möglich.

BOLT, VALENTIN u. VENRATH 1958; COMROE, FORSTER, DUBOIS, BRISCOE u. CARLSEN 1955; HAMM 1958; EHRNER 1960; KNIPPING u. BOLT 1961 u. a.) konnte eine gute, in manchen Punkten erstaunlich genaue Übereinstimmung festgestellt werden.

2. Die schlaffe Lunge. Ihre Ventilationsstörungen sind durch die Befunde bei dem primären diffus-atrophischen Emphysem charakterisiert (Tabelle 8, Spalte 1; *Alterslunge*, Tab. 3, S. 49).

Die allgemeine Minderung der elastischen Qualitäten erweist sich in einer ungenügenden Retraktion (erhöhtes Kollapsvolumen mit vermehrter Minimalluft, verminderte statische Retraktionskraft, abgeschwächter Atemstoß), in einer erhöhten Dehnbarkeit (höhere compliance, erniedrigte Volumelastizitätsmoduln auch in Inspirationslage) und in einer erhöhten elastischen Unvollkommenheit (vermehrte hysteretische Dehnungsrückstände). Es tritt aber kein auf Stenose beruhender Totraumeffekt auf. Insgesamt ist die maximale Ventilationsfähigkeit auf etwa die Hälfte des Normwertes jugendlicher Lungen herabgesetzt.

3. Die restriktive und die kombiniert restriktiv-obstruktive Ventilationsstörung.

α) Für die *unkomplizierte restriktive Störung* im Sinne der starren Lunge wurden als Beispiel die chronischen Stauungslungen mit brauner Induration bei Mitralfehlern herangezogen (Tabelle 8, Spalte 2). Bei Pleuraschwarten ergeben sich hinsichtlich Dehnbarkeit und Dynamik ähnliche Befunde. Eine Beziehung zu Emphysem liegt gewöhnlich nicht vor.

Das verhältnismäßig hohe Kollapsvolumen der Stauungslungen beruht auf einer Zunahme der Gerüstsubstanzen und auf dem erhöhten Blutgehalt. Der Minimalluftanteil ist erniedrigt. Die Dehnbarkeit ist erheblich eingeschränkt (eine Aufblähung auf den vollen Sollwert der Vitalkapazität ist nicht möglich, der Volumelastizitätsmodul ist bereits in Mittellage sehr hoch). Die elastische Retraktionsfähigkeit ist in dem gegebenen kleinen Dehnungsbereich gut (fast normaler Tiffeneau-Test), die Leistungswerte sind aber entsprechend der stark verminderten Vitalkapazität gering, das maximale Ventilationsvolumen beträgt nur etwa die Hälfte des Wertes normaler jugendlicher Lungen.

Formal sind auch die Restlungen zu den starren Lungen zu rechnen, weil sie, bezogen auf die Gesamtlunge, überdehnt werden und dadurch in den Bereich verminderter Dehnbarkeit geraten (Meßwerte Tabelle 6, S. 77).

Hierzu ist ein Modellversuch von ZEILHOFER (1960) besonders instruktiv. Bei der experimentellen Beatmung eines Einblasenmodells aus Gummi ergeben sich für die restriktive Störung typische Werte, wenn der Ballon teilweise mit Wasser gefüllt wird. Dadurch fällt ein entsprechender Teil der Ballonwand bei der Dehnung aus, die freie Blasenwand wird durch die Schwere des eingefüllten Wassers vorgedehnt und muß die gesamten Volumschwankungen tragen. Diese experimentelle Situation entspricht den Verhältnissen in der Restlunge, z. B. nach Schrumpfung größerer Abschnitte.

β) Von einem begleitenden und komplizierenden Emphysem werden die Ventilationsstörungen bei den Narbenlungen mit mehr herdförmigen

Fibrosen mitbestimmt. Es liegen *kombinierte restriktiv-obstruktive Störungen* vor, deren Werte den relativen Anteilen von Fibrose und Emphysem entsprechen.

Als Beispiel eines vorwiegend restriktiv bestimmten Falles wurde ein sehr ausgeprägtes Narbenemphysem bei M. Boeck (Tabelle 8, Spalte 3), als Beispiel einer mehr obstruktiven Störung eine mittelschwere Anthrako-Silikose mit starkem Begleitemphysem ausgewählt (Tabelle 8, Spalte 4). In beiden Fällen lag ein Cor pulmonale vor.

Die statisch-elastischen Werte geben eine teils verminderte, teils nahezu normale Volumendehnbarkeit (Silikosefall, hier aber als zufälliger Mittelwert aus wenig dehnbaren fibrotischen und übermäßig dehnbaren emphysematischen Anteilen!). Die schlechten dynamischen Werte (Tiffeneau-Test, Atemstromstärke) weisen ebenso wie eine erhöhte Luftretention (Totraumeffekt +) auf das Vorliegen einer durch das Emphysem bedingten zusätzlichen obstruktiven Störung hin. Die maximale Ventilationsfähigkeit ist bei dem Fall von M. Boeck sehr stark vermindert. Bei dem Silikosefall erscheint sie wegen des noch verhältnismäßig guten Atemstoßes weniger stark eingeschränkt; hier sind offenbar Verteilungsstörungen und Perfusionsstörungen wesentliche Teilursache der kardio-respiratorischen Insuffizienz gewesen (s. auch UEHLINGER, FUCHS, BÜHLMANN u. UEHLINGER 1960).

4. Die obstruktive Ventilationsstörung. Der Mechanismus der *akuten Obstruktion* mit akuter emphysematischer Überblähung der Lunge wird aus einem Experiment deutlich, bei dem in eine auf ihre normalen Werte zuvor geprüfte jugendliche Lunge Maschinenöl in die Bronchien eingebracht und mittels einer starken Luftaufblähung in die feineren Luftwege versprüht wurde (Tabelle 8, Spalte 5).

Trotz intakter Elastizität ist infolge der Verlegung der Luftwege die Retraktion stark verzögert und unvollständig (erhöhte Minimalluft, erheblich erniedrigter Tiffeneau-Test, höhere Dehnungsrückstände, die bei mehrfacher Dehnung wechseln), die Dehnbarkeit (compliance, Volumelastizitätsmoduln) ist dagegen weiterhin praktisch normal. Das maximale Ventilationsvolumen fand sich um über die Hälfte des normalen Ausgangswertes herabgesetzt.

Bei den *obstruktiven broncho- bzw. bronchiolostenotischen Emphysemen*, bei denen bereits ein blasiger Umbau des Lungengewebes besteht, treten die Störungen noch prägnanter in Erscheinung, besonders bei dem Fall eines Riesenblasenemphysems (Tabelle 8, Spalten 6 und 7).

In der Dehnbarkeit erscheinen die Lungen gewöhnlich als abnorm schlaff (hohe compliance, u. U. in den niederen Dehnungslagen überhaupt kein elastischer Widerstand mehr nachweisbar wie bei einem schlaffen Sack), das Kollapsvolumen ist groß wegen des sehr hohen Minimalluftanteils besonders in den großen Blasen, die praktisch kaum entleert werden. Die Retraktionsfähigkeit ist sehr stark herabgesetzt (geringe statische Retraktionskraft, extrem niedriger Tiffeneau-Test, schwacher Atemstrom). Die Dehnungsrückstände sind bei stark positivem Totraumeffekt sehr hoch, u. U. ist eine Akkommodation auf konstante Kollapsvolumina nicht zu erreichen. Das maximale Ventilationsvolumen ist wegen der Verminderung der Vitalkapazität (infolge Residualluftzunahme) und der starken Einschränkung der dynamischen Atemwerte auf ein Drittel und weniger der Normwerte abgesunken.

Dieser Typus des bronchostenotischen Blasenemphysems weist nach den Ergebnissen der histomechanischen Messungen somit die stärksten Ventilationsstörungen auf.

b) Die Perfusionsstörungen

1. Übersicht. Der Lungenkreislauf weist einige Besonderheiten auf, die für die vorkommenden Perfusionsstörungen von Bedeutung sind (*Übersichten* bei v. HAYEK 1953; HALMAGYI 1957; LOCHNER 1957; GIESE 1957, 1961; PIIPER 1960; MATTHES, ULMER u. WITTEKIND 1960; MATTHES 1960; MEESSEN 1960; SCHOEDEL u. GROSSE-BROCKHOFF 1961; *Anastomosen:* TÖNDURY u. WEIBEL 1958; WEIBEL 1959; *Bronchialarterien:* FLORANGE 1960; *klinische Angiographie:* BOLT, FORSSMANN u. RINK 1957; SEMISCH, KÖLLING, GESSNER u. WITTIG 1958).

Den niedrigen Arbeitsdrucken entsprechend wird der kleine Kreislauf zum Niederdrucksystem gerechnet (GAUER u. HENRY 1956). Der Windkessel reicht mit Gefäßen elastischen Typs bis weit in die Lungen hinein. Die Gefäßfüllung wird stark von der Situation im großen Kreislauf (Blutspeicherfunktion, SJÖSTRAND 1951) und von der Leistungsfähigkeit des linken Herzens mitbestimmt. Ständig muß das gesamte Herzzeitvolumen die Lungen passieren. Es besteht keine Kreislaufregulierung nach dem Blutbedarf wie in weiten Gebieten des großen Kreislaufs, es erfolgt nur eine gewisse Durchblutungsregulierung gemäß den aktuellen Gasteildrucken im Blut und im Alveolarraum (v. EULER 1951). Der Ort des Hauptströmungswiderstandes ist weniger scharf als im großen Kreislauf auf das Gebiet der Arteriolen begrenzt, sondern scheint zu wesentlichen Teilen noch in das Gebiet der Präcapillaren und Capillaren zu fallen. Die funktionelle Zu- und Abschaltung von Capillarabschnitten je nach den Strömungsbedingungen kann die Gesamtwiderstände erheblich variieren. Das Capillargebiet entspricht nicht dem einfachen Verzweigungstyp, sondern ist funktionell gegliedert in einen ständig durchströmten Anteil, dem im Nebenschluß ein fakultativ durchströmtes feineres Netzcapillarsystem angegliedert ist (GIESE 1957).

Ein zusätzlicher wesentlicher Faktor für die Perfusion ist mit den rhythmisch wechselnden, unter pathologischen Bedingungen u. U. beträchtlich hohen Umgebungsdrucken im Thorax gegeben. Sie bestimmen zusammen mit dem Gefäßinnendruck gemäß der transmuralen Druckdifferenz die passive Weiteregulation der Gefäße, auf die zusätzlich der elastische Zug des wechselnd stark gespannten Lungengewebes Einfluß hat. Diese mechanischen Beziehungen sind insbesondere im Capillargebiet wirksam (TENDELOO 1910; MIYATA 1939; SCHUMANN 1951; K. ALTMANN 1954) und stellen einen Anpassungsmechanismus für die Perfusion an wechselnde Beatmungsgrößen dar.

Die Existenz eines zusätzlichen nutritiven Kreislaufsystems schließlich eröffnet die Möglichkeit des Blutzustromes aus dem großen Kreislauf.

2. Organische und funktionelle Strombetteinschränkungen.

$\alpha)$ Die *organischen Gefäßverschlüsse* sind morphologisch klar zu erkennen; die postmortale Angiographie ergibt die beste Übersicht. Die vielfältigen, von den Vorkrankheiten abhängigen Formen sind in den speziellen Abschnitten angeführt.

Die lokale Durchblutungsdrosselung wirkt sich bezüglich des Gasaustauscheffektes meist eher günstig aus, weil es dadurch zu einer Anpassung an die unzureichende Belüftung kommt. Im bronchostenotischen Blasenemphysem scheint die Perfusionsdrosselung den Ventilationsdefekt noch zu überwiegen, so daß eine Totraumventilation besteht. Bei dem diffusen atrophischen Emphysem kommt es gewöhnlich nur zu einem Abbau der feineren Netzcapillaren; das restierende Stromcapillarnetz genügt, um einen ausreichenden Ruhegasaustausch zu unterhalten.

$\beta)$ Die *funktionellen Strombetteinengungen* infolge abnormer Gasdrucke sind der morphologischen Untersuchung nicht zugänglich. Die Klinik mißt ihnen für die Fälle von Cor pulmonale mit alveolärer Ventilationsstörung Bedeutung bei. Nach den anatomischen Befunden hat man mit ihnen am ehesten bei den generalisierten sekundären Emphysemen zu rechnen.

$\gamma)$ Die *mechanischen Beziehungen zwischen Ventilation und Perfusion* lassen sich dagegen auch an der Leichenlunge untersuchen (GERHARDT 1904, 1910; ROMANOFF 1911; CLOETTA 1911, 1913; HARTUNG u. DELFMANN 1960). Es ergibt sich eine klare Abhängigkeit der Perfusionsgröße vom arteriellen Einlaufdruck, vom venösen Abflußwiderstand, vom Lungendehnungsgrad und vom intrapulmonalen Druck. Die Ergebnisse entsprechen Untersuchungen an der isolierten Hundelunge von PIIPER (1957, 1960).

Angewandt auf pathologisch veränderte Lungen ergibt die recht diffizile und zahlreichen Fehlermöglichkeiten unterworfene Methode insbesondere Anhaltspunkte für die hämodynamischen Verhältnisse (HARTUNG u. DELFMANN 1960; BACKMANN, unveröffentlicht).

Bei *Gerüstsklerosen* und ausgedehnteren herdförmigen Fibrosen mit Narbenemphysem liegt eine starke Durchblutungsdrosselung vor, die dem Ausmaß der morphologisch sichtbaren Gefäßobliteration entspricht.

Bei den *primären diffusen Emphysemen* ist die Durchströmbarkeit nur mäßig herabgesetzt. Auffällig ist vor allem die verhältnismäßig geringe Variabilität bei Änderungen der Dehnungslage, die — ähnlich wie bei den kleinen Bronchien — aus einer unvollkommenen Übertragung der Weiteänderungen auf die Gefäße resultiert und eine erhebliche Einschränkung der Funktionsreserven anzeigt.

Bei den *bronchostenotischen blasigen Emphysemen* scheint die Durchströmbarkeit stärker eingeschränkt zu sein. Der Effekt ist in seiner Deutung unsicher, weil in den meisten Fällen sekundär-hypertonische Veränderungen an den Gefäßen bestehen. Von erheblicher Bedeutung ist der an normalen Lungen erhobene Befund, daß die Durchströmung schon bei positiven Alveolardrucken um 10—20 cm H_2O auf ein Drittel bis Viertel der optimalen Ausgangsgröße absinkt. Da bei den bronchostenotischen Emphysemen über längere Perioden der Exspiration Alveolardrucksteigerungen bestehen, ist bei ihnen mit erheblichen ventilatorisch bedingten Perfusionsstörungen zu rechnen.

Zusammenfassend kann man aus diesen Befunden schließen, daß die vasculär bedingten Minderungen der Diffusionskapazität und die zu Cor pulmonale führenden Widerstandserhöhungen bei den bronchostenotischen Emphysemen überwiegend auf funktionellen, bei den Narbenemphysemen mehr auf organischen Strombahneinengungen beruhen. Bei den diffusen atrophischen Emphysemen bleiben die Störungen noch in erträglichen Grenzen, die Reserven sind aber vermindert.

3. Der Blutgehalt der Lungen. Systematische Messungen an Leichenlungen hat BACKMANN (1961) durchgeführt. Die von LOCHNER (1957) angegebenen Werte wurden im wesentlichen bestätigt. Bei normalen Lungen beträgt der Blutgehalt im Mittel 68 (48—74) ml/100 g blutfreies Frischgewicht, der durchschnittliche absolute Blutgehalt etwa 500 ml, entsprechend 10% der zirkulierenden Blutmenge. Bei akuter Blähung und insbesondere bei diffusem atrophischem Emphysem ist der Blutgehalt vermindert. Er beträgt bei Emphysem 44 (34—58) ml/100 g blutfreies Frischgewicht. Das entspricht einer gegenüber der Norm um etwa ein Drittel herabgesetzten Gesamtblutmenge von durchschnittlich 325 ml. Diese Verminderung des Blutgehaltes ist im wesentlichen Folge des Capillarverlustes.

Aussagen zu der von ROUGHTON (1945) auf 60 ml in Ruhe und 95 ml während Belastung geschätzten „aktiven", d. h. in unmittelbarem Gasaustausch stehenden Capillarblutmenge sind mit dieser Methode nicht möglich. Mit morphometrischen Methoden hat aber neuerdings WEIBEL (1962) eine Bestimmung des Capillarblutvolumens in der menschlichen Lunge versucht. Er ist dabei auf Werte bis zu 200 ml gekommen, die wesentlich größer sind als bislang angenommen wurde. Entsprechend der engen gegenseitigen Beziehung zwischen aktivem Capillarblutvolumen und Kontaktzeit wäre dann mit längeren Kontaktzeiten zu rechnen, wie sie von PIIPER (1960) gefunden wurden (s. dazu weiter S. 136). Bei Emphysem ist durch den Capillarabbau nicht nur die Austauschfläche verkleinert, sondern auch der Blutgehalt und insbesondere das aktive Capillarblutvolumen vermindert (BACKMANN 1963).

4. Intrapulmonale Shunts. Arterio-venöse Anastomosen im Pulmonaliskreislauf spielen anscheinend keine besondere Rolle. Messungen über den Durchtritt von 20, 30 und 40 μ großen Kügelchen (BOSTROEM u. PIIPER 1955; SCHOEDEL 1955) haben ergeben, daß ein großer Teil der 20 μ großen Kügelchen in den venösen Schenkel gelangte, die größeren wurden nahezu vollständig zurückgehalten. Vergleichende Bestimmungen der Kurzschlußdurchblutung mit Hilfe der Sauerstoffwerte zeigten, daß die Kügelchen das Capillarsystem verhältnismäßig langsam passiert haben mußten. Dieser Befund steht mit der morphologisch erschlossenen Gliederung in Strom- und Netzcapillaren in Einklang. Die durchschnittlich 20—40 μ weiten Stromcapillaren sind nicht mit Anastomosen gleichzusetzen, weil ein Gasaustausch in ihnen möglich ist.

Viel bedeutsamer sind die funktionellen Kurzschlüsse (Blutshunt) infolge Durchblutung nicht oder nur unzureichend belüfteter Lungenabschnitte, auf die im Zusammenhang mit dem Totraum eingegangen werden soll.

Präcapilläre broncho-pulmonale Shunts im Sinne einer Aortalisation des Lungenkreislaufs (GIAMPALMO u. SCHOENMACKERS 1952) sind insbesondere Folge entzündlicher Prozesse oder von Verschlüssen der Pulmonalarterien. Sie haben ihre größte Bedeutung bei den Bronchiektasen, in indurierten Lungenabschnitten und bei Pleuraverschwartungen, bei denen eine ausgiebige Vascularisation aus Arterien der Thoraxwand erfolgen kann. Die durchschnittlichen Lichtungsweiten der extrapulmonalen Bronchialarterienstämme nehmen in solchen Fällen etwas zu (REICHEL 1962). LAPP (1951) hat eine geringe Vermehrung der Shunts auch bei chronischem Emphysem beschrieben. Eine wesentliche funktionelle Bedeutung ist aber wohl nur für das Narbenemphysem anzunehmen, und zwar auf Grund der dabei vorliegenden Schrumpfungsherde, in denen die Pulmonalzirkulation weitgehend ausgefallen ist. Bei erheblichen Links-Rechts-Shunts ist mit einer zusätzlichen Belastung der rechten Herzkammer, u. U. auch der linken zu rechnen.

Die als physiologisch zu betrachtende Beimischung aus den Bronchialvenen in das arterialisierte Pulmonalvenenblut macht etwa 2% des Lungenstromvolumens aus. Sie erfolgt über das veno-venöse bronchopulmonale Anastomosennetz, das bei verschiedenen krankhaften Zuständen einen funktionell erheblichen parapulmonalen veno-venösen Kurzschlußweg darstellen kann (SCHOENMACKERS 1960).

c) Die Diffusionsstörungen

1. Übersicht. Die Diffusion wird heute allgemein als physikalischer Vorgang angesehen. Sie folgt den Druckgefällen zwischen Alveolarluft und Lungencapillarblut und ist von der Ausdehnung und den Materialeigenschaften der permeablen Schichten abhängig (*Übersichten* bei LILJESTRAND 1925; BARCROFT 1928; BARTELS 1956, 1961; FORSTER 1957; GOEBEL 1959; MATTHES 1960; MEESSEN 1960; PIIPER 1960; THEWS 1961; GIESE 1961; *Morphologie der alveolo-capillären Membran:* v. HAYEK 1953; BARGMANN 1956; GIESEKING 1956, 1960; SCHULZ 1959). Es interessieren in erster Linie die Diffusionsverhältnisse des Sauerstoffes, dessen gegenüber dem Kohlendioxyd wesentlich geringere Diffusionskapazität eher die kritische Grenze erreicht.

Der Austausch erfolgt durch die alveolo-capilläre Membran. Deren Gesamtfläche ist der Diffusionskapazität direkt proportional. Etwa 80% der Alveolarwandfläche weisen eine Membrandicke von 0,15—0,5 μ auf und dienen als „aktive Lungenoberfläche" unmittelbar dem Gasaustausch. Die gesamte innere Oberfläche der Lunge wird inspiratorisch zunehmend auf 30—100 m² geschätzt. Änderungen im materiellen Aufbau der Membran, insbesondere aber Verlängerungen der Diffusionsstrecke zwischen Alveolarluft und den in der Capillare befindlichen Erythrocyten können Ursache der als *Pneumonose* (KNIPPING 1935) bezeichneten Diffusionsstörungen im engeren Sinne sein.

Die alveolären Gasteildrucke werden durch die Güte der alveolären Ventilation bestimmt. Auf der Blutseite sind die Capillarblutmenge, die hämodynamisch bestimmte Kontaktzeit und der Venosierungsgrad des in die Lunge einströmenden Blutes sowie dessen Hämatokrit die entscheidenden Faktoren. Belüftung und Durchblutung stellen also zusätzlich zu den eigentlichen Membranfaktoren wesentliche Größen für die Diffusionskapazität dar, die unter krankhaften Verhältnissen ganz im Vordergrund stehen können. Man mißt aber heute den Membranfaktoren wieder eine größere Bedeutung zu, als sie KREUZER (1953) an Hand von Modellversuchen angenommen hatte (Übersichten s. Bad Oeynhausener Gespräche IV, Springer 1961).

2. Die Membranstörungen.

α) Unter den *Membranfaktoren* hat die Reduktion der Kontaktfläche für das Emphysem die größte Bedeutung. Nach UEHLINGER (1956; WILSON 1927) ist es geradezu die Krankheit der Kontaktflächenreduktion. Maßgeblich dafür sind der Abbau der intraacinären Septen und der Capillarverlust.

Die Größe der aktiven Lungenoberfläche weist einen charakteristischen Altersgang auf, der in den Formeln für die maximale Diffusionskapazität Berücksichtigung gefunden hat. Nach einer stürmischen Zunahme während des Wachstums (ENGEL 1950) kommt es mit zunehmendem Alter zu einer allmählichen Verminderung, die in den senil-emphysematischen Abbau fließend übergeht (FUEST u. HAAS 1958; HAAS 1958; HIERONYMI 1960; HENSCHEL 1960).

Für den emphysematischen Umbau des Acinus hat GIESE (1961) an Hand morphologischer Größen den Kontaktflächenverlust, der sich bei Umbau aller Acini in kugelähnliche leere Hohlräume maximal ergeben könnte, auf 93% geschätzt.

Bei den hochgradigen diffusen atrophischen Emphysemen ist mit Kontaktflächenreduktionen zwischen 50 und 75% zu rechnen, die etwa von einem Wert von 50% an zu merklichen Störungen unter Belastung führen (UEHLINGER 1956). Die Kontaktflächenreduktion ist bei den atrophischen Emphysemen am stärksten. Die sekundären Emphyseme weisen zwar im Bereich der Läsionen einen hochgradigen Abbau auf, doch liegt zwischen den Herden weitgehend unverändertes Lungengewebe, so daß der Gesamtverlust kein derart hohes Ausmaß erreicht. Die gerade bei den sekundären Emphysemen auftretenden schweren Störungen sind überwiegend Folge der Ventilations- und Perfusionsdefekte und eines gestörten Belüftungs-Durchblutungsverhältnisses. Insofern bedürfen die Angaben von SWEET, WYATT u. KINSELLA (1960) einer Revision (vgl. S. 145). Klinische Kontaktflächenbestimmungen mit Hilfe von Messungen der Diffusionskapazität haben eine Reduktion auf 53% bei Emphysematikern ohne Cor pulmonale und auf 30% bei Emphysematikern mit Cor pulmonale ergeben (DONALD u. Mitarb. 1952). Bei der Interpretation derartiger klinischer Messungen sollte man sich allerdings der ungewöhnlich großen methodischen Schwierigkeiten stets bewußt bleiben.

β) Membranstörungen im Sinne der Pneumonose haben für das Emphysem nur eine recht geringe Bedeutung, die sich im wesentlichen auf die Verlängerung der Diffusionsstrecke bei den Narbenemphysemen beschränkt.

Bei intraacinären Fibrosierungsprozessen, die bei manchen Kollagenosen, bei Strahlenfibrose und vor allem bei der progressiven interstitiellen Lungenfibrose zu finden sind, werden die Capillaren durch neugebildetes Fasergewebe oder auch durch Organisation von alveolärem Exsudat vom Luftraum abgedrängt, sofern sie nicht vollständig veröden (UEHLINGER u. SCHOCH 1957; GROSS 1960 u. a.). Nicht selten kommt es zu einer kubischen Umwandlung des Alveolarepithels über fibrotischen Partien, die eine respiratorische Bewegung verhindern. Die Diffusionsstrecke wird dadurch erheblich verlängert. In diesen Fällen spricht man zu Recht von einem *alveolo-capillären Block* (AUSTRIAN u. Mitarb. 1951).

Aber auch in diesen Fällen mit morphologisch nachweisbaren schweren Membranstörungen bestehen gleichzeitig Ventilations- und Perfusionsstörungen, deren funktionelle Bedeutung die membranbedingte Einschränkung der Diffusionskapazität wahrscheinlich noch übertrifft. Sie sind mit der histomechanischen Untersuchung (S. 126) und im Perfusionsversuch (S. 131) zu demonstrieren. Eine Einordnung der Lungenfibrosen unter die Pneumonosen (BALDWIN, COURNAND u. RICHARDS 1949) scheint daher nicht zweckmäßig zu sein, da die Grundvoraussetzung für den Nachweis einer membranbedingten Diffusionsstörung, eine annähernd normale alveoläre Ventilation, meist nicht gegeben ist.

3. Die ventilatorischen und vasculären Verteilungsstörungen.

α) Die *Ventilationsstörungen* bei Emphysem wurden bislang vorwiegend unter dem Gesichtspunkt der globalen Ventilationsgröße behandelt (S. 127). Für die respiratorische Funktion ist aber der Anteil der durch die Ventilation geförderten Luft entscheidend, der zum Austausch mit dem Capillarblut kommt. Bei den meisten funktionell bedeutsamen Emphysemen sind nicht so sehr die quantitativen, sondern die qualitativen Ventilationsstörungen die Ursache der Insuffizienz.

Während bei den diffusen atrophischen Emphysemen die Homogenität der Lunge noch annähernd gewahrt bleiben kann, führen alle krankhaften Prozesse im Lungengewebe und in den Luftwegen zu einer funktionellen Inhomogenität.

Herdförmige Fibrosen behindern im Sinne der *statischen Inhomogenität* die inspiratorische Dehnung und exspiratorische Retraktion. Bei den feinherdigen dicht gestreuten Prozessen ist dabei insbesondere mit dem Auftreten einer funktionell minderwertigen kollateralen Pendelventilation zu rechnen (HARTUNG 1961), während die grobherdigen Prozesse mehr zu großräumigen Belüftungsdifferenzen führen. Alle Stenosen der Luftwege bewirken eine *dynamische Inhomogenität* mit Hypoventilation der stenosedistalen Lungenabschnitte. Die Lunge zerfällt in zahlreiche unterschiedlich belüftete Abteilungen (compartments, BRISCOE u. COURNAND 1959; BRISCOE 1959).

Eine annähernde Abschätzung der Größe derart (exspiratorisch) ventilationsgestörter Räume ist an der Leichenlunge durch die Bestimmung des sog. *Totraumeffektes* mittels Messung der bei stufenweise gesteigerter Aufblähung auftretenden Luftretention möglich (HARTUNG 1959, 1960). Ein positiver Totraumeffekt tritt bei den ausgedehnteren Narbenemphysemen und insbesondere bei den bronchostenotischen Emphysemen in Erscheinung (Tabelle 8, S. 127), d. h. bei den Fällen, bei denen eine ausgesprochene dynamische oder statische Inhomogenität vorliegt.

Dieser histomechanische Befund entspricht am ehesten den aus der fortlaufenden Exspirationsluftanalyse bekannten sukzessiven Verteilungsstörungen (ULMER 1956; MATTHES u. ULMER 1957; REICHEL 1961), die sich aus der ungleichmäßigen Entlüftung von unterschiedlich in ihrer Exspiration gestörten Lungengebieten ergibt. Er zeigt eine Ausdehnung des morphologisch definierbaren anatomischen Totraumes auf das eigentliche Alveolargebiet an.

β) Für die *vasculären Faktoren* im Rahmen der Diffusionsstörungen ergeben sich hinsichtlich der Blutverteilung ähnliche Aspekte wie für die Luftverteilungsstörungen. Die zirkulatorische Verteilungsstörung kann angiographisch sichtbar gemacht werden. Fibrosen mit Gefäßobliteration, Rarefikation der feineren Gefäßnetze und Engstellungen in komprimierten Lungenabschnitten sind die häufigsten Ursachen. Zu ihnen gesellen sich die mechanischen und funktionellen Rückwirkungen von Belüftungsstörungen auf die Gefäßweite.

Die wichtigste Kenngröße für die Lungenzirkulation ist die *Kontaktzeit*. Sie begrenzt die Diffusionskapazität in den Fällen, bei denen das Blut die Capillaren zu schnell passieren muß und nicht vollständig aufgesättigt werden kann. Wahrscheinlich wird die maximale Sauerstoffaufnahmemöglichkeit (maximale Diffusionskapazität) überhaupt durch die Kreislaufgrößen begrenzt.

Die Bestimmung der Kontaktzeit ist schwierig und problematisch, zumal bei Lungenkrankheiten, die mit Ventilationsstörungen einhergehen. Die Angaben über die normale Größe weichen erheblich voneinander ab. Die neueren Angaben (s. MATTHES 1960; PIIPER 1960) liegen bei 0,7—1 sec. PIIPER hat mit einer neuen experimentellen Methode an der isolierten Hundelunge eine Kontaktzeit von 1,9 sec gefunden. Dieser längeren Kontaktzeit entspricht das Ergebnis neuerer morphometrischer Untersuchungen von WEIBEL (1962), der eine von Lungengröße und Blutfüllungsgrad abhängige anatomische Capillarkapazität von 75—200 ml errechnet hat.

Von morphologischer Seite werden zu dem Begriff der Kontaktzeit, insbesondere zu ihrer Verkürzung in pathologischen Fällen neuerdings Zweifel geäußert.

MEESSEN (1960) hat an Hand einer Berechnung der für bestimmte capilläre Durchflußzeiten erforderlichen Drucke darauf hingewiesen, daß Kontaktzeiten unter 1 sec unwahrscheinlich seien. Nach der von GIESE (1957) entwickelten Vorstellung einer funktionellen Differenzierung der Endstrombahn in Netz- und Stromcapillaren kann es sich bei den Kontaktzeiten überhaupt nur um Durchschnittswerte handeln. Die Anpassung an eine erhöhte respiratorische Funktion mit erhöhtem Herzzeitvolumen wäre danach eher durch eine Eröffnung zusätzlicher Capillargebiete verständlich, eine Annahme, die der klinisch nachgewiesenen anfänglichen Herabsetzung der Strömungswiderstände bei vermehrter Belastung entspricht. MEESSEN weist weiter darauf hin, daß die Reserven in besonderem Maße in dem Oberflächenfaktor liegen, möglicherweise auch in der Capillarlänge, die unter normalen Bedingungen mehr als ausreichend für eine volle Aufsättigung sein könnte. Auch in diesem Falle wäre eine Begrenzung der maximalen Diffusionskapazität durch Kreislauffaktoren gegeben.

Bei den Emphysemen liegt stets eine erhebliche Capillarreduktion vor (s. o.). Reservecapillargebiete stehen nicht mehr zur Verfügung. Es werden dadurch zunächst die Reserven der Diffusionskapazität eingeschränkt. In den fortgeschrittenen Stadien des Capillarabbaues können Diffusionsstörungen auch in Ruhe manifest werden. In diesen Fällen ist auch mit einer Verkürzung der Kontaktzeit aus hämodynamischen Gründen zu rechnen. Das Fehlen nennenswerter klinischer Erscheinungen bei Kranken mit erheblichen diffusen atrophischen Emphysemen zeigt, daß das restierende grobe Stromcapillarnetz allein für einen in Ruhe und bei geringer Belastung genügenden Gasaustausch ausreicht.

Die organische Einschränkung des Capillarbettes erreicht bei den verschiedenen Formen des Emphysems nur selten ein derartiges Ausmaß, daß sie für eine manifeste Diffusionsstörung und für eine hämodynamisch bedingte Hypertonie im kleinen Kreislauf als alleinige Ursache in Betracht käme. Fast immer beruht die Minderung der Diffusionskapazität auf einer Vielzahl von Faktoren, deren Auswirkung sich insgesamt durch eine Vergrößerung des funktionellen Totraumes umschreiben läßt.

d) Die respiratorische Insuffizienz bei Emphysem

1. Die Vergrößerung des Totraumes. Unter dem funktionellen Totraum versteht man das Luftvolumen, das nach jedem Atemzug nicht zu einem Gasaustausch mit dem Blut gekommen ist. Der *anatomische Totraum* entspricht dem Volumen der Luftwege bis zum Alveolargebiet. Seine Größe wechselt mit der Dehnungslage der Lungen, weil sich der Bronchialbaum inspiratorisch erweitert (ROHRER 1925). Eine Zunahme dieses Totraumes unter krankhaften Bedingungen ist vorstellbar, wenn Lungenabschnitte belüftet, aber nicht durchblutet werden, z. B. bei embolischem Verschluß der Pulmonalarterie, bei Vorliegen grobcystisch umgewandelter Lungenpartien mit Bronchialanschluß oder auch bei Emphysemblasen, in denen das Capillarbett völlig geschwunden ist. Auch der morphologische Begriff des Störfeldes (GIESE 1962) bei Narbenemphysem entspricht diesem Sachverhalt.

Derartig eindeutige Ausdehnungen des anatomischen Totraumes auf das Alveolargebiet sind nicht oft zu finden. Schon die Trennung in ein Alveolarluftvolumen, das zum Gasaustausch kommt, und ein Totraumvolumen der Luftwege ist eine Abstraktion, weil im Grenzbereich dieser Volumina durch Diffusion und mechanische Mischvorgänge ein mit der Atemfrequenz wechselnd großer Mischluftanteil entsteht, dessen Gaskonzentrationen zur Peripherie hin immer alveolarluftähnlicher werden. Die Belüftung blasig-emphysematischer Lungenabschnitte erfolgt nicht in gleicher Stärke wie in den normalen Lungenabschnitten. Schließlich ist auch die Durchblutung kaum je total gedrosselt. Die Intensität des Gasaustausches kann von Abschnitt zu Abschnitt wechseln.

Die funktionspathologischen Nachweismöglichkeiten eines erhöhten Totraumes sind mit dem oben dargelegten Nachweis ventilations- oder perfusionsgestörter Gebiete in der Lunge erschöpft. Darüber hinaus sind nur noch grobe Abschätzungen aus den morphologischen und histomechanischen Befunden möglich.

Der *funktionelle Totraum* wird von der Klinik mit verschiedenen Methoden gemessen, die unterschiedlich große „Räume" ergeben (FOWLER 1950; FOLKOW u. PAPPENHEIMER 1955; ROSSIER, BÜHLMANN u. WIESINGER 1958). Anatomischer und funktioneller Totraum decken sich in der normalen Lunge annähernd unter Ruhebedingungen. Etwa 66—80% des Ventilationsvolumens kommen zum vollständigen Gasaustausch. Diese den Wirkungsgrad der Ventilation kennzeichnende Größe sinkt unter krankhaften Verhältnissen ab, der funktionelle Totraum wird größer.

Die Anpassung an einen durch die Vergrößerung des funktionellen Totraumes angezeigten verminderten Wirkungsgrad der Ventilationsbewegungen kann nur über eine Steigerung des Ventilationsvolumens erfolgen, die man nicht ganz korrekt als *Erfordernis-Hyperventilation* bezeichnet. Diese muß nun gewöhnlich in einem Thorax-Lungensystem geleistet werden, dessen Mechanik gestört ist. Die für eine ausreichende alveoläre Ventilation aufzuwendende Atemarbeit wird damit sprunghaft gesteigert; eine mechanische Insuffizienz des peripheren Atemapparates kann die Folge sein.

2. Die Störungen der Atemmechanik. Die mechanischen Eigenschaften der Lungen und des Thorax sind bei den verschiedenen Krankheitszuständen sehr erheblich verändert. Es kann zu einer völligen Umstellung der Ventilationsmechanik kommen, die aber selbst bei schweren Defekten noch einem ökonomischen Optimum zustrebt (ROHRER 1925; CHRISTIE 1953; LOTTENBACH, NOELPP-ESCHENHAGEN u. NOELPP 1956; ROSSIER, BÜHLMANN u. WIESINGER 1958; HAMM 1960; ZEILHOFER 1960; ATTINGER 1961 u. a.). Die Art der Störungen ist aus den histomechanischen Messungen an Leichenlungen zum größten Teil unmittelbar abzulesen (HARTUNG 1960; GIESE 1961; vgl. Tabelle 8, S. 127).

Bei den *diffusen atrophischen Emphysemen* ist die Dehnbarkeit erheblich erhöht. Der inspiratorische Arbeitsanteil gegen elastischen Widerstand ist demnach vermindert. Die schlechte Retraktionsfähigkeit der Lunge macht aber eine muskuläre Unterstützung zumindest der beschleunigten Exspiration erforderlich. Dadurch auftretende positive Intrathorakaldrucke können zu Bronchialstenosen und damit zu einer erheblichen Zunahme der viscösen Strömungswiderstände (sog. resistance) führen, die den Gewinn an inspiratorischer Arbeit weit überwiegt.

Die Erstarrung des weit gestellten knöchernen Thorax wirkt sich nach den Ergebnissen der Messungen am gesamten Thorax-Lungensystem wahrscheinlich mechanisch nur verhältnismäßig wenig aus, weil sie durch die Umstellung auf eine verstärkte abdominale Atmung ausgeglichen oder sogar überkompensiert werden kann (s. S. 53).

Bei den *bronchostenotischen Emphysemen* gewinnen die viscösen Widerstände die Hauptbedeutung. Der Arbeitsanteil gegen elastischen Widerstand, der bei den meist ebenfalls schlaffen, gelegentlich im Vitalkapazitätsbereich praktisch elastizitätslosen Lungen ohnehin vermindert zu sein pflegt, sofern nicht eine gleichzeitige stärkere Fibrose besteht, macht nur noch einen geringen Anteil an der Gesamtatemarbeit aus. Es kommt zu einer deutlichen Differenz zwischen statischer und dynamischer (effektiver) Volumendehnbarkeit, die zudem mit steigender Atemfrequenz noch weiter abnimmt. In diesem Zusammenhang spricht man von dem ,,elastischen Paradoxon'' der Emphysemlunge (ROSSIER 1956), das sich bei schneller experimenteller Aufblähung der Leichenlunge unmittelbar als Effekt einer auf ungleichen Strömungswiderständen beruhenden Luftverteilungsstörung demonstrieren läßt (HARTUNG 1957).

Am stärksten wirken sich die bestehenden Strömungshindernisse in der Exspirationsphase aus, weil sich die Lichtungsweite der Bronchien schon normalerweise in der Exspiration vermindert. Funktionell zerfällt die Lunge in zahlreiche unterschiedlich belüftete Teilabschnitte. Die wegen der Frequenzabhängigkeit der obstruktiven Ventilationsstörungen theoretisch am günstigsten erscheinende Umstellung des Atemtypus auf ein erhöhtes Atemvolumen und eine verminderte Atemfrequenz wird klinisch gewöhnlich beobachtet, wobei die exspiratorische Pause meist völlig in Fortfall kommt.

Bei den *starren Lungen* nimmt der Arbeitsanteil gegen elastischen Widerstand zu, doch ist oft der Gewinn an Atemvolumen selbst bei erheblich gesteigertem inspiratorischem Einsatz der Atemmuskulatur wegen der beträchtlich verminderten Dehnbarkeit gering. Die bei verhältnismäßig geringen Strömungswiderständen meist noch guten dynamischen Retraktionswerte zeigen, daß ein gewisser Ausgleich des Volumverlustes durch Steigerung der Atemfrequenz möglich ist, wie auch die klinischen Befunde an solchen Kranken zeigen.

Diese Kompensationsmöglichkeit über eine Atemfrequenzsteigerung fällt bei vielen *Narbenemphysemen* fort, bei denen sich die fibrosebedingte restriktive Komponente mit einer bronchiolostenotisch-obstruktiven verbindet. Es entstehen dadurch Störungen, die auf der Ventilationsseite zumindest gleich schwer sind wie bei den Kranken mit bronchostenotischen Emphysemen, die aber wegen der gewöhnlich ungleich stärkeren organischen Gefäßbetteinschränkung im Gegensatz zu jenen nahezu regelmäßig zu einer pulmonalen Hypertonie mit Cor pulmonale führen.

Bei den dicht verteilten *kleinherdigen Narbenemphysemen* treten wieder mehr dynamische, als obstruktiv erscheinende Störungen in den Vordergrund, die meist auf einer schlechten Retraktionsfähigkeit der einzelnen von der Fibrosierung betroffenen Acini beruhen. Sie führen ebenfalls, vor allem auch wegen der häufig bestehenden organischen Gefäßbetteinschränkungen, zu schweren Funktionsstörungen, die bei der routinemäßigen Beurteilung derartiger Lungen (z. B. bei nur geringer Silikose, aber starker Kohlenverstaubung) leicht übersehen werden können.

Die Obduktionsbefunde lassen sich also auch in dieser Hinsicht funktionell beurteilen und mit entsprechenden klinischen Befunden vergleichen (s. auch S. 144).

3. Die globale respiratorische Insuffizienz bei Emphysem. In allen diesen Fällen ist die Atemarbeit vermehrt (Otis, Fenn u. Rahn 1950; Otis 1954; Christie 1953; Marshall 1954; McIlroy 1954; Noelpp u. Noelpp-Eschenhagen 1956; Scherrer u. Mitarb. 1956; Segal u. Attinger 1957; Campbell 1958 u. a.). Der auf die Überwindung viscöser Widerstände entfallende Arbeitsanteil geht bei jedem einzelnen Atemzug verloren. Die Atemarbeit wird dadurch in besonderem Maße unökonomisch. Der Sauerstoffbedarf und die Kohlensäureproduktion wachsen rapide an. Damit steigen zugleich die Anforderungen an den Gasaustausch, bis schließlich der Punkt erreicht ist, an dem jeder Gewinn an alveolärer Ventilation von der Atemmuskulatur selbst aufgebraucht wird.

Die histomechanischen Befunde bei den verschiedenen Emphysemformen zeigen, daß eine derartig starke Einschränkung der Gesamtventilationsgröße bei den schweren bronchostenotischen Emphysemen und bei einem Teil der ausgedehnten Narbenemphyseme zu erwarten ist (Tabelle 8, S. 127). Die errechneten Werte der maximalen Ventilationsvolumina liegen so niedrig, daß sie mit einer auf Grund der ungünstigen Diffusionsbedingungen zu erwartenden Erfordernis-Hyperventilation zusammenfallen könnten.

Es sind dies die Fälle, bei denen nach ROSSIER (1956) selbst in Ruhe eine Globalinsuffizienz mit stark verminderter Sauerstoffsättigung und erhöhten Kohlensäuredrucken im arteriellen Blut besteht, die als ein Anpassungsstadium an die ungünstige Atemmechanik gewertet werden kann, das zwar atemmechanisch günstiger ist, aber mit einer pulmonalen Hypertonie erkauft werden muß. Bei solchen Kranken wird bei der Obduktion stets ein Cor pulmonale gefunden.

III. Die klinische Bedeutung der verschiedenen Emphysemformen

Die besprochenen Störungen der Ventilation, Perfusion und Diffusion sowie der Atemmechanik kommen zwar bei allen chronischen Emphysemen vor, sie treten aber bei den verschiedenen Emphysemformen in unterschiedlichem Maße und in wechselnder Stärke auf.

Das typische „klinische" Emphysem ist das bronchostenotische, bei dem das Funktionsbild von einer obstruktiven Ventilationsstörung beherrscht wird. Narbenemphyseme gewinnen erst klinische Bedeutung, wenn sie sich in größeren Teilen der Lunge ausgebildet haben. In diesen Fällen steht dann häufig der fibrosierende Prozeß im Vordergrund und bestimmt auch die Krankheitsbezeichnung, obwohl oft das begleitende Emphysem die funktionell wesentliche Komplikation darstellt. Das gilt bis zu einem gewissen Grade auch von nur partiell ausgebildeten bronchostenotischen Emphysemen und für manche Überdehnungsemphyseme.

Das typische „anatomische" Emphysem schließlich, das primäre diffuse atrophische Emphysem, erreicht nur in seinen stärksten Ausbildungsgraden und in Verbindung mit einer Komplikationsbronchitis klinische Bedeutung, während es im übrigen höchstens als „Alterslunge" registriert wird. Zu seiner Diagnose erweist sich neben dem Röntgenbefund die Bestimmung des Residualluftvolumens noch als der feinste klinische Indikator.

In den folgenden Abschnitten soll der Versuch unternommen werden, die morphologischen Befunde in ihrer klinischen Bedeutung darzustellen und mit klinischen Befunden zu vergleichen. Dies erscheint um so wichtiger, als durch eine genaue pathologisch-anatomische Untersuchung entsprechend der grundlegenden Definition des chronischen Emphysems eine große Zahl von Befunden erfaßt wird, die offensichtlich keine oder nur eine ganz untergeordnete funktionelle Bedeutung haben. Der Einteilungsversuch ist insbesondere auf die Ergebnisse der vorstehend beschriebenen Funktionsanalysen gestützt. Die vorhandenen, leider nur in einigen Fällen durch Meßwerte objektiv belegten klinischen Angaben wurden dazu mit verwertet.

Als besondere anatomische Kriterien für die Schwere der Veränderungen wurden der Befund eines Cor pulmonale und das Vorliegen einer durch die Lungenveränderungen bedingten pulmonalen Todesursache herangezogen. Die Fälle von sekundärer respiratorischer Insuffizienz bei Erkrankung des linken Herzens (Asthma cardiale) wurden in die Betrachtung mit eingeschlossen, weil ihre klinische Abgrenzung gelegentlich erhebliche Schwierigkeiten bereiten kann.

a) Der Anteil der verschiedenen Emphysemformen an bestimmten ventilatorischen Störungstypen

Die Tabelle 9 gibt einen Überblick über die Verteilung der aus dem Obduktionsgut diagnostizierten Ventilationsstörungen, die nach klinischen Gesichtspunkten in obstruktive, restriktive und kombiniert restriktiv-obstruktive eingeteilt sind.

1. Der *obstruktive Störungstypus* wurde am häufigsten angetroffen. Er fällt besonders in seinen schweren Formen weitgehend mit der Diagnose eines broncho-

Tabelle 9. *Übersicht über die funktionelle Bedeutung der im statistisch erfaßten Obduktionsgut beobachteten Lungenveränderungen nach klinischen Gesichtspunkten*

	Männer	Frauen	Cor pulmonale
Vorwiegend obstruktive Ventilationsstörungen			
schwer	12	2	8
mittelschwer	14	5	1
gering	13	3	—
Vorwiegend restriktive Ventilationsstörungen			
erheblich	5	4	7
gering	2	3	—
Kombinierte restriktiv-obstruktive Ventilationsstörungen			
erheblich	7	1	4
gering	5	2	—
Asthma cardiale	16	7	—

bzw. bronchiolostenotischen Emphysems zusammen. Von den besonders interessierenden Fällen mit schweren Störungen, die in gut der Hälfte der Fälle zur Entwicklung eines Cor pulmonale geführt hatten, waren bei den Männern drei, bei den Frauen beide Beobachtungen dem asthmatischen Formenkreis zuzuordnen. Bei sieben Kranken handelte es sich um Bergleute mit leichten silikotischen Veränderungen bei starker Kohlenverstaubung und mit schweren, teils bronchostenotischen, teils auch ausgedehnten und vorgeschrittenen fokalen Emphysemen. Das Verhältnis von Männern zu Frauen beträgt 3,5:1, nach Ausschluß aller Bergleute 2:1. Bei den mittelschweren Fällen handelte es sich vorwiegend um weniger ausgedehnte bronchostenotische Emphyseme und bei den Männern auch um schwere, sekundär überformte Primäremphyseme mit Komplikationsbronchitis. Die Fälle mit nur geringen obstruktiven Störungen hatten kaum noch klinische Bedeutung.

2. Der vorwiegend *restriktive Typus der Ventilationsstörung* wird der Vollständigkeit halber angeführt, zumal ein Drittel der Beobachtungen von Cor pulmonale darauf entfällt. Es handelte sich hauptsächlich um ausgedehnte Pleuraverschwartungen (gefesselte Lungen), um eine Lungenfibrose, eine schwere Silikose und um Thoraxdeformitäten. Zwar waren bei allen diesen Fällen chronisch-emphysematöse Veränderungen nachzuweisen, überwiegend partielles Überdehnungsemphysem und/oder herdförmiges Narbenemphysem, doch hatten diese gegenüber den übrigen Lungenveränderungen keine wesentliche funktionelle Bedeutung. In dieser Gruppe überwiegen die Frauen gering. Ein Cor pulmonale hatte sich bei zwei Dritteln der schweren Fälle entwickelt.

3. Bei den Beobachtungen von Lungenveränderungen mit der Folge einer kombinierten *restriktiv-obstruktiven Ventilationsstörung* wurde der Grundprozeß zwar ebenfalls von ausgedehnteren fibrosierenden Herdbildungen bestimmt, überwiegend vernarbten tuberkulösen Herden neben Silikose und chronischer Pneumonie. Er war aber jeweils mit einem ausgebreiteten, nicht selten großblasigen, gelegentlich auch mehr ausgebreitet kleinwabigen Emphysem verbunden, dessen wesentliche funktionelle Bedeutung sich bei der histomechanischen Untersuchung in deutlichen obstruktiven Störungen, insbesondere einer langsamen und unvollständigen Retraktion mit fast immer deutlich positivem Totraumeffekt manifestiert. Ein Cor pulmonale war ebenfalls bei der Hälfte der Kranken mit schwerer Funktionsstörung zur Entwicklung gekommen. Die Männer überwiegen. Auch die meisten Fälle von schwerer großknotiger Silikose gehören in diese Gruppe.

4. In der Gruppe mit *Asthma cardiale*, die aus differentialdiagnostischen Gründen mit angeführt wird, wurden nur Fälle mit länger bestehender Insuffizienz des linken Herzens (Herzfehler, alter Herzmuskelinfarkt, dekompensierte Hypertonie) berücksichtigt. Als Kriterium diente der Befund von sog. Herzfehlerzellen in der Lunge, häufiger lag aber auch das Bild einer angiektatischen Alveolarkompression (GIAMPALMO u. SCHOENMACKERS 1952) vor, in etwa einem Drittel der Fälle bestand eine chronische Stauungsinduration mit dem histomechanischen Befund einer starren Lunge. In nahezu der Hälfte der Fälle wurden klinisch Atemstörungen angegeben, z. T. war die Differentialdiagnose einer pulmonalen oder kardialen Ursache der Lungenfunktionsstörung erörtert worden. Bei einem Teil der Kranken lagen gleichzeitig ausgedehntere Lungenveränderungen vor, fast ausschließlich tuberkulöse Narbenprozesse, in zwei Fällen silikotische Veränderungen. Eine fünfmal beobachtete Hypertrophie der rechten Herzkammer war wegen der anderweitigen Herzerkrankung nicht als Cor pulmonale anzusehen.

Neue Untersuchungen zur Volumendehnbarkeit normaler Leichenlungen bei unterschiedlich starker Gefäßfüllung, die durch Variation der arteriellen Auffüllungsdrucke zwischen 0—45 mm Hg erzielt wurde, haben keinen bedeutsamen Einfluß der Gefäßfüllung ergeben; dagegen wurde immer dann eine deutliche

Minderung der Lungendehnbarkeit beobachtet, wenn es zu einem Übertritt von Spülflüssigkeit in den Alveolarraum, also zu einem artifiziellem Ödem gekommen war (HARTUNG u. GABRIEL, unveröffentlicht). Die Dyspnoe bei der akuten Linksherzinsuffizienz ist eine Folge des eintretenden Lungenödems und ist mit dessen Beseitigung reversibel. Bei chronischer Lungenstauung wird die funktionelle Lungenstarre durch die einsetzende Induration des Lungengerüstes fixiert.

Die bei chronischer Linksherzinsuffizienz auftretenden Lungenfunktionsstörungen machen demnach einen recht beträchtlichen Anteil an den insgesamt beobachteten Lungenfunktionsstörungen aus und treten nicht selten in Konkurrenz mit primären pulmonalen Erkrankungen. Ein Zusammentreffen von chronischer Blutstauung in den Lungen, insbesondere bei Herzfehlerkranken, und Emphysem scheint dagegen selten zu sein, wie bereits LOESCHCKE (1928) bemerkt hat.

5. Vergleich mit klinisch-statistischen Angaben. Es wurde schon zu Beginn dieses Abschnittes hervorgehoben, daß es sich hier um einen Versuch handelt, die klinische Bedeutung der verschiedenen Lungenveränderungen in einem gemischten Obduktionsgut auf Grund des morphologischen und funktionsanalytischen Befundes abzuschätzen, wobei ein Rückgriff auf die Ergebnisse klinischer Funktionsuntersuchungen nur in wenigen Fällen möglich war. Dieser bedauerliche Mangel an konkreten klinischen Untersuchungsergebnissen ist durch einen Vergleich mit klinisch-statistischen Angaben nur unvollkommen zu ersetzen. Dennoch werden die scheinbaren Diskrepanzen zwischen Klinik und Pathologie hinsichtlich der hier speziell interessierenden Emphysemdiagnosen im Lichte der funktionellen Betrachtungsweise erklärbar.

Die anatomische Diagnose eines chronischen Emphysems einer der verschiedenen Formen und einschließlich der geringsten Entwicklungsgrade war (vgl. S. 32) bei 70% der Männer und bei 59% der Frauen zu stellen. Diese Häufigkeitsangaben werden bei Berücksichtigung nur der funktionell wesentlichen Befunde, d. h. der Fälle, bei denen das Emphysem als Hauptkrankheit oder zumindest als für die Herbeiführung des Todes wesentliche Begleitkrankheit anzusehen war, in dem oben angeführten Maße sehr erheblich reduziert. Sie entsprechen dann den klinischen Angaben über das Vorkommen bedeutsamer Emphyseme im Krankengut, die von Klinik zu Klinik etwas wechseln, ziemlich genau.

Klinisch kommt (vgl. S. 35) Emphysem als Hauptkrankheit in 2—3% aller Kliniksaufnahmen vor, geht stets mit obstruktiven Ventilationsstörungen einher, befällt Männer etwa dreimal häufiger als Frauen und ist in annähernd einem Sechstel der Fälle durch Asthma bronchiale, zu einem wesentlichen weiteren Anteil durch eine spastische Bronchitis bedingt. Die Häufigkeit der Entwicklung eines Cor pulmonale betrage etwa 30%. Die Zahlen gleichen im übrigen auch ziemlich genau den alten pathologisch-anatomischen Häufigkeitsangaben (S. 34), in denen somit offenbar nur schwere Emphyseme Berücksichtigung gefunden hatten.

Dem obstruktiven Emphysem stehen die Fälle von anderweitigen Lungenerkrankungen gegenüber, die mit einem vorwiegend restriktiven Typus der Funktionsstörung einhergehen, aber verhältnismäßig häufig durch die Entwicklung eines begleitenden Emphysems wesentlich kompliziert sind.

Im einzelnen ergibt der Vergleich mit den annähernd auslesefreien Befunden an 400 spirographisch und blutgasanalytisch untersuchten Kranken einer Medizinischen Universitätsklinik (HAMM 1958) eine recht ähnliche relative Verteilung der Störungstypen. Sowohl in dem klinischen als auch im eigenen pathologisch-anatomischen Untersuchungsgut überwogen die vorwiegend obstruktiven Störungen mit etwa 60%. Die Männer dominierten, abgesehen von den Fällen, die dem asthmatischen Formenkreis zuzuordnen waren. Bei den restriktiven Störungen herrschten die Fälle von ausgedehnten Narbenprozessen, oft in Verbindung mit Pleuraschwarten vor, bei denen ebenfalls die Männer, wenn auch weniger deutlich, überwogen. Viele der unter dieser Rubrik angeführten klinischen Befunde lassen zugleich deutliche obstruktive Züge erkennen, wären also unter die kombiniert restriktiv-obstruktiven Fälle zu rechnen. Aus klinischer Sicht haben ULMER u. MALIKIOSIS (1961) bereits auf die Brauchbarkeit der pathogenetischen Emphysemklassifikation hingewiesen.

Es ist besonders bemerkenswert, daß für diesen Vergleich die Masse der diffusen atrophischen Emphyseme des eigenen Obduktionsgutes nicht berücksichtigt wurde. Ihre weitgehende klinische Bedeutungslosigkeit wird dadurch nachdrücklich unterstrichen. Im übrigen wurden aber auch bei den vorwiegend restriktiven Störungen Fälle mit partiellen Pleuraschwarten oder mit den sehr häufig vorkommenden lockeren flächenhaften Pleuraverwachsungen sowie weniger ausgedehnte Narbenprozesse, auch mit partiellem Emphysem, nicht berücksichtigt. Auch hierbei müssen schon recht beträchtliche Veränderungen vorliegen, ehe mit einer klinisch bedeutsamen Störung gerechnet werden kann.

Auf Grund von Ausmessungen an Lungengroßschnitten und gestützt auf klinische Angaben haben SWEET, WYATT u. KINSELLA (1960) angenommen, daß bei Emphysematikern subjektive Symptome erst dann auftreten, wenn 15—20% des Lungengewebes emphysematisch umgewandelt sind. Nach den eigenen Untersuchungen trifft dies für die primären diffus-atrophischen Emphyseme sicher nicht zu, wohl aber für die meisten sekundären, insbesondere bronchostenotischen Emphyseme, die früh zu merklichen Störungen der Lungenfunktion führen. Der weitere Versuch eines eingehenderen morphologisch-klinischen Vergleiches (SWEET, WYATT, FRITSCH u. KINSELLA 1961) hat gezeigt, daß die nach der deskriptiven anglo-amerikanischen Klassifikation morphologisch bestimmten Emphyseme in ihrem klinischen Erscheinungsbild,

z. B. hinsichtlich der klinischen Symptomatik oder der Häufigkeit eines Cor pulmonale, keine charakteristischen Unterschiede aufwiesen. Es bestand lediglich eine gewisse Korrelation zwischen der Ausbreitung der emphysematischen Veränderungen über die Lunge und der Schwere des klinischen Krankheitsbildes. Auf die dynamischen Ventilationswerte waren keine Rückschlüsse möglich.

Bei einem Vergleich zwischen den Ergebnissen dieser an einem gleich großen Krankengut angestellten und den insgesamt recht befriedigenden Ergebnissen der eigenen vergleichenden Untersuchungen erweist sich die pathogenetisch-funktionelle Emphysemklassifikation eindeutig als überlegen. Eine rein quantitativ-morphologische Untersuchungsweise reicht ohne die Berücksichtigung der funktionellen Qualität der beobachteten strukturellen Veränderungen für eine ausreichend sichere Funktionsanalyse am Leichenorgan nicht aus.

b) Der Anteil der verschiedenen Emphysemformen bei der Entwicklung eines Cor pulmonale

Bei der Frage nach der Entstehung eines Cor pulmonale ergibt sich ganz ähnlich wie bei den Ventilationsstörungen das Problem der funktionellen Wertigkeit der anatomischen Diagnose Emphysem. Hierauf hat besonders MARTINI in seiner Diskussion zu GIESE (1956) hingewiesen. Ein Cor pulmonale entwickelt sich bei den verschiedenen Emphysemformen in ganz unterschiedlicher Häufigkeit, die einen weiteren Hinweis auf deren unterschiedliche funktionelle Bedeutung gibt. Auch für vergleichbare Aussagen über die Häufigkeit eines Cor pulmonale „bei Emphysem" ist eine klare Klassifikation der Emphyseme erforderlich.

Cor pulmonale ist die Reaktion des Herzens auf eine akute oder chronische, durch eine Erkrankung der Lunge bedingte Drucksteigerung im Lungenkreislauf (MATTHES, ULMER u. WITTEKIND 1960). Nach der Definition der New York Heart Association wird der Nachweis des Fehlens jeglichen anderweitigen Herzleidens gefordert. Die alten, Teilursachen kennzeichnenden Begriffe „Emphysemherz" (JAGIČ u. SPENGLER 1924), „Kyphoskolioseherz" (SCHAUB u. Mitarb. 1954), aber auch die älteren Namen „pulmonale Herzhypertrophie" (KIRCH 1924) oder „pulmonary heart disease" (WHITE 1933) sind in der kurzen und prägnanten Bezeichnung Cor pulmonale aufgegangen.

Die morphologischen Befunde bestehen in einer Dilatation bei den akuten Formen, in einer auch als exzentrische und konzentrische Hypertrophie bezeichneten Wandverdickung der rechten Herzkammer mit und ohne Dilatation bei den chronischen Formen (KIRCH 1933, 1955). Nach der zeitlichen Entwicklung unterscheidet man ein akutes, subakutes und chronisches Cor pulmonale.

1. Häufigkeit und allgemeine Ursachen des Cor pulmonale.

a) Die Angaben über die *Häufigkeit* eines Cor pulmonale im Obduktionsgut weisen eine erhebliche Schwankungsbreite auf, die offenbar nicht nur auf unterschiedlichen diagnostischen Kriterien, sondern vor allem auf einer unterschiedlichen Zusammensetzung des Obduktionsgutes beruht (zusammenfassende Übersichten bei DENOLIN 1955, 1961; MATTHES, ULMER u. WITTEKIND 1960).

In größeren Obduktionsreihen liegen die Zahlen zwischen 0,76 und 31,0%. KIRCH (1955) fand unter 2692 Obduktionen der letzten Jahre 204 isolierte Rechtshypertrophien (7,6%), HUSTEN (1956) bei 1451 Männern (darunter über die Hälfte Bergleute ohne Silikose) Rechtsinsuffizienz in 94 Fällen (6,5%). Hinsichtlich der Geschlechtsverteilung überwiegen die Männer erheblich.

Nach klinischen Angaben schwankt die Häufigkeit des chronischen Cor pulmonale innerhalb der Gruppe der Herzkrankheiten zwischen 0,5 und 51% (MATTHES, ULMER u. WITTEKIND 1960). ROSSIER u. Mitarb. (1958) fanden Cor pulmonale bei 0,46% aller poliklinischen Untersuchungen und in einem Anteil von 3% aller klinisch behandelten Herzkranken. Ein nicht unbeträchtlicher Anteil der Fälle aber entgeht der klinischen Diagnose (WALZER u. FROST 1954).

β) Die allgemeinen Ursachen des Cor pulmonale sind mannigfaltig. Die verschiedensten Lungenkrankheiten sowie primäre und sekundäre Veränderungen an den Lungenarterien (s. u.) oder embolische Prozesse können durch eine organische Einengung des pulmonalen Gefäßbettes, auch durch funktionell-reflektorische Rückwirkungen auf die Gefäßweite eine Drucksteigerung im kleinen Kreislauf hervorrufen, der sich das rechte Herz durch eine Hypertrophie seiner Muskulatur unter Ausschöpfung der funktionellen Reserven anpassen muß.

Nach DENOLIN (1955) ist das Emphysem die häufigste Ursache. Er zeigt an Hand einer Zusammenstellung von Obduktionsbefunden verschiedener Autoren, daß in 393 von 519 obduzierten Fällen von Cor pulmonale, d. h. in 63,5%, ein Emphysem als Ursache anzusehen war; dazu kommen die Fälle bei anderweitigen Lungenerkrankungen, die häufig durch ein funktionell wesentliches Emphysem kompliziert sind. An sich aber führt ein Emphysem keineswegs regelmäßig zur Entwicklung eines Cor pulmonale (LOESCHCKE 1928). Die relative Häufigkeit liegt deutlich unter der von Kyphoskoliosen, diffusen Lungenfibrosen, schweren Pneumokoniosen oder Asthma bronchiale. Bei der Tuberkulose wechseln die Befunde stark mit der Schwere der Lungenveränderungen und weisen infolge der Zunahme erfolgreich chemotherapeutisch behandelter Fälle eine steigende Tendenz auf.

Im eigenen statistisch erfaßten Obduktionsgut (mit einem verhältnismäßig hohen Anteil von Staubbelasteten und tuberkulösen Schwartenträgern) wurde ein subakutes oder chronisches Cor pulmonale in 21 (Männer 18, Frauen 3) Fällen, d. h. in 10,5%, gefunden. Davon war in 10 (Männer 8, Frauen 2) Fällen, also in 5% aller Obduktionen, eine Rechtsinsuffizienz unmittelbare Todesursache. Bei den übrigen Kranken hatten sonstige, vorwiegend pneumonische Komplikationen den

Tod herbeigeführt. Anderweitige Herz- und Kreislaufkrankheiten waren in 33,5 % Todesursache. Der Anteil der Rechtsherzinsuffizienz an den Herz- und Kreislauf-todesfällen betrug somit knapp ein Sechstel, das Verhältnis zwischen chronischer Links- und Rechtsherzinsuffizienz ungefähr 4:1. Insgesamt war der Tod bei annähernd zwei Dritteln aller Obduzierten durch eine kardiale oder pulmonale Ursache herbeigeführt worden.

2. Morphologische Befunde.

a) Makroskopisch ist die Hypertrophie der rechten Herzkammer bei dem chronischen Cor pulmonale an einer Verdickung der Muskelwand, an einem deutlichen Hervortreten der Trabekel und bei stärkeren Graden an einer charakteristischen Linksrotation um die Herzachse zu erkennen, nach der die rechte Kammer einen größeren Teil der Herzvorderwand einnimmt und oft auch die Herzspitze bildet. Zur Diagnose wird gewöhnlich eine Wandstärke von mindestens 5 mm (3 cm unterhalb des Pulmonalisklappenringes gemessen) gefordert. Genaueren Anhalt gibt die Methode der getrennten Ventrikelwägung (W. Müller 1883), gegebenenfalls nur der freien Wandanteile mit Ausnahme des Septums; doch kann der Ventrikelindex auch durch eine gleichzeitig bestehende Hyper- oder Atrophie der linken Herzkammer beeinflußt werden (Berblinger 1947). Im mikroskopischen Bild besteht eine Hypertrophie der Muskelfasern.

Bei der akuten Rechtsherzüberlastung, die dem klinischen Begriff des akuten Cor pulmonale entspricht (Knebel 1956; Delius 1956; Matthes, Ulmer u. Wittekind 1960), wird nur eine starke Dilatation der rechten Kammer gefunden.

β) Schäden in der Muskulatur der rechten Herzkammer werden vor allem bei der akuten Insuffizienz gefunden, aber auch bei dem dekompensierenden chronischen Cor pulmonale nur selten vermißt. Zu ihnen zählen insbesondere frische kleine Myolyseherde oder eine herdförmige feintropfige Muskelfaserverfettung (Weinschenk 1939; Büchner 1939). Bei Fällen von chronischem Cor pulmonale lassen sich darüber hinaus auch nicht ganz selten feinfleckige Vernarbungen als Ausheilungsstadien derartiger Herde aus früheren Insuffizienzperioden nachweisen.

Daß die akute Rechtsherzinsuffizienz bei Lungenembolie mit morphologisch sichtbaren Schäden in der Herzmuskulatur einhergeht, ist lange bekannt und im Tierexperiment untersucht (Büchner 1939, 1961, Weinschenk 1939; Epping 1940; Grundmann 1957; Ch. Büchner u. Könn 1959; Hecht u. Korb 1960 u. a.). Sie werden durch eine relative Coronarinsuffizienz bei Überlastung und zusätzliche allgemeine Hypoxämie als Folge einer mit der Embolie eintretenden Gasaustausch-störung erklärt. Dieser pathogenetische Mechanismus dürfte auch bei den übrigen pulmonalen Ursachen von Muskelschäden in der rechten Herzkammer wirksam sein.

Die systematische Untersuchung der rechten Herzkammer im eigenen statistisch ausgewerteten Obduktionsgut hat derartige Schäden, vorwiegend herdförmige Verfettung und frische Myolysen, in 60 % aller Fälle ergeben. Mehr als die Hälfte der Beobachtungen traf aber mit stärkeren Verfettungen an anderen Organen (vgl. S. 40) und insbesondere in der Muskulatur auch der linken Herzkammer zusammen. Darunter fielen auch die meisten Beobachtungen bei ausgedehnten Pneumonien. Von den 56 Fällen isolierter Schäden in der rechten Herzkammer trafen 13 auf ein chronisches Cor pulmonale. Bei 25 Fällen von akuter oder protrahierter Embolie wurden 19mal positive Befunde erhoben, außerdem fünfmal bei neun Fällen von sonstigen (Luft-, Fett-, Fruchtwasser-, Geschwulstzell-) Embolien; gewöhnlich bestand zugleich eine starke akute Dilatation der rechten Herzkammer. Insgesamt wiesen die Lungenkrankheiten den höchsten Prozentsatz an positiven Befunden (52%) auf; es folgten die Fälle von Herz- und Gefäßkrankheiten mit z. T. länger bestehender Linksherzinsuffizienz (35%).

γ) Die gewöhnliche Herzgröße bei Emphysem interessiert wegen der vor allem von Röntgenologen vertretenen Meinung, daß im allgemeinen keine gute Übereinstimmung zwischen den röntgenologischen Zeichen des Emphysems (Helligkeit der Lungenfelder, Zwerchfelltiefstand und -minderbeweglichkeit, Thoraxstarre) und der Herzgröße bestehe. Man hat geradezu von einem „kleinen Cor pulmonale" gesprochen, das erst durch die mit eintretender Insuffizienz entstehende Dilatation „groß" werde (ZDANSKY 1949, 1951). Auch anatomisch wurden kleine Herzen mit Rechtshypertrophie beschrieben, insbesondere von BERBLINGER (1947), der wegen der vorwiegend tuberkulösen Genese seiner Fälle eine Inaktivitätsatrophie und Folge der Kachexie annahm. Nach LOESCHCKE (1928) handelt es sich vor allem um die Auswirkung von Lageveränderungen des Herzens, das bei dem häufigen Zwerchfelltiefstand der Emphysematiker die Form des Tropfenherzens annimmt.

Im eigenen Obduktionsgut sind nach Ausschluß aller durch sonstige Herz- oder Gefäßkrankheiten komplizierten Fälle keine Befunde für wesentliche Größenabweichungen des Herzens, das chronische Cor pulmonale ausgenommen, bei Emphysem festzustellen (Tabelle 10; bei den Frauen ergeben sich prinzipiell die gleichen Verhältnisse).

Bei allen Schweregraden des diffus-atrophischen Primäremphysems, das zumindest in seinen schwereren Graden zu den oben genannten röntgenologischen Zeichen führt, wenn es auch sonst klinisch meist ohne wesentliche funktionelle Bedeutung bleibt, weichen die Herzmaße und -gewichte nicht von den Werten der Lungen- und Herzgesunden ab und entsprechen den von RÖSSLE u. ROULET (1932) angegebenen Normalwerten. Das gilt auch noch von den funktionell z. T. bedeutsamen, durch Bronchitis überformten atrophischen Emphysemen sowie von sonstigen sekundären Emphysemen geringeren Ausmaßes. Das Cor pulmonale ist schwerer als das Normalherz. Fälle von „kleinem Cor pulmonale" wurden im eigenen Obduktionsgut nicht beobachtet, wozu einschränkend zu bemerken ist, daß keine kachektischen Personen mit Cor pulmonale zur Obduktion gekommen waren.

δ) Begleitende Linksherzhypertrophie bei chronischen Lungenkrankheiten. Dem Befund einer gleichzeitigen Hypertrophie beider Herzkammern liegen viele Fälle zugrunde, bei denen eine Insuffizienz des linken Herzteiles über die Lunge hinweg zu einer Belastung der rechten Herzkammer geführt hat. Dies ist vor allem bei Herzfehlern der Fall, aber auch bei chronisch-dekompensierter Hypertonie oder sonstigen Herzmuskelschädigungen (R. SCHOEN 1929; CEELEN 1931; DOERR 1951; GROSSE-BROCKHOFF 1951; HEGGLIN 1956; MEESSEN 1956; MATTHES, ULMER u. WITTEKIND 1960; SCHOEDEL u. GROSSE-BROCKHOFF 1961; GIESE 1961). Als wichtigstes klinisches Kriterium für solche Fälle gilt

Tabelle 10. *Vergleich der Herzmaße bei Lungen- und Herzgesunden, bei Emphysematikern mit und ohne Cor pulmonale und bei fibrosierenden Lungenprozessen*
Die Fälle von Cor pulmonale entstammen einem erweiterten Untersuchungsgut.

	Anzahl	Alter Jahre	Herz-gewicht g	Wandstärke in mm der linken Herz-kammer	der rechten Herz-kammer
Herz- und Lungengesunde	32	42,3	336	12,7	3,1
Diffuse atrophische Primäremphyseme aller Schweregrade	14	67,3	341	12,4	3,0
Sekundär überformte atrophische Emphyseme und sonstige sekundäre Emphyseme ohne Cor pulmonale	14	65,8	354	13,0	3,1
Cor pulmonale bei sekundären (ganz überwiegend bronchostenostischen) Emphysemen	11	59,5	428	13,1	6,6
Cor pulmonale bei Fibrosen mit und ohne wesentliches Begleitemphysem . . .	14	57,2	376	12,6	5,7

eine Erhöhung des mittleren Capillardruckes in der Lunge (DENOLIN 1955). Es sind dies die Fälle, bei denen trotz nachweislicher Rechtshypertrophie die Diagnose Cor pulmonale nicht gestellt werden sollte. Weiter kommen in ihrer Deutung problematische Fälle vor, bei denen es bei kompensierter essentieller Hypertonie im großen Kreislauf anscheinend zu einer Mitreaktion im Lungenkreislauf mit Vermehrung der Muskelmasse auch der rechten Herzkammer gekommen ist.

In diesem Zusammenhang interessieren nur die Fälle, bei denen neben offenbar alten, funktionell als schwerwiegend zu beurteilenden und die Entstehung eines Cor pulmonale ausreichend erklärenden Lungenveränderungen eine gewöhnlich mäßige gleichzeitige Linksherzhypertrophie besteht.

Die Frage, ob chronische Lungenerkrankungen, insbesondere auch Emphyseme, eine Hypertonie im großen Kreislauf verursachen können, ist noch sehr problematisch (WOLLHEIM u. MÖLLER 1960). So soll eine chronische Hypoxämie und Hyperkapnie einen zusätzlichen Antrieb der Kreislaufzentren über die Chemoreceptoren bewirken können (RAAB u. HEYMANS, zit. nach BOLT 1960). Durch einen stärkeren Ausbau des Bronchialarteriensystems, gegebenenfalls mit Übergang von Bronchialarterienblut in die Pulmonalarterien, soll eine zusätzliche hämodynamische Belastung des linken Herzens zustande kommen (LIEBOW u. Mitarb. 1949; LAPP 1951; ARMSTRONG u. CUDKOWICZ 1958; NAKAMURA u. Mitarb. 1961 u. a.). Ein einfaches Zusammentreffen von Lungenerkrankungen mit Cor pulmonale und Hypertonie im großen Kreislauf nehmen PARKINSON u. HOYLE (1936) an.

Auch die anatomischen Beobachtungen sind nicht einheitlich. Verschiedene Autoren haben bei der Obduktion von Emphysematikern häufig eine Hypertrophie beider Herzkammern gefunden (KOUNTZ u. Mitarb. 1936; GRIGGS u. Mitarb. 1939), andere nur sehr selten (LAVENNE 1951; WALZER u. FROST 1954). KIRCH (1933) betonte die weitgehende gegenseitige Unabhängigkeit beider Herzkammern.

Im eigenen Obduktionsgut wurden fünf Fälle beobachtet, bei denen trotz einer mäßigen Hypertrophie der linken Herzkammer die Diagnose Cor pulmonale aufrechterhalten wurde. Zwei davon betrafen schwere bronchostenotische Emphyseme, zwei weitere ausgedehnte narbige Residuen einer Tuberkulose mit stark vascularisierten Pleuraschwarten. Meist ließ sich die Linkshypertrophie zwanglos aus den Veränderungen im großen Kreislauf, insbesondere an den Nieren, erklären; nur bei einem der Schwartenträger bot die sehr ausgedehnte Vascularisation über die Thoraxwand die wahrscheinlichste Erklärung für die Linkshypertrophie. Bei dem fünften Fall hatte sich neben einer essentiellen Hypertonie ein subakutes Cor pulmonale bei protrahierter Lungenembolie entwickelt. Alle übrigen Fälle schwerer sekundärer Emphyseme mit Cor pulmonale wiesen keine Hypertrophie der linken Herzkammer auf (Tabelle 10).

3. Cor pulmonale bei den verschiedenen Emphysemformen.

α) *Die Differenzierung der Emphyseme bei Cor pulmonale.* Aus den bei MATTHES, ULMER u. WITTEKIND (1960) zusammengestellten Obduktionsbefunden ergibt sich für das Emphysem eine mittlere Häufigkeit der Entwicklung eines Cor pulmonale von 39,8%. Die Häufigkeitsangaben weiterer Autoren (WALZER u. FROST 1954; LIN 1956; DELIUS 1955, 1956; GIESE 1956; KERNEN, O'NEAL u. EDWARDS 1958) liegen zwischen 15 und 41%. KIRCH (1955) findet in einem Drittel seiner Fälle Emphysem als Ursache.

Im eigenen Obduktionsgut war in knapp der Hälfte der Fälle ein Emphysem als Ursache des Cor pulmonale anzusehen (Tabelle 10, S. 150). Bei einem weiteren Fünftel lagen wesentlich durch Emphysem komplizierte narbige Lungenveränderungen vor. Der Rest der Beobachtungen fällt auf ausgedehnte fibrotische Prozesse ohne funktionell bedeutsames komplizierendes Emphysem sowie auf einen Fall von protrahierter Lungenembolie.

Hinsichtlich der relativen Häufigkeit, mit der sich ein Cor pulmonale bei Emphysem entwickelt, ist es entscheidend wichtig zu wissen, auf welche Formen und Schweregrade des Emphysems die Berechnungen bezogen wurden. Hierüber ist aus den angeführten Sammelstatistiken nichts zu entnehmen. Es ist aber offenbar der unterschiedliche Beurteilungsmaßstab, der die sehr beträchtlichen Differenzen in den einzelnen Häufigkeitsangaben erklärt. Aber auch das Krankengut weist regionale Differenzen auf. Das von WALZER u. FROST z. B. mit seinem besonders hohen Prozentsatz von Cor pulmonale stellt offenbar eine besondere

Auslese schwerer, überwiegend bronchostenotischer Emphyseme dar (Krankenhaus im Wüstenklima von Arizona!).

Bei Anwendung der pathogenetischen Emphysemklassifikation auf das eigene Obduktionsgut zeigt es sich, daß ein Cor pulmonale bei den primären diffus-atrophischen Emphysemen praktisch überhaupt nicht zur Entwicklung kommt, auch nicht in den vorgeschrittenen Fällen. Es wurde lediglich bei einem Fall von schwerem, durch Komplikationsbronchitis sekundär überformtem atrophischem Emphysem ein Cor pulmonale gefunden (ähnlich auch in dem Fall der Abb. 43). Bei den erheblichen sekundären broncho- bzw. bronchiolostenotischen Emphysemen lag dagegen bei gut der Hälfte der Fälle ein Cor pulmonale vor. Bei den ausgedehnten fibrosierenden Lungenprozessen mit und ohne komplizierendes Narbenemphysem war die Häufigkeit eines Cor pulmonale noch etwas größer.

β) Die hämodynamischen Störungen bei den verschiedenen Emphysemformen. Als Ursache für die aufgezeigten Differenzen in der Häufigkeit, mit der sich ein Cor pulmonale bei den verschiedenen Emphysemformen entwickelt, kommen vor allem hämodynamische Faktoren in Betracht. Die morphologischen und angiographischen Untersuchungen und die Perfusionsversuche haben gezeigt, daß sich ein großer Teil der hämodynamischen Störungen auf mechanisch wirksame Grundprozesse zurückführen läßt, die bei den einzelnen Emphysemen differieren und somit die gesuchte Erklärung bieten können. Gerade im kleinen Kreislauf, der ständig das gesamte Herzzeitvolumen passieren lassen muß, werden sie besondere Bedeutung haben.

Bei den *diffusen atrophischen Emphysemen* kommt es nicht nur zu einer in der gesamten Lunge verhältnismäßig gleichförmigen Capillarverarmung, sondern auch zu einer Reduktion auf den primitiveren Capillarisierungstypus der groben Stromcapillarnetze (GIESE 1957, 1961; JUNGHANSS 1959). Schon LOESCHCKE (1928) hatte beobachtet, daß das restierende Capillarnetz von auffallend großen Capillaren gebildet werde. Die 20—40 μ weiten Stromcapillaren, die in Ruhe auch in der normalen Lunge wahrscheinlich den größten Teil des Herzzeitvolumens fördern, reichen dazu auch unter mäßiger Belastung aus, ohne daß der Druck wesentlich ansteigt. Bei der vitalen Angiographie fällt eine kurze capilläre Füllungsphase auf (BOLT, FORSSMANN u. RINK 1957; BOLT u. RINK 1960). Bei der postmortalen Angiographie ergibt sich in Übereinstimmung dazu ein auffallend leichter Übertritt des Kontrastmittels in die Venen bei niedrigen Injektionsdrucken (JUNGHANSS 1959). Im Perfusionsversuch besteht eine leichte Perfundierbarkeit bei erheblich eingeschränkter Steigerungsfähigkeit (s. S. 131). Der Abbau der Funktionsreserven bleibt aber offenbar im Rahmen der allgemeinen Funktionseinbußen besonders am Herzen und im großen Kreislauf (GIESE

1959), so daß es bei dem diffusen atrophischen Emphysem des alten Menschen nicht zur Entwicklung eines Cor pulmonale kommt.

Bei den *sekundären Emphysemen* haben organische und funktionelle Strombetteinschränkungen Bedeutung. Der Abbau der Gefäße ist inhomogen über die Lunge verteilt, im Bereich sowohl der blasig-emphysematischen als auch der narbigen Läsionen fast total. Auch die größeren Gefäßäste sind betroffen. Es resultiert ein sehr wechselhaftes, unharmonisches Angiogramm, das einen unmittelbaren Eindruck von der bestehenden zirkulatorischen Verteilungsstörung vermittelt (SCHOEN-MACKERS u. VIETEN 1958; JUNGHANSS 1959; BOLT u. RINK 1960). Derartige organische Gefäßbetteinschränkungen kommen besonders bei den Narbenemphysemen vor, bei denen die entzündlichen oder granulo-matösen Gerüstprozesse auch größere Gefäßäste ergreifen und zum Ver-schluß bringen (Abb. 24, S. 82).

Dazu kommen die Rückwirkungen der gestörten ventilatorischen Lungenfunktion auf das Gefäßsystem. Die Bedeutung der reflektorischen Gefäßweiteänderungen als Folge pathologischer Sauerstoff- und Kohlen-säurepartialdrucke im Sinne des v. Eulerschen Prinzips (v. EULER u. LILJESTRAND 1946; v. EULER 1951 u. a.; Übersicht bei MATTHES, ULMER u. WITTEKIND 1960) steht noch zur Diskussion. Sie ist für den Morphologen nicht nachprüfbar. Dagegen können die mechanisch auf das terminale Gefäßsystem übertragenen Rückwirkungen pathologisch erhöhter Intrapulmonaldrucke im Perfusionsversuch demonstriert wer-den (HARTUNG u. DELFMANN 1960; vgl. S. 131). Sie haben besondere Bedeutung bei den bronchostenotischen Emphysemen, bei denen exspiratorisch abnorme Intrapulmonaldrucke auftreten.

Ein interessanter klinischer ätiologischer Einteilungsversuch ist die von MAT-THES, ULMER u. WITTEKIND (1960) durchgeführte Trennung in Fälle von Cor pulmonale mit und ohne Störung der alveolären Ventilation. In der Gruppe der Fälle mit alveolärer Ventilationsstörung werden vornehmlich die obstruktiven Emphyseme und anderweitige Lungenkrankheiten mit einem funktionell wesent-lichen Begleitemphysem erfaßt. In der Gruppe ohne alveoläre Ventilationsstörung herrschen die fibrosierenden Prozesse mit organischen Einengungen der Lungen-strombahn vor. Zwischen beiden Gruppen bestehen klinisch gewisse Unterschiede im Erscheinungs- und Funktionsbild und im Ablauf der sich entwickelnden Rechts-herzinsuffizienz.

Vom morphologischen Standpunkt aus ist eine entsprechende Gliederung nur mit Einschränkungen möglich. Das an den Blutgaswerten orientierte Kriterium der globalen alveolären Hypoventilation steht nicht zur Verfügung. Immerhin wird man feststellen können, daß die schweren bronchostenotischen Emphyseme (s. o.) ganz überwiegend in die Gruppe mit alveolärer Hypoventilation fallen werden, während viele Fibrosen und großherdigen Lungenindurationen mit Narben-emphysem in die Gruppe der Fälle ohne alveoläre Hypoventilation einzuordnen wären. Letztere haben wegen der hauptsächlich organischen Strombetteinschrän-kungen und deren minimaler therapeutischer Beeinflußbarkeit eine ungünstigere Prognose bezüglich des rechten Herzens.

γ) Die sekundären Gefäßveränderungen bei pulmonaler Hypertonie.
Bei den sekundären Emphysemen treten zu den primären, die pulmonale Hypertonie in Gang setzenden Gefäßveränderungen im weiteren Verlauf Gefäßwandschäden als Folge der Druckerhöhung hinzu, die man als posthypertonische den prähypertonischen gegenüberstellt (KÖNN 1958; Übersichten bei STAEMMLER 1954; MATTHES, ULMER u. WITTEKIND 1960; GIESE 1961). Diese sekundären Gefäßwandschäden, die den hypertonischen Gefäßveränderungen im großen Kreislauf ähneln, lassen sich besonders im Arteriolenbereich oft schwer von primären Gefäßprozessen unterscheiden. Funktionell führen sie zu einer organischen Fixierung und weiteren Steigerung der pulmonalen Hypertonie. Ihre Rückwirkungen auf die Gesamtlungenfunktion sind verhältnismäßig gering, wie Untersuchungen an Kranken mit essentieller pulmonaler Hypertonie gezeigt haben (McILROY u. APTHORP 1958).

4. Thrombo-embolische Komplikationen. In den späten Phasen der funktionell schweren Emphyseme stellen thrombo-embolische Prozesse anscheinend einen wesentlichen zusätzlichen Faktor im Ablauf der kardio-respiratorischen Insuffizienz dar. Ihre Bedeutung als typische Komplikation chronischer Lungenerkrankungen ist allerdings nicht allgemein anerkannt.

Große Statistiken zeigen, daß Thrombosen und Embolien am häufigsten bei den Herz- und Kreislaufkrankheiten gefunden werden (MATTHES, ULMER u. WITTEKIND 1960). Die dadurch angezeigte thrombosebegünstigende Wirkung einer stauungsbedingten Strömungsverlangsamung ist bei dem Cor pulmonale gegeben, wenn auch in den meisten Statistiken nicht zwischen Links- und Rechtsinsuffizienz unterschieden wird. Eine Zunahme der Blutviscosität kann bei manchen Fällen mit symptomatischer Polyglobulie hinzukommen. KERNEN u. Mitarb. (1958) haben bei der Untersuchung von 125 Emphysematikern thrombo-embolische Prozesse in einer Häufigkeit von 22% gegenüber 15% bei Lungengesunden gefunden; es ergab sich aber keine signifikante Differenz zwischen den Emphysemfällen mit und ohne Cor pulmonale. Sie nehmen daher keine sichere Beziehung zwischen Emphysem und der sich dabei entwickelnden pulmonalen Hypertonie und thrombo-embolischen Prozessen an, während KÖNN (1956, 1958) auf Grund seiner Untersuchungen an den Lungengefäßen von Kranken mit Cor pulmonale rezidivierenden Mikroembolien in der Pathogenese der pulmonalen Hypertonie Bedeutung beimißt.

Im eigenen, für eine statistische Sicherung zu kleinen Obduktionsgut war ebenfalls eine deutliche Häufung von peripheren, oft nur in kleinen Becken- und Wadenvenen entwickelten Thrombosen bei den Fällen von chronischen Lungenerkrankungen mit Cor pulmonale festzustellen; auch die Embolierate lag höher. Die allgemeine Thromboserate lag bei 30,5%, die Embolierate bei 16,5%. Auf die insgesamt 23 Fälle einer pulmonalen Hauptkrankheit (außer akuten Pneumonien, s. S. 31) trafen 13 Thrombosen und 10 meist frische Embolien; bei den Fällen mit Cor pulmonale lagen Thrombosen in über der Hälfte, Embolien bei einem Drittel vor. Bei den übrigen Herz- und Gefäßkrankheiten wurden nur bei einem Viertel der Obduzierten Thrombosen gefunden.

IV. Weitere Komplikationen des Emphysems

a) Akute eitrige Komplikationsbronchitis und Herdpneumonie

Die akute eitrige Bronchitis, Bronchiolitis und Herdpneumonie ist wohl die häufigste und für die Herbeiführung des Todes auch wichtigste Komplikation des Lungenemphysems. Dies gilt auch für das diffuse atrophische Emphysem, dessen klinische Bedeutung im übrigen gering ist. Nach HEGGLIN (1956) nimmt die Häufigkeit dieser als sekundäre Pneumonie bezeichneten Form im Alter sprunghaft zu. Etwa 80% der Fälle kommen jenseits des 60. Lebensjahres zur Beobachtung. Anatomisch ist der Befund so charakteristisch, daß man geradezu von einer *Greisenpneumonie* spricht (LAUCHE 1928). Sie ist eines der wesentlichen Risiken in der Alterschirurgie.

Im eigenen Obduktiongut wurden Herdpneumonien ebenfalls sehr häufig bei der Hälfte der Männer und bei einem Drittel der Frauen gefunden. Über die Hälfte der Beobachtungen entfiel auf das 7. und 8. Lebensjahrzehnt, darunter insbesondere die Fälle von akuter eitriger Bronchiolitis mit Herdpneumonie, bei denen es sich häufig um Staphylokokkeninfektionen handelte. Bei einem Teil der Fälle hatte ein stärkeres diffus-atrophisches Emphysem als Begleitkrankheit anderweitiger Hauptkrankheiten den Boden für die tödliche Pneumonie bereitet. Die Fälle von Aspirationspneumonie dagegen verteilten sich ziemlich gleichmäßig auf alle Altersgruppen.

Diese Häufung der Herdpneumonien im Alter wurde teils auf Zirkulationsstörungen bei Pulmonalarteriensklerose, teils auf eine allgemeine Resistenzminderung und Schwäche zurückgeführt (Übersicht bei LAUCHE 1928); es wurden aber auch Einflüsse vorbestehender Lungenkrankheiten diskutiert. Nach den eigenen Beobachtungen stellt das im Alter meist vorbestehende Emphysem den wichtigsten pathogenetischen Faktor dar, weil es durch mangelhafte Belüftung, gestörte Durchblutung und Sekretstauung infolge herabgesetzter Hustenstoßkraft das Angehen einer Infektion entscheidend begünstigt.

Die chronische Form der Komplikationsbronchitis ist an anderer Stelle (S. 89) besprochen.

b) Durch Emphysem komplizierter Ablauf entzündlicher Lungenprozesse

Das deutlichste Beispiel dafür, daß ein Emphysem die Ursache von Komplikationen im Ablauf anderer Lungenkrankheiten werden kann, sind die Lobärpneumonien. Sie werden bei Emphysem an sich nicht gehäuft beobachtet (LAUCHE 1928), es nimmt aber die Letalität und Komplikationsrate im höheren Lebensalter, in dem man in zunehmender Häufigkeit und Schwere mit Emphysem zu rechnen hat, erheblich zu (HEGGLIN 1956). Insbesondere wird die verzögerte Lösung bei den Pneumokokkenpneumonien im höheren Alter und bei klinisch diagnostiziertem Emphysem gehäuft beobachtet. Als Ursache dafür wird eine unzureichende fermentative Auflösung und Resorption des Exsudates angenommen, die auf einem geringeren Blut- und Leukocytengehalt und auf einer relativen Verkleinerung der Resorptionsfläche als Folge des emphysematischen Umbaues beruht (LAUCHE 1928; HEGGLIN 1956; GIESE 1960). Das liegengebliebene Exsudat verfällt der Organisation, kann aber in großen Emphysemblasen auch vereitern und zur Ausbildung multipler konfluierender Abscesse führen.

Im eigenen Obduktionsgut lagen zwei Fälle von komplizierter Lobärpneumonie bei über 60 Jahre alten Männern mit erheblichem atrophischem Emphysem vor. Bei einem der Kranken war es zu einer Karnifikation gekommen, bei dem anderen zur Abszedierung mit metapneumonischem Empyem.

c) Spontanpneumothorax und -hämopneumothorax

Die Entstehung eines Spontanpneumothorax wird allgemein als Folge einer Ruptur subpleuraler Emphysemblasen, gelegentlich auch eines nach heftigen Hustenstößen entwickelten interstitiellen Emphysems angesehen (LOESCHCKE 1928; SCHMINCKE 1928; SATTLER 1940; LOTTENBACH 1956; SPATH u. EDER 1959). Der anatomische Nachweis der oft sehr kleinen Perforationsöffnung kann gelegentlich große Schwierigkeiten bereiten. Die wohl zweckmäßigste Form der Untersuchung ist das Aufblasen der Lunge unter Wasser, wozu freilich die Pleura im übrigen bei der Obduktion nicht verletzt sein sollte. HAYASHI (1915) konnte mikroskopisch die im hiluswärtigen Bereich rupturierter Emphysemblasen vorliegenden Ventilmechanismen bei Fällen von Spontanpneumothorax nachweisen, RIBBERT (1916) hat unmittelbar darauf auf ähnliche Befunde hingewiesen. Die Bedeutung von Spitzennarbenblasen, die sich im Bereich von alten tuberkulösen Spitzenstreuungen entwickeln, wurde insbesondere von FISCHER-WASELS (1927) hervorgehoben. In einer neueren Übersicht von DEUCHER (1950) werden daneben auch kongenitale Faktoren diskutiert.

Das Vorkommen eines Spontanpneumothorax ist bezogen auf die Häufigkeit des Emphysems selten. Lediglich BROCK (1948) gibt einen auffallend hohen Prozentsatz von Perforationen bei bullösem Emphysem an. HUSTEN (1956) sah sieben Fälle bei 2358 Obduktionen (0,3%) überwiegend von Bergleuten mit Silikose und schwerem Emphysem.

Im eigenen Beobachtungsgut finden sich zwei typische Fälle. Bei einem 34jährigen Mann war es während der Arbeit zur Entwicklung eines rechtsseitigen Spontanpneumothorax infolge Ruptur einer Blase im Bereich eines posttuberkulösen Spitzennarbenemphysems gekommen; durch den eintretenden Lungenkollaps waren stark vascularisierte pleurale Verwachsungsstränge zerrissen worden, der Pneumothorax wurde dadurch in einen Hämopneumothorax umgewandelt, an dem der Kranke verstarb. Bei einem 32jährigen Mann hatte sich ein linksseitiger Spontanhämopneumothorax bei schnellem Laufen entwickelt, der erst nach Subsegmentresektion in der linken Lungenspitze behoben werden konnte; im Resektionspräparat fand sich ein kleinblasiges subpleurales Emphysem bei einer geringen uncharakteristischen subpleuralen Vernarbung.

Derartige Fälle zeigen, daß gelegentlich auch ein sonst völlig unbedeutendes Emphysem zum Ausgangspunkt tödlicher Komplikationen werden kann.

d) Hernien

Zu den typischen Komplikationen des Emphysems zählt LOTTEN-BACH (1956) auch die Leisten- und sonstigen Bauchwandhernien. Ihre Entstehung soll durch Drucksteigerungen im Abdomen infolge vermehrten Einsatzes der Bauchmuskulatur bei Exspirationsstörungen und besonders beim Husten begünstigt werden. Diese Auffassung läßt sich nach den eigenen Befunden bestätigen.

Es wurden im Obduktionsgut in 9 (Männer 8, Frauen 1) Fällen manifeste bzw. bereits operierte ein- und doppelseitige Leistenhernien und in 4 (Männer 1, Frauen 3) Fällen sonstige Bauchwandbrüche gefunden. Bei den 9 Beobachtungen von Leistenhernien lagen 5mal pulmonale Hauptkrankheiten, in 4 Fällen mit Cor pulmonale, vor und 4mal erheblichere emphysematische Veränderungen bei anderweitigen Hauptkrankheiten. Die Bauchwandbrüche betrafen dagegen durchweg Kranke ohne wesentliche Lungenkrankheiten; 3mal handelte es sich um adipöse Frauen mit Fetthängeleib.

F. Schlußbetrachtung

Die vorliegende Darstellung des Emphysems beruht vor allem auf erweiterten und z. T. neuen Untersuchungsmethoden, die — ähnlich den großen Fortschritten in der klinischen Lungenfunktionsdiagnostik — der über längere Zeit als praktisch abgeschlossen angesehenen morphologischen Emphysomforschung neue Impulse gegeben haben. Die funktionsanalytischen histomechanischen Messungen an der Lunge und am gesamten Thorax-Lungensystem der Leiche haben zu einem mit rein morphologischen Mitteln nicht erreichbaren tieferen Verständnis der Zusammenhänge zwischen Struktur und Funktion geführt. Sie ermöglichen eine verfeinerte pathologisch-anatomische Diagnostik von Störungen, die sich aus dem morphologischen Aspekt nur grob abschätzen lassen, zumal sich auch die sonstigen Zeichen der Lungeninsuffizienz im Leichenbefund selbst bei schwerem Emphysem als recht unsicher erwiesen haben.

Es scheint daher heute möglich zu sein, eine vorwiegend pathogenetisch-funktionell orientierte Klassifikation der Emphyseme durchzuführen und mit den klinischen Befunden in Übereinstimmung zu bringen.

Das Hauptcharakteristikum einer solchen Klassifikation ist die *Unterteilung in primäre und sekundäre Emphyseme.* Sie hat sich als nützlich erwiesen, weil sie mit morphologischen Mitteln eindeutig möglich ist und der unterschiedlichen klinischen Bedeutung dieser Emphysemformen entspricht. Das zeigt sich besonders deutlich an dem Übergangstypus der sekundär überformten Primäremphyseme, die sich unter dem Einfluß einer Komplikationsbronchitis oder aus sonstigen, aus dem fortschreitenden Gewebsschwund sich ergebenden Bedingungen entwickeln.

Manche Fragen der Pathogenese haben durch die funktionsanalytischen Methoden eine andere Deutung erfahren. Bei der großen Gruppe der primären Emphyseme erscheint der gegenüber früheren, noch methodisch unzureichenden Untersuchungen genauer erfaßbar gewordene altersbedingte Elastizitätsverlust des Lungengewebes als der pathogenetisch führende Prozeß, dem die von den thorakogenen Emphysemtheorien in den Mittelpunkt gestellte Thoraxerweiterung erst nachfolgt. Bei den sekundären Emphysemen stehen zu statischer und dynamischer Inhomogenität führende, aus anderweitigen Lungenerkrankungen herrührende Strukturstörungen am Beginn des Leidens. Die aus ihnen resultierenden abnormen Intrapulmonaldrucke bei Bronchostenosen, die narbige Verziehung des Lungengewebes und die allgemeine Überdehnung bei einem Mißverhältnis zwischen Thoraxweite und Lungengröße setzen den emphysematischen Umbau in Gang. Für die Analyse der ventilatorischen und der globalen respiratorischen Insuffizienz haben die atemmechanischen Untersuchungen eine besondere Bedeutung gewonnen.

Das erstrebte Ziel, die zwischen dem „klinischen" und dem „anatomischen" Emphysem bestehende Kluft zu überbrücken, kann vom anatomischen Standpunkt aus als annähernd erreicht angesehen werden. Zwar wird mit einer besonders durch die Großschnittmethodik verfeinerten morphologischen Diagnostik eine sehr große Häufigkeit von Emphysemdiagnosen erreicht, die im eigenen Obduktionsgut bei etwa 70% aller obduzierten Personen jenseits des 16. Lebensjahres liegt. Es ist aber mit den funktionsanalytischen Methoden am Leichenorgan auch möglich geworden, die klinisch bedeutsamen Emphyseme aus der großen Zahl der morphologisch diagnostizierten Emphyseme mit hinreichender Sicherheit abzugrenzen. Damit ergibt sich eine beträchtliche Zahl von Emphysembefunden, die keine oder keine wesentliche klinische Bedeutung haben, die aber im Sinne der Generaldefinition des chronischen Emphysems als solches diagnostiziert werden müssen. Es erscheint zweckmäßig, in solchen Fällen nur von emphysematischen Veränderungen zu sprechen.

Während die morphologische Emphysemdiagnostik bis zu der Erkennung von Minimalbefunden verfeinert werden kann, scheinen in der klinischen Diagnostik andere Verhältnisse vorzuliegen. Dem funktionell eingestellten Pathologen drängt sich bei einem Vergleich mit den klinischen Befunden die Vorstellung auf, daß er erst bei sehr ausgedehnten strukturellen Veränderungen ein „klinisch bedeutsames" Emphysem annehmen kann. Das liegt einmal an der sehr großen Funktionsreserve der Atemorgane. Zum anderen aber scheint auch die besonders auf obstruktive Ventilationsstörungen eingestellte klinische Funktionsdiagnostik verhältnismäßig häufig zu Fehleinschätzungen des tatsächlich bestehenden emphysematischen Umbaues im Lungengewebe zu führen. Es wird abzuwarten sein, ob die Versuche, die Abbauprozesse mit Hilfe von Diffusionskapazitätsbestimmungen klinisch genauer zu erfassen, Erfolg haben werden.

Umstritten sind vor allem die besonders häufigen, bei alten Menschen regelmäßig zu findenden primären Altersemphyseme, bei denen selbst sehr erhebliche Um- und Abbauvorgänge klinisch offenbar nicht ausreichend erfaßbar sind und bei denen die Lungenfunktion zumindest in der Ruhe nur wenig gestört ist. Bei den ausgeprägten sekundären Emphysemen kann dagegen eine gute Übereinstimmung in der Erfassung und Deutung der funktionellen Wertigkeit festgestellt werden. Bei ihnen werden auch am Leichenorgan mit der manchen klinischen Tests ähnlichen histomechanischen Untersuchungstechnik besonders schwere Störungen obstruktiver und restriktiver Art erkennbar. Manche Beobachtungen, z. B. bei Asthma bronchiale ohne komplizierende Bronchitis, zeigen aber auch hier wiederum, daß aus einer im klinischen Funktionsbild schweren obstruktiven Ventilationsstörung nicht auf das Maß des emphysematischen Umbaues im Lungengewebe geschlossen werden kann. In diesen Fällen ist die Klinik in einer besonders ungünstigen diagnostischen Situation, weil die bestehenden Ventilationsstörungen eine genauere Beurteilung der für die Erfassung emphysematischer Um- und Abbauvorgänge charakteristischen Minderung der Diffusionskapazität außerordentlich erschweren.

Unterschiede in der funktionellen Bedeutung der verschiedenen Emphysemformen zeigen sich auch an den unterschiedlichen Rückwirkungen auf das rechte Herz, die durch postmortale Angiographie und Perfusionsversuche in ihrem Mechanismus näher analysiert werden konnten. Bei den ausgedehnten Fibrosen mit Narbenemphysem besteht gewöhnlich eine beträchtliche organische Gefäßbetteinschränkung, die auch ohne gleichzeitige wesentliche obstruktive Ventilationsstörung eine Rechtsherzinsuffizienz nach sich ziehen kann. Bei den bronchostenotischen Emphysemen liegen neben auch hier feststellbaren Gefäßabbauprozessen von der ventilatorischen Störung abhängige, teils reflektorische, teils auch mechanische Rückwirkungen auf die Gefäßweite vor, die ebenfalls häufig zur Entwicklung eines Cor pulmonale führen. Bei den primären diffus-atrophischen Emphysemen wird dagegen fast nie ein Cor pulmonale gefunden, offenbar weil das auch bei stärkeren Schweregraden erhaltene grobe Stromcapillarnetz hämodynamisch ausreicht, das Herzzeitvolumen ohne Druckerhöhung passieren zu lassen.

So wird es immer wieder deutlich, daß es „das Emphysem" als nosologische Einheit nicht gibt, weder morphologisch, noch pathogenetisch oder hinsichtlich seiner funktionellen Bedeutung. Man muß die verschiedenen Formen differenzieren, wenn man sich in der Emphysemfrage verständigen will. Der Pathologe sieht sich dazu durch die neu gewonnenen Techniken instand gesetzt. Er kann hoffen, auch die noch ungeklärten Fragen mit ihrer Hilfe und in enger Zusammenarbeit mit der Klinik einer Lösung näherzubringen.

Literatur

ABBOT, O. A., W. A. HOPKINS, W. E. VAN FLEIT and J. J. ROBINSON: A new approach to pulmonary emphysema. Thorax 8, 116 (1953). — ADEBAHR, G.: Befunde bei Bronchiektasen nach Untersuchungen an Operationsmaterial. Frankfurt. Z. Path. 66, 29 (1955). — ALLEN, C. M. VAN: Kollaterale Respiration. 1. Vorhandensein kollateraler Verbindungen zwischen den Lungenläppchen. 2. Vorkommen kollateraler Respiration zwischen den Lungenläppchen. Z. Anat. Entwickl.-Gesch. 98, 453, 466 (1932). — ALTMANN, H. W.: Über Leberveränderungen bei allgemeinem Sauerstoffmangel nach Unterdruckexperimenten an Katzen. Frankfurt. Z. Path. 60, 376 (1949). — ALTMANN, H. W., u. H. SCHUBOTHE: Funktionelle und organische Schädigungen des Zentralnervensystems der Katze im Unterdruckexperiment. Beitr. path. Anat. 107, 3 (1942). — ALTMANN, K.: Experimentell-morphologische Untersuchungen über die Beziehungen zwischen der Lungenkapillarweite und dem Lungendehnungsgrad. Z. ges. exp. Med. 122, 516 (1954). — AMBERSON, I. B., and D. M. SPAIN: A mechanism explaining chronic progressive pulmonary emphysema. Trans. Ass. Amer. Phycns 60, 92 (1947). — ANTHONY, A. J.: Funktionsprüfung der Atmung. Leipzig: Johann Ambrosius Barth 1937. — ARBEITSGRUPPE Morphologie des Emphysems. VI. internat. Kongr. für Erkrankungen der Atmungsorgane, Wien 1960. Zusammenfassung der Ergebnisse in Druck. — ARMSTRONG, J. B., u. L. CUDKOWICZ: Die pathologische Anatomie der Bronchialarterien. Ergebn. ges. Tuberk.- u. Lung.-Forsch. 14, 191 (1958). — ASCHOFF, L.: Über gewisse Gesetzmäßigkeiten der Pleuraverwachsungen. Veröff. Kriegs- u. Konstit.path. 3, H. 14 (1923); — Über die Selbstreinigung der Lunge vom Steinstaub. Verh. dtsch. Ges. inn. Med. 48, 100 (1936); — Zur normalen und pathologischen Anatomie des Greisenalters. Berlin u. Wien 1938. — ATTINGER, E. O.: Atmung und Atmungsarbeit I—III. Dtsch. med. Wschr. 1961, 111, 157, 288. — AUSTRIAN, R., J. H. MCCLEMENT, A. D. RENZETTI jr., K. W. DONALD, R. L. RILEY and A. COURNAND: Clinical and physiological features of some types of pulmonary diseases with impairment of alveolar capillary diffusion. The syndrom of „alveolar capillary block". Amer. J. Med. 11, 667 (1951).

BAADER, E. W.: Berufskrankheiten, 5. Aufl. München u. Berlin: Urban & Schwarzenberg 1960. — BAARSMA, P. R., and M. N. J. DIRKEN: Collateral ventilation. J. thorac. Surg. 17, 238 (1948). — BAARSMA, P. R., M. N. J. DIRKEN and E. HUIZINGA: Collateral ventilation in man. J. thorac. Surg. 17, 252 (1948). — BACKMANN, R.: Blutgehalt und Blutverteilung in den Lungen gesunder und kranker Menschen. Beitr. path. Anat. 125, 222 (1961); — Quantitative Bestimmungen des Lungenödems an Leichenlungen. Verh. dtsch. Ges. Path. 46, 282 (1962); — Die Zirkulationszeit des Blutes in der normalen und in der senil-emphysematischen Lunge. Med. thorac. (Basel) 1963 (im Druck). — BALDWIN, E. F., A. COURNAND and D. W. RICHARDS jr.: Pulmonary insufficiency. I. Physiological classification, clinical methods of analysis, standard values in normal subjects.

Medicine (Baltimore) **27**, 243 (1948); — Pulmonary insufficiency. A study of thirty-nine cases of pulmonary fibrosis. Medicine (Baltimore) **28**, 1 (1949); — Pulmonary insufficiency. III. Study of 122 cases of chronic pulmonary emphysema. Medicine (Baltimore) **28**, 201 (1949). — BALTISBERGER, W.: Über die glatte Muskulatur der menschlichen Lunge. Z. Anat. Entwickl.-Gesch. **61**, 249 (1921). — BARCROFT, J.: The respiratory function of the blood. Cambridge: University Press 1928. — BARGMANN, W.: Die Lungenalveole. In: Handbuch der mikroskopischen Anatomie, Bd. V/3. Berlin: Springer 1936; — Histologie und mikroskopische Anatomie, 2. Aufl. Stuttgart: Georg Thieme 1956. — BARTELS, H.: Neuere Anschauungen über den Vorgang des Gasaustausches in der Lunge. (Referat.) Verh. dtsch. Ges. inn. Med. **62**, 25 (1956); — Möglichkeiten zur Beurteilung des Gasaustausches auf Grund neuerer Erkenntnisse. In: Bad Oeynhausener Gespräche IV (1960). Berlin-Göttingen-Heidelberg: Springer 1961. — BARTELS, H., E. BÜCHERL, C. W. HERTZ, G. RODEWALD u. M. SCHWAB: Lungenfunktionsprüfungen. Berlin-Göttingen-Heidelberg: Springer 1959. — BAYER, G.: Regulation der Atmung. In: Handbuch der normalen und pathologischen Physiologie, Bd. II. Berlin: Springer 1925. — BAYLISS, L. E., and C. W. ROBERTSON: The viscoelastic properties of the lungs. Quart. J. exp. Physiol. **29**, 27 (1939). — BEATTY, O. A.: Air space studies with special reference to emphysematous air spaces. Dis. Chest **39**, 111 (1961). — BEDFORD, E. D.: Discussion on pulmonary heart disease. Proc. roy. Soc. Med. **44**, 597 (1951). — BEHRENS, W.: Anatomischer Beitrag zur Frage der Atelektase. Schweiz. med. Wschr. **1950**, 69. — BEHRENS sen., W., u. A. FANCONI: Bronchiolitis obliterans chronica. Beitr. Klin. Tuberk. **117**, 539 (1958). — BEITZKE, H.: Respirationsorgane. In: Aschoffs Lehrbuch der pathologischen Anatomie, Bd. II. Jena: Gustav Fischer 1909; — Zur Mechanik des Gaswechsels beim Lungenemphysem. Dtsch. Arch. klin. Med. **146**, 91 (1925); — Pathologische Anatomie des Tracheo-Bronchialdrüsendurchbruchs. Ergebn. ges. Tuberk.- u. Lung.-Forsch. **12**, 17 (1954). — BELL, J. W.: Experimental pulmonary emphysema. Production of emphysematous bullae in the rabbit by infection with tuberculosis. Amer. Rev. Tuberc. **78**, 848 (1958). — BENEKE, F. W.: Die anatomischen Grundlagen der Konstitutionsanomalien des Menschen. Marburg 1878. — BERBLINGER, W.: Formen und Ursachen der Herzhypertrophie bei Lungentuberkulose. Bern: Huber 1947. — BERNOULLI: Mechanik der Atembewegung. Naunyn-Schmiedeberg's Arch. exp. Path. Pharmak. **66**, 324 (1911). — BLASI, W. DI: Über den Standpunkt des pathologischen Anatomen bei der Begutachtung von Staublungenerkrankungen. In: Die Staublungenerkrankungen, Wiss. Forsch. ber. Naturwiss. Reihe, Bd. 60. Darmstadt: Dr. Dietrich Steinkopff 1950; — Zur Frage der Anthrakosilikose. Beitr. Silikoseforschung Bochum. Bericht über die Arbeitstagung vom 18. 10. 1951. S 151; — Diskussionsbemerkung. In: Die Staublungenerkrankungen, Bd. III, S. 474. Darmstadt: Dr. Dietrich Steinkopff 1958; — Diskussionsbemerkung zu GIESE. Verh. dtsch. Ges. Path. **44**, 72 (1960); — Probleme der Mischstaubsilikose. Zbl. allg. Path. path. Anat. **100**, 531 (1960); — Pers. Mitteilung (1963, im Druck). — BINET, J. P., CH. NEZELOF and J. FREDET: Five cases of lobar tension emphysema in infancy; importance of bronchial malformation and value of postoperative steroid therapy. Dis. Chest **41**, 126 (1962). — BÖHMIG, R.: Über die kataplastischen Veränderungen im menschlichen Rippenknorpel. Beitr. path. Anat. **81**, 172 (1928). — BOEMKE, F.: Silikose und Emphysem. Med. Klin. **1959**, 1859. — BÖNNINGER, M.: Zur Physiologie und Pathologie der Atmung. Z. exp. Path. Ther. **5**, 409 (1909). — BOHR, CHR.: Die funktionellen Änderungen in der Mittellage und Vitalkapazität der Lungen. Normales und pathologisches Emphysem. Dtsch. Arch. klin. Med. 88, 385 (1907). — BOLT, W.: Pathophysiologie der Ventilation (Referat). Verh. dtsch. Ges. Path. **44**, 9 (1960). — BOLT, W., W. FORSSMANN u. H. RINK: Selektive Lungenangiographie. Stuttgart: Georg Thieme 1957. — BOLT, W., H. W. KNIPPING u. H. RINK:

Funktionsfragen bei der operativen Behandlung der Lungentuberkulose. Thoraxchirurgie **1**, 167 (1953/54). — BOLT,W., u. H. RINK: Die terminale Lungenstrombahn im normalen und im pathologischen Angiogramm. Fortschr. Röntgenstr. **93**, 21 (1960). — BOSTROEM, B., u. J. PIIPER: Über arterio-venöse Anastomosen und Kurzschlußdurchblutung in der Lunge. Pflügers Arch. ges. Physiol. **261**, 165 (1955). — BRAUER, L.: Die respiratorische Insuffizienz. Verh. dtsch. Ges. inn. Med. **44**, 120 (1932). — BRAUS, H.: Anatomie des Menschen, Bd. 2. Berlin: Springer 1934. — BRISCOE, A. M., and W. E. LORING: Elastin content of the human lung. Proc. Soc. exp. Biol. (N.Y.) **99**, 162 (1958). — BRISCOE, W. A.: A method for dealing with data concerning uneven ventilation of the lung and its effects on blood gas transfer. J. appl. Physiol. **14**, 291 (1959); — Comparison between alveolo-arterial gradient predicted from mixing studies and the observed gradient. J. appl. Physiol. **14**, 299 (1959). — BRISCOE, W. A., and A. COURNAND: Uneven ventilation of normal and diseased lungs studied by an open-circuit method. J. appl. Physiol. **14**, 284 (1959). — BROCK, R. C.: Recurrent and chronic spontaneous pneumothorax. Thorax **3**, 88 (1948). — BRONCHITIS. Internat. Symposium (Herausg. ORIE u. SLUITER). Assen (Neth.): van Gorcum 1961. — BRONKHORST, W., u. C. DIJKSTRA: Das neuromuskuläre System der Lunge. Beitr. Klin. Tuberk. **94**, 445 (1940). — BÜCHERL, E.: Über die Bronchialgefäße. Klin. Wschr. **1952**, 961. — BÜCHNER, CH., u. G. KÖNN: Temporär chronisches Cor pulmonale im Tierexperiment nach rezidivierender Mikroembolie. Beitr. path. Anat. **121**, 170 (1959). — BÜCHNER, F.: Die Koronarinsuffizienz. Dresden u. Leipzig: Theodor Steinkopff 1939; — Allgemeine Pathologie. München u. Berlin: Urban & Schwarzenberg 1950; — Die allgemeine Pathologie des Blutkreislaufs. In: Handbuch der allgemeinen Pathologie, Bd. V/1. Berlin-Göttingen-Heidelberg: Springer 1961. — BÜHLMANN, A.: Experimentelle Untersuchungen über Stenoseatmung. Schweiz. Z. Tuberk. **6**, 89 (1949);— Formen der Lungeninsuffizienz. Bad Oeynhausener Gespräche I, 112 (1956). Berlin-Göttingen-Heidelberg: Springer 1957. — BÜHLMANN, A., u. W. GIERHAKE: Die Lungenfunktion bei der jugendlichen Kyphoskoliose. Schweiz. med. Wschr. **1960**, 1153. — BÜRGER, M.: Altern und Krankheit, 2. Aufl. Leipzig: VEB Thieme 1954. — BÜRGER, M., u. H. KNOBLOCH: Die Biomorphose (Alternswandlungen) der elastischen Elemente verschiedener Gewebe (Haut, Lunge und Gefäße). Z. Alternsforsch. **14**, 94 (1960). — BUCHER,K.: Reflektorische Beeinflußbarkeit der Lungenatmung. Wien: Springer 1952; — Untersuchungen über den elastischen Lungenwiderstand. Helv. physiol. pharmacol. Acta **15**, 315 (1957); **17**, 215 (1959). BUCHNER, U.: Die Bedeutung der Lungenfunktionsprüfung bei der Tuberkulose. Praxis **49**, 290 (1960). — BULLEN sen., S. S.: Correlation of clinical and autopsy findings in 176 cases of asthma. J. Allergy **23**, 193 (1952).

CAIN, H.: Die Blutstrombahn in Zysten- und Wabenlungen. Zbl. allg. Path. path. Anat. **102**, 87 (1961). — CAMPBELL, E. J. M.: The respiratory muscles and the mechanics of breathing. London: Lloyd-Luke Ltd. 1958. — CANCELLA, L. DE C.. E. W. BAADER, J. DECHOUX, R. FROUCHTMAN, W. LÖFFLER, G. WORTH and O. ZORN: Industrial diseases of the chest: A commentary on current problems. Dis. Chest **32**, 683 (1957). — CARTON, R.W., and J. DAINAUSKAS: The physical properties of single elastic fibers. J. Lab. clin. Med. **54**, 796 (1959). — CARTON, R. W.. J. DAINAUSKAS, B. TEWS and G. M. HASS: Isolation and study of the elastic tissue network of the lung in three dimensions. Amer. Rev. resp. Dis. **82**, 186 (1960). — CARSTENS, M.: Die „Emphysembronchitis" der Bergleute. Eine klinische Studie. Med. wiss. Beitr. Ruhrknappschaft Bochum, H. 6, 17 (1955); — Zur Frage der Kausalität von Emphysem und Bronchitis der Bergleute. Arch. Gewerbepath. Gewerbehyg. **15**, 285 (1957); — Der gesundheitliche Abbau der Bergleute. Knappschaftsarzt, H. 23/24, 97 (1960). — CEELEN, W.: Die Kreislaufstörungen der Lunge. In: Handbuch der speziellen pathologischen Anatomie und Histologie, Bd. III/3. Berlin: Springer 1931. — CHIARI, H.: Vikariierende Lungenhyperplasie. Verh.

dtsch. Ges. Path. **17**, 325 (1914). — CHRISTIE, R. V.: The elastic properties of the emphysematous lung and their clinical significance. J. clin. Invest. **13**, 295 (1934); Dyspnoea in relation to visco-elastic properties of lung. Proc. roy. Soc. Med. **46**, 381 (1953). — CHURCHILL, E. D.: The segmental and lobular physiology and pathology of the lung. J. thorac. Surg. **18**, 279 (1949). — CIBA Guest Symposium Report: Terminology, definitions and classification of chronic pulmonary emphysema and related conditions. Thorax **14**, 286 (1959). — CLEMENS, H. J.: Untersuchungen über das maximale Lungenluft-Volumen. Ein Beitrag zum Problem des postnatalen Lungenwachstums. Gegenbaurs morph. Jb. **95**, 447 (1955). — CLÖSGES, J.: Beziehung zwischen Gewicht und Volumen der Lunge. Med. Inaug.-Diss. Düsseldorf 1949. — CLOETTA, M.: Über die Zirkulation in der Lunge und deren Beeinflussung durch Über- und Unterdruck. Naunyn-Schmiedeberg's Arch. exp. Path. Pharmak. **66**, 409 (1911); — Untersuchungen über die Elastizität der Lunge und deren Bedeutung für die Zirkulation. Pflügers Arch. ges. Physiol. **152**, 339 (1913). — COCCHI, U.: Lungenemphysem. In: Lehrbuch der Röntgendiagnostik (SCHINZ, BAENSCH, FRIEDL, UEHLINGER), 5. Aufl., Bd. III/1. Stuttgart: Georg Thieme 1952. — COMROE, J. H., R. E. FORSTER, A. B. DUBOIS, W. A. BRISCOE and E. CARLSEN: The lung. Clinical physiology and pulmonary function tests. Chicago: Year Book Publishers 1955. — COMROE jr., J. H.: Pulmonary arterial blood flow. Effects of brief and permanent arrest. Amer. Rev. resp. Dis. **85**, 179 (1962); — Physiological and biochemical effects of pulmonary artery occlusion. In: Symposium on Pulmonary Structure and Function, S. 176. London: Churchill 1962. — COOK, C. D., H. BARRIE and M. E. AVERY: Respiration and respiratory problems of the newborn infant. Advanc. Pediat. **11**, 11 (1960). — CORYLLOS, P. N.: Action of the diaphragm in cough. Amer. J. med. Sci. **194**, 523 (1937). — COURNAND, A., and F. B. BERRY: The effect of pneumonectomy upon cardiopulmonary function in adult patients. Ann. Surg. **116**, 532 (1942). — CRENSHAW, G. L., R. McLAUGHLIN, D. EDWARDS, R. O. CANADA, E. PARKER, W. S. TYLER and M. FOWLER: The bronchial artery in relation to the experimental production of emphysema. VI. Internat. Kongr. für Erkrankungen der Thoraxorgane, Wien 1960. Kongr.-Abstracts S. 36. — CRENSHAW, L.: Degenerative lung disease. Dis. Chest **25**, 427 (1954). — CUDKOWICZ, L.: Observations on the normal anatomy of the bronchial arteries. Thorax **6**, 343 (1951). — CUDKOWICZ, L., and J. B. ARMSTRONG: The bronchial arteries in pulmonary emphysema. Thorax 8 ,46 (1953). — CURTIUS, F.: Konstitution. In: Handbuch der inneren Medizin, 4. Aufl., Bd. VI/1. Berlin-Göttingen-Heidelberg: Springer 1954.

DAL BORGO, V.: Studio delle caratteristiche fisiche del polmone nelle diverse età in condizioni normali e patologiche. Fol. hered. path. **5**, 1 (1956). — DAYMAN, H.: Mechanics of air-flow in health and emphysema. J. clin. Invest. **30**, 1175 (1951). — DELARUE, J.: Remarques sur la signification, la pathogénie et la pathophysiologie de la dilatation des bronches. Ann. Méd. **47**, 434 (1946). — DELARUE, J., et R. ABELANET: Les bronchiectasies primitives. Étude expérimentale et essai d'interprétation pathogénique. Ann. Anat. path., N.S., **1**, 257 (1956); — Pathogenesis of bronchiectasis. An experimental study. Dis. Chest **35**, 394 (1959). — DELARUE, J., G. CHOMATTE, M. AURIOL et R. ABELANET: La bronche du vieillard. Ann. Anat. path. **2**, 453 (1957). — DELARUE, J., CH. SORS et J. MIGNOT: Les modifications vasculaires au cours des bronchiectasies. J. franç. Méd. Chir. thor. **7**, 225 (1953). — DELIUS, L.: Klinische Beobachtungen zu den Fragwürdigkeiten des Cor pulmonale. Verh. dtsch. Ges. Kreisl.-Forsch. **21**, 337 (1955); — Cor pulmonale. In: Klinik der Gegenwart, Bd. I. Berlin u. Wien: Urban & Schwarzenberg 1956. — DENOLIN, H.: Le coeur pulmonaire chronique en médicine interne. Verh. dtsch. Ges. Kreisl.-Forsch. **21**, 257 (1955); — Contribution à l'étude de la circulation pulmonaire en clinique. Acta cardiol. (Brux.) **16**, Suppl. 10 (1961). — DEUCHER, F.: Der idiopathische Spontanpneumothorax. Langenbecks Arch. klin.

Chir. **265**, 181 (1950); — Der spontane Hämopneumothorax und seine Indikation zur Thorakotomie. Helv. chir. Acta **17**, 170 (1950). — DIJKSTRA, C.: Über die Innervation der Lungen. Beitr. Klin. Tuberk. **92**, 445 (1939). — DOERR, W.: Über die Ursachen bestimmter Formen sog. kardialer Rechtsinsuffizienz. Z. Kreisl.-Forsch. **40**, 92 (1951). — DOERR, W., A. J. ROSSNER u. W. SCHREIL: Experimentelle Mesenchymschäden durch Lathyrus odoratus. Langenbecks Arch. klin. Chir. **294**, 426 (1960). — DONALD, K. W., A. RENZETTI, R. L. RILEY and A. COURNAND: Analysis of factors affecting concentrations of oxygen and carbon dioxide in gas and blood of lungs. Results. J. appl. Physiol. **4**, 497 (1952). — DONDERS, F. C.: Beiträge zum Mechanismus der Respiration und Zirkulation im gesunden und kranken Zustande. Z. rat. Med., N.F. **3**, 287 (1853). — DUFOURT, A., J. BRUN, J. VIALLIER, P. BUFFARD et M. PRÉAULT: Emphysème bulleux et emphysème bronchiectasique au cours de l'infection tuberculeuse. Rev. Tuberc. (Paris), Sér. V, **16**, 635 (1952).

EGER, W.: Über Bronchiolitis obliterans, hervorgerufen durch eine Cellulosebeize. Mit Bemerkungen zu einer Relationspathologie. Frankfurt. Z. Path. **62**, 551 (1951). — EHRNER, L.: Lung compliance and respiratory resistance determined from time-marked esophageal pressure tidal volume curves and their relation to some other tests of lung function. A clinical and pathophysiological study of 148 cases with various chest diseases. Acta med. scand. **167**, Suppl. 353, 1 (1960). — EISENREICH, F. X.: Untersuchungen über die Entstehung von Lungenatelektasen bei Ausschaltung der Lungennerven und unter anderen Bedingungen. Thoraxchirurgie **1**, 262 (1953). — ELIASBERG, H., u. W. NEULAND: Die epituberkulöse Infiltration der Lunge bei tuberkulösen Säuglingen und Kindern. Jb. Kinderheilk. **93**, 88 (1920). — ENGEL, ST.: Lungenmuskulatur. Dtsch. med. Wschr. **1948**, 382; — Die Lunge des Kindes. Stuttgart: Georg Thieme 1950. — ENGELEN, P.: Sklerosen im Gebiet der Arteria pulmonalis. Dtsch. med. Wschr. **1923**, 1015. — EPPING, H.: Untersuchungen über Herzmuskelveränderungen bei chronischer und akuter Überlastung des rechten Ventrikels. Arch. Kreisl.-Forsch. **6**, 109 (1940). — EPPINGER, H.: Das Emphysem der Lungen. Prag. Vjschr. prakt. Heilk. **4**, 1 (1876); — Krankheiten der Lungen und Bronchien. Ergebn. allg. Path. path. Anat. **3**, Teil 2, 32 (1896); — Allgemeine und spezielle Zwerchfellpathologie. Wien: 1911. — EPPINGER, H., u. W. SCHAUENSTEIN: Krankheiten der Lungen (Emphysem der Lungen). Ergebn. allg. Path. path. Anat. **8**, 285 (1902). — ERBSLÖH, F.: Das Zentralnervensystem bei Krankheiten des Herzens und der Lungen. In: Handbuch der speziellen Pathologie, Bd. XIII/2, B. Berlin-Göttingen-Heidelberg: Springer 1956. — ESCHER, F.: Die Tracheal- und Bronchialstenosen. In: Handbuch der inneren Medizin, Bd. IV/2. Berlin-Göttingen-Heidelberg: Springer 1956. — EULER, U. S. v.: Physiologie des Lungenkreislaufes. Verh. dtsch. Ges. Kreisl.-Forsch. **17**, 8 (1951). — EULER, U. S. v., and G. LILJESTRAND: Observations on the pulmonary arterial pressure in the cat. Acta physiol. scand. **12**, 301 (1946).

FANO, C. DA: Beitrag zur Frage der kompensatorischen Lungenhypertrophie. Virchows Arch. path. Anat. **207**, 160 (1912). — FELIX, W.: Topographische Anatomie des Brustkorbes, der Lunge und der Lungenfelle. In: SAUERBRUCH, Die Chirurgie der Brustorgane, 3. Aufl. Berlin: Springer 1928. — FISCHER (-WASELS), B.: Pneumothorax durch Spitzennarbenblasen. Z. klin. Med. **95**, 1 (1922). — FISCHER, F. K.: Konstruktiver Lungenbau. In: Lehrbuch der Röntgendiagnostik (SCHINZ-BAENSCH-FRIEDL-UEHLINGER), 5. Aufl., Bd. III/1. Stuttgart: Georg Thieme 1952; — Bronchialbaum, Technik der Bronchographie. Bronchialerkrankungen. In: Lehrbuch der Röntgendiagnostik (SCHINZ-BAENSCH-FRIEDL-UEHLINGER), 5. Aufl., Bd. III/1. Stuttgart: Georg Thieme 1952. — FLEISCH, A.: Neuere Ergebnisse über Mechanik und proprioceptive Steuerung der Atmungsbewegung. Ergebn. Physiol. **36**, 249 (1934). — FLEISCHNER, F. G.: The pathogenesis of chronic substantial (hypertrophic) emphysema. Amer. Rev. Tuberc. **62**, 45 (1950). — FLORANGE, W.: Anatomie und Pathologie der Arteria bronchialis. Ergebn. allg. Path. path. Anat. **39**, 152 (1960). — FLORANGE, W., P. W. HÖER u. G. SCHOENGEN: Über das Lungenemphysem bei der experimentellen Rattensilikose. Ann. Univ. sarav. Med. **6**, 12 (1958). — FÖPPL, A.: Vorlesungen über technische Mechanik. III. Festigkeitslehre. Leipzig: Teubner 1919. — FOLKOW, B., and J. R. PAPPENHEIMER: Components of the respiratory dead space and their variation with pressure breathing and with bronchoactive drugs. J. appl. Physiol. 8, 102 (1955). — FORSTER, R. E.: Exchange of gases between alveolar air and pulmonary capillary blood: Pulmonary diffusion capacity. Physiol. Rev. **37**, 391 (1957). — FOWLER, W. S.: Respiratory dead space. In: Methods in medical research, Bd. II. Chicago: Year Book Publ. Inc. 1950. — FRAENKEL, E.: Spezielle Pathologie und Therapie der Lungenkrankheiten. Berlin: Springer 1904; — Anatomisch-röntgenologische Untersuchungen über die Luftröhre. Fortschr. Röntgenstr. **21**, 267 (1913). — FREUND, W. A.: Der Zusammenhang gewisser Lungenkrankheiten mit primären Rippenknorpelanomalien. Erlangen: Ferdinand Enke 1859; — Über das Emphysem. Dtsch. med. Wschr. **1913**, 603. — FRITZE, E.: Die Silikose. Dtsch. med. J. **1961**, 209. — FRÖHLICH, F.: Die „Helle Zelle" der Bronchialschleimhaut und ihre Beziehungen zum Problem der Chemorezeptoren. Frankfurt. Z. Path. **60**, 517 (1949). — FROMME, HENRIETTE: Systematische Untersuchungen über die Gewichtsverhältnisse des Zwerchfells. Virchows Arch. path. Anat. **221**, 117 (1916). — FRÜHLING, X., u. W. FLORANGE: Vergleichende morphologische Untersuchungen zur Ätiologie und Pathogenese des Lungenemphysems der Bergleute. 4. internat. Staublungentagg, Münster 1962. In: Fortschritte der Staublungenforschung (REPLOH-KLOSTERKÖTTER), S. 257. Dinslaken: Niederrheinische Druckerei 1963. — FRUHMANN, G., u. H.-J. LÖBLICH: Die Bedeutung von Pleuraveränderungen für die Entstehung des Lungenemphysems. Münch. med. Wschr. **1961**, 1868. — FRY, D. L., R. V. EBERT, W. S. STEAD and C. S. BROWN: The mechanics of pulmonary ventilation in normal subjects and in patients with pulmonary emphysema. Amer. J. Med. **16**, 80 (1954). — FUEST, W., u. J. H. HAAS: Alveolengröße und Kapillarisierung in menschlichen Lungen verschiedener Altersstufen. Zbl. allg. Path. path. Anat. **99**, 199 (1959).

GAENSLER, E. A.: Analysis of ventilatory defect by timed vital capacity measurements. Amer. Rev. Tuberc. **64**, 256 (1951). — GAIRDNER, W. T.: On the pathologic states of the lungs connected with bronchitis and bronchial obstruction. Mth. J. M. Sci. **13**, 2, 238 (1851). Zit. nach STRAWBRIDGE 1960. — GAUER, O. H., u. J. P. HENRY: Beitrag zur Homöostase des extraarteriellen Kreislaufs. Klin. Wschr. **1956**, 356. — GERHARDT, D.: Experimentelle Beiträge zur Lehre vom Lungenkreislauf und von der mechanischen Wirkung pleuritischer Ergüsse. Z. klin. Med. **55**, 195 (1904); — Über gegenseitige Beeinflussung von Atmungs- und Kreislaufstörungen. Verh. Naturforsch. Ges. Basel **21**, 313 (1910). — GEHLEN, H. v.: Der Acinus der menschlichen Lunge als elastisch-muskulöses System. Gegenbaurs Morph. Jb. **85**, 186 (1941). — GERLACH, W.: Postmortale Form- und Lageveränderungen mit besonderer Berücksichtigung der Totenstarre. Ergebn. allg. Path. path. Anat. **20** (II), 259 (1923). — GERTZ: Acta med. scand. **56**, 76 (1922). Zit. nach ROHRER 1925. — GIAMPALMO, A., u. J. SCHOENMACKERS: Die Lunge bei Morbus caeruleus. Beitr. path. Anat. **112**, 387 (1952). — GIESE, W.: Über die wechselnde Blutfülle der Leichenmilz. Verh. dtsch. Ges. Path. **28**, 268 (1935); — Bronchiolitis, Bronchiektasen und Pneumonie. Dtsch. med. J. **1954**, 279; — Die morphologischen Grundlagen der Ventilationsstörungen bei Emphysem und Bronchitis und ihre Rückwirkungen auf den Kreislauf (Referat). Verh. dtsch. Ges. inn. Med. **62**, 12 (1956); — Über die Endstrombahn der Lunge. In: Lungen und kleiner Kreislauf. Bad Oeynhausener Gespräche I, 45. Berlin-Göttingen-Heidelberg:

Springer 1957; — Acinus und Lobulus der Lunge. Zbl. allg. Path. path. Anat. 97, 233 (1957); — Einteilung und Abgrenzung der Emphyseme. Verh. dtsch. Ges. Path. 43, 269 (1959); — Alterslunge und Altersemphysem. Medizinische 1959, 2447; — Pulmonal bedingte Ventilationsstörungen (Referat). Verh. dtsch. Ges. Path. 44, 35 (1960); — Atemorgane. In: Kaufmann-Staemmler, Lehrbuch der speziellen pathologischen Anatomie, Bd. II/3. Berlin: W. de Gruyter & Co. 1960; — Die allgemeine Pathologie der äußeren Atmung. In: Handbuch der allgemeinen Pathologie, Bd. V/1. Berlin-Göttingen-Heidelberg: Springer 1961; — Morphologische Grundlagen der gestörten Lungenfunktion bei den Pneumokoniosen. 4. internat. Staublungentagg, Münster 1962. In: Fortschritte der Staublungenforschung (Reploh-Klosterkötter), S. 229. Dinslaken: Niederrheinische Druckerei 1963; — Zystische Lungenerkrankungen. Referat, 80. Tagung der Dtsch. Ges. für Chirurgie. Langenbecks Arch. klin. Chir. (1963, im Druck). — Giese, W., u. R. Gieseking: Die submikroskopische Struktur des fibrillären Grundgerüstes der Alveolarwand. Beitr. path. Anat. 117, 17 (1957). — Gieseking, R.: Elektronenoptische Beobachtungen im Alveolarbereich der Lunge. Beitr. path. Anat. 116, 177 (1956); — Elektronenoptische Befunde an chronischen Stauungslungen. Beitr. path. Anat. 123, 333 (1960). — Gilson, J.: Bronchitis and emphysema in coalworkers pneumoconiosis. In: Die Staublungenerkrankungen, Bd. 3. Darmstadt: Dr. Dietrich Steinkopff 1958. — Giordano, A., u. V. Dal Borgo: Erste Erfahrungen über die mit pneumostatischer Methode untersuchte Lungenelastizität. Verh. dtsch. Ges. Path. 44, 131 (1960). — Gläser, A.: Zur Pathologie der tracheobronchialen Schleimdrüsen. Zugleich ein weiterer Beitrag zur Dyschylie. Beitr. path. Anat. 119, 425 (1958). — Gloor, F.: Zur Pathologie des Asthma bronchiale. Virchows Arch. path. Anat. 325, 189 (1954). — Gnüchtel, W., B. Löhr u. W. Ulmer: Bronchospirometrische Untersuchungen nach thorax-chirurgischen Eingriffen. I. Der Einfluß der Thorakotomie, Plastik, Segmentresektion und Lobektomie auf die Funktion der einzelnen Lungenflügel. Langenbecks Arch. klin. Chir. 281, 241 (1955); — Bronchospirometrische Untersuchungen nach thoraxchirurgischen Eingriffen. II. Vergleich prä- und postoperativer Untersuchungsergebnisse. Langenbecks Arch. klin. Chir. 281, 251 (1955). — Goebel, A.: Die Orthologie und Pathologie der Ausscheidung durch die Lunge. In: Handbuch der allgemeinen Pathologie, Bd. V/2. Berlin-Göttingen-Heidelberg: Springer 1959. — Görgényi-Göttche, O., u. D. Kassay: Atelektasen im Kindesalter. Ergebn. ges. Tuberk.-u. Lung.-Forsch. 14, 389 (1958). — Gonzales de Vega, N.: Die irrige Auffassung von der „Insufflations-", „Ballon-", „Spannungs-" usw. Kaverne. Beitr. Klin. Tuberk. 105, 362 (1951). — Gordon, L.: The mechanism of hypertrophic pulmonary emphysema. Dis. Chest 10, 180 (1944). — Gough, J.: Pneumocosiosis of coalworkers in Wales. Occup. Med. 4, 86 (1947); — Correlation of radiological and pathological changes in some diseases of the lung. Lancet 1955I, 161; — Occupational pulmonary diseases. In: Recent Trends in Pathology. London: Butterworth & Co. 1958; — Post mortem differences in „asthma" and in chronic bronchitis. Acta allerg. (Kbh.) 16, 391 (1961). — Gough, J., and G. A. Heppleston: Focal emphysema. J. Amer. med. Ass. 162, 135 (1956). — Gough, J., and J. E. Wentworth: The use of thin sections of entire organs in morbid anatomical studies. J. roy. micr. Soc., Ser. III, 69, 231 (1949). — Grawitz, P.: Über Lungenemphysem. Dtsch. med. Wschr. 1892, 201. — Griggs, D. E., C. B. Coggin and N. Evans: Right ventricular hypertrophy and congestive failure in chronic pulmonary disease. Amer. Heart J. 17, 681 (1939). — Gronemeyer, W.: Die chronische allergische Bronchitis einschließlich gewerblicher Formen. Verh. dtsch. Ges. inn. Med. 62, 106 (1956). — Gross, P.: The perivascular spaces in the lung. Arch. Path. 66, 605 (1958); — Chronic interstitial pneumonitis. A histogenetic study. Arch. Path. 69, 706 (1960). — Grosse-Brockhoff, F.: Haemodynamik der Lungenkreislaufstörungen. Verh. dtsch. Ges. Kreisl.-Forsch. **17**, 34 (1951). — GROSSMANN, H.: Zur Genese des bullösen Emphysems der Lunge. Ärztl. Forsch. **2**, 398 (1948). — GRUENWALD, P.: Surface tension as a factor in the resistance of neonatal lungs to aeration. Amer. J. Obstet. Gynec. **53**, 996 (1947). — GRUNDMANN, E.: Zur Fruchtwasserembolie. Beitr. path. Anat. **117**, 445 (1957).

HAAG, W., u. F. X. EISENREICH: Experimentelle Untersuchungen zur pathophysiologischen Bedeutung der Kollateralventilation. Thoraxchirurgie **4**, 52 (1956).— HAAS, J. H.: Untersuchungen über die Größe der Alveolen in menschlichen Lungen verschiedener Altersstufen. Med. Inaug.-Diss. Köln 1958. — HADORN, W.: Über die Fragwürdigkeit der Diagnose essentielles Lungenemphysem. Dtsch. med. Wschr. **1959**, 213. — HAEFLIGER, E., u. G. MARK: Segment und Lungentuberkulose. Berlin-Göttingen-Heidelberg: Springer 1956. — HALMAGYI, D. F. J.: Die klinische Physiologie des kleinen Kreislaufs. Jena: VEB Fischer 1957; — Dorsal kyphosis in chronic obstructive lung disease. Lancet **1959**II, 446. — HAMBACH, R., J. STUDENÝ u. K. KHUN: Über das Vorkommen der hydropischen Leberzellendystrophie im auswahllosen Sektionsgut. Zbl. allg. Path. path. Anat. **101**, 355 (1960). — HAMM, J.: Die Bedeutung der Spirographie für die Beurteilung der Lungeninsuffizienz, speziell des Emphysems. Ergebn. inn. Med. Kinderheilk. **10**, 299 (1958); — Methodische Grundlagen atemmechanischer Untersuchungen in der Klinik. Klin. Wschr. **1960**, 1093; — Die klinische Bewertung elastischer und viscöser Atemwiderstände und der Atemarbeit. Klin. Wschr. **1960**, 1101. — HANSEMANN, D. V.: Untersuchungen über die Entstehung des Lungenemphysems. Berl. klin. Wschr. **1899**, 438; — Allgemeine ätiologische Betrachtungen mit besonderer Berücksichtigung des Lungenemphysems. Virchows Arch. path. Anat. **221**, 94 (1916). — HANSEN, K.: Allergie, 3. Aufl. Stuttgart: Georg Thieme 1957. — HARRIS, W. H., and F. P. CHILLINGWORTH: The experimental production in dogs of emphysema with associated asthmatic syndrom by means of an intratracheal ball valve. J. exp. Med. **30**, 75 (1919). — HART, C.: Die anatomischen Grundlagen der Disposition der Lungen zur tuberkulösen Erkrankung. Ergebn. allg. Path. path. Anat. **14** (I), 337 (1910); — Konstitution und Disposition. Ergebn. allg. Path. path. Anat. **20** (I), 1 (1922). — HART, C., u. E. MAYER: Kehlkopf, Luftröhre und Bronchien. In: Handbuch der speziellen pathologischen Anatomie und Histologie (HENKE-LUBARSCH), Bd. III/1. Berlin: Springer 1928. —HARTUNG, W.: Über die Bestimmung der Lungenelastizität an der isolierten Leichenlunge. Beitr. path. Anat. **117**, 90 (1957); — Die Altersveränderungen der Lungenelastizität nach Messungen an isolierten Leichenlungen. Beitr. path. Anat. **118**, 368 (1957); — Morphologie des bullösen Emphysems, seine Abgrenzung gegen Lungendystrophie. Beitr. Klin. Tuberk. **119**, 343 (1958); — Elastizitätsmessungen an Leichenlungen als Beitrag zur Pathogenese des Emphysems. Verh. dtsch. Ges. Path. **42**, 178 (1958); — Über Ausmaß und funktionelle Bedeutung des Elastizitätsverlustes bei verschiedenen Lungenerkrankungen. Beitr. path. Anat. **120**, 178 (1959); — Histomechanik der Ventilationsstörungen (Referat). Verhandl. dtsch. Ges. Path. **44**, 46 (1960); — Morphologische und histomechanische Analyse der Ventilationsstörungen unter besonderer Berücksichtigung des Lungenemphysems. Ergebn. inn. Med. Kinderheilk., N.F. **15**, 273 (1960); — Gefrier-Großschnitte von ganzen Organen, speziell der Lunge. Zbl. allg. Path. path. Anat. **100**, 408 (1960); — Beziehungen zwischen Morphologie und Funktion bei Lungenerkrankungen unter besonderer Berücksichtigung der Silikose. Beitr. Silikose-Forsch., Sonderband Grundfragen aus der Silikoseforsch. **4**, 375 (1961); — Diskussion zu: 1. Nicht-obstruktives Lungenemphysem, 2. Obstruktive Ventilationsstörung bei Lungenemphysem, 3. Beziehungen zwischen Emphysem und Cor pulmonale. VI. Internat. Kongr. für Erkrankungen der Thoraxorgane, Wien 1960. Schweiz. Z. Tuberk. **18**, 134, 149, 179 (1961);— Bedeutung und Differentialdiagnose der Formen pneumokoniotisch bedingter

Lungenfunktionsstörungen. 4. internat. Staublungentagung. Münster 1962. In: Fortschritte der Staublungenforschung (REPLOH-KLOSTERKÖTTER), S. 239. Dinslaken: Niederrheinische Druckerei 1963; — Untersuchungsmethoden an Thorax und Lungen zur postmortalen Analyse der Atmungsfunktion. Ergebn. allg. Path. path. Anat. **43**, 121 (1963); — Messungen am gesamten Thorax-Lungensystem der Leiche. Verh. dtsch. Ges. inn. Med. **69** (1963, im Druck); — Alterswandlungen in der Mechanik des peripheren Atemapparates. Verh. dtsch. Ges. Path. **47** (1963, im Druck). — HARTUNG, W., u. L. DELFMANN: Perfusionsversuche an Leichenlungen. Beitr. Klin. Tuberk. **123**, 41 (1960). — HARTUNG, W., u. D. KAFARNIK: Über statisch-elastische Beziehungen im Thorax-Lungensystem der Leiche. (In Vorbereitung). — HARTUNG, W., u. H.-J. KRUPKE: Zur Atemmechanik des Neugeborenen und des jungen Kindes. Dtsch. Z. Kinderheilk. **88**, 35 (1963). — HASLINGER, P.: Die organischen Stenosen der unteren Trachealabschnitte und der Bronchien. Mschr. Ohrenheilk. **63**, 357, 560, 617, 782 (1929). — HASS, G. M.: Elastic tissue. Arch. Path. **27**, 334 (1939). — HASS, G. M., R. E. TRUEHEART, C. B. TAYLOR and M. STUMPE: An experimental histologic study of hypervitaminosis D. Amer. J. Path. **34**, 395 (1958). — HAUSSER, R., u. A. GRIMMINGER: Über die Luftcystenerkrankung der Lunge. Fortschr. Röntgenstr. **87**, 283 (1957). — HAYASHI, J.: Über tödlichen Pneumothorax durch Infarkt und Emphysem. Frankfurt. Z. Path. **16**, 1 (1915). — HAYEK, H. v.: Über Verengung der Bronchi und Bronchioli durch ihre Muskulatur. Wien. klin. Wschr. **1948**, 114; — Anatomisches zur Frage des Asthma bronchiale. Klin. Wschr. **1952**, 625; — Über die Veränderlichkeit der Oberflächenspannung in den Alveolen und ihre Bedeutung für die Retraktionskraft der Lunge. Naunyn-Schmiedeberg's Arch. exp. Path. Pharmak. **214**, 266 (1952); — Die menschliche Lunge. Berlin-Göttingen-Heidelberg: Springer 1953. — HAYMAKER, W., and H. STRUGHOLD: Atmospheric hypoxidosis. In: Handbuch der speziellen pathologischen Anatomie, Bd. XIII/1 B. Berlin-Göttingen-Heidelberg: Springer 1957. — HEARD, B. E.: A pathological study of emphysema of the lungs with chronic bronchitis. Thorax **13**, 136 (1958); — Further observations on the pathology of pulmonary emphysema in chronic bronchitis. Thorax **14**, 58 (1959); — Pathology of pulmonary emphysema. Methods of study. Amer. Rev. resp. Dis. **82**, 792 (1960). — HEARD, B. E., and T. IZUKAWA: Dust pigmentation of the lungs and emphysema in Londoners. 4. internat. Staublungentagung, Münster 1962. In: Fortschritte der Staublungenforschung (REPLOH-KLOSTERKÖTTER), S. 249. Dinslaken: Niederrheinische Druckerei 1963. — HECHT, A., u. G. KORB: Vergleichende Untersuchungen über pathologisch-anatomische und funktionelle Veränderungen bei der Lungenfettembolie. Verh. dtsch. Ges. Path. **44**, 184 (1960). — HECKMANN, K.: Der bronchoalveoläre Hypertonus (ein Beitrag zur Genese der Höhlenbildungen in den Lungen und des Lungenemphysems). Münch. med. Wschr. **1951**, 910, 962. — HECKSCHER, H.: Cardiac and respiratory neurosis after contusions of the chest wall. Acta med. scand. **120**, 53 (1945). — HEGGLIN, R.: Die Zirkulationsstörungen der Lunge. (Mit Beiträgen zur pathologischen Anatomie von E. UEHLINGER.) Die Lungenfibrosen. Die Pneumonien. In: Handbuch der inneren Medizin, Bd. IV/2, 4. Aufl. Berlin-Göttingen-Heidelberg: Springer 1956. — HEILMEYER, L., u. F. SCHMID: Die progressive Lungendystrophie. Dtsch. med. Wschr. **1956**, 1293, 2118. — HEIM u. CSEH (1933): zit. nach BÜRGER 1954. — HEINE, F.: Das bullöse Lungenemphysem. Beitr. Klin. Tuberk. **119**, 298 (1958); — Die Pneumothoraxatelektasen. Habil.-Schr. Münster 1960. — HEINE, F., u. E. SCHÜRMEYER: Über spirographische Befunde beim bullösen Lungenemphysem. Beitr. Klin. Tuberk. **119**, 337 (1958). — HELLIN, D.: Die Folgen von Lungenexstirpation. Eine experimentelle Untersuchung. Naunyn-Schmiedeberg's Arch. exp. Path. Pharmak. **55**, 21 (1906). — HELMER, F., O. THALHAMMER, H. G. WOLF u. J. ZEITLHOFER:

Angeborenes lobäres Emphysem. Neue öst. Z. Kinderheilk. 5, 24 (1960). — HEN-SCHEL, E.: Disk.-Bemerkung zu Lungenoberflächenverlust. Verh. dtsch. Ges. Path. 44, 127 (1960); — Persönliche Mitteilung 1961. — HEPPLESTON, A. G.: The essential lesion of pneumoconiosis in Welsh coal workers. J. Path. Bact. 59, 453 (1947); — Chronic diffuse interstitial fibrosis of the lungs. Thorax 6, 426 (1951); — The pathological anatomy of simple pneumoconiosis in coal workers. J. Path. Bact. 66, 235 (1953); — The pathology of honeycomb lung. Thorax 11, 77 (1956). — HEPPLESTON, A. G., and J. G. LEOPOLD: Chronic pulmonary emphysema. Amer. J. Med. 31, 279 (1961). — HERMANNSSEN, J.: Untersuchungen über die maximale Ventilationsgröße (Atemgrenzwert). Z. ges. exp. Med. 90, 130 (1933). — HERS, J. T. PH.: Diss. Leiden 1951. Zit. nach HERZOG 1960. — HERTZ, C. W.: Pleura-schwarte und Lungenfunktion. I. Folgezustände nach Pleuritis exsudativa. II. Folgezustände nach Pneumothorax mit röntgenologisch nachweisbarer Pleura-schwarte. III. (Mit H. DEREN, W. REGEL u. H. WEMMERS) Bronchospirometrische Untersuchungen. Beitr. Klin. Tuberk. 112, 446, 503; 113, 199 (1953—1955); — Störungen der Ventilation. In: Bad Oeynhausener Gespräche I, 127 (1956). Berlin-Göttingen-Heidelberg: Springer 1957. — HERTZ, H.: In: Ziemssen's Handbuch der speziellen Pathologie und Therapie, Bd. V. Leipzig: F. C. W. Vogel 1874. — HERZOG, H.: Exspiratorische Stenose der Trachea und der großen Bronchien, hervorgerufen durch eine erschlaffte pars membranacea. Dtsch. med. Wschr. 1959, 1766; — Neue Aspekte der chronischen Bronchitis. Dtsch. med. Wschr. 1960, 2269. — HERZOG, H., u. R. NISSEN: Erschlaffung und exspiratorische Invagi-nation des membranösen Teils der intrathorakalen Luftröhre und der Hauptbron-chien als Ursache der asphyktischen Anfälle beim Asthma bronchiale und der chronischen asthmoiden Bronchitis des Lungenemphysems. Schweiz. med. Wschr. 1954, 217. — HESS, W. R.: Die Regulierung der Atmung. Leipzig: Georg Thieme 1931. — HEUCK, F.: Die Streifenatelektasen der Lunge. Stuttgart: Georg Thieme 1959. — HIERONYMI, G.: Über den altersbedingten Formwandel elastischer und muskulöser Arterien. S.-B. Heidelberger Akad. der Wiss. 1956; — Über einen Fall generalisierter Periarteriitis nodosa unter dem Bilde einer sog. progressiven chro-nischen Lungendystrophie. Frankfurt. Z. Path. 70, 107 (1959); — Über den durch das Alter bedingten Formwandel menschlicher Lungen. Ergebn. allg. Path. path. Anat. 41, 1 (1961). — HITZENBERGER, K.: Das Zwerchfell im gesunden und kranken Zustand. Wien: Springer 1927. — HOFBAUER, L.: Pathologische Physiologie der Atmung. In: Handbuch der normalen und pathologischen Physiologie (BETHE-BERGMANN), Bd. II. Berlin: Springer 1925. — HOFF, F.: Klinische Physiologie und Pathologie, 2. Aufl., Stuttgart: Georg Thieme 1952. — HORT, W.: Morphologische Untersuchungen an großen Körpervenen. Verh. dtsch. Ges. Path. 41, 157 (1957). — HUECK, W.: Über das Mesenchym. Beitr. path. Anat. 66, 330 (1920). — HUIZINGA, E.: La bronchosténose. Bronches 1, 71 (1951). — HURTADO, A., and C. BOLLER: Studies of total pulmonary capacity and its subdivisions. I. Normal absolute and relative values. J. clin. Invest. 12, 793 (1933). — HURTADO, A., W. W. FRAY and W. S. McCANN: Studies of total pulmonary capacity and its subdivisions. IV. Preliminary observations on cases of pulmonary emphysema and pneumoconiosis. J. clin. Invest. 12, 833 (1933). — HURTADO, A., N. L. KALTREIDER, W. W. FRAY, W. D. W. BROOKS and W. S. McCANN: Studies of total pulmonary capacity and its subdivisions. VI. Observations on cases of obstructive pulmonary emphysema. J. clin. Invest. 13, 102 (1934). — HUSTEN, K.: Veröff. Kriegs- u. Konstit. path. 4, H. 16 (1927); — Das Emphysem und die chronische Bronchitis des Ruhr-bergmanns. Statistische Auswertung von Obduktionsbefunden. Verh. dtsch. Ges. inn. Med. 62, 112 (1956); — Die Abhängigkeit der chronischen Bronchitis und des Lungenemphysems von der Lungenverstaubung und der Silikose. (Referat.) 3. internat. Staublungentagung, Münster 1957. In: Die Staublungenerkrankungen,

Bd. 3, S. 396. Darmstadt: Dr. Dietrich Steinkopff 1958; — Hartmetallfibrose der Lunge. Arch. Gewerbepath. Gewerbehyg. **16**, 721 (1959).

Isaaksohn: Pathologisch-anatomische Veränderungen der Lungengefäße beim Emphysem. Virchows Arch. path. Anat. **53**, 466 (1871).

Jacobson, J. H., B. C. Morgan, D. H. Andersen and G. H. Humphreys: Aberrant left pulmonary artery. A correctable cause of respiratory obstruction. J. thorac. cardiovasc. Surg. **39**, 602 (1960). — Jagić, N., u. G. Spengler: Emphysem und Emphysemherz. Berlin: Springer 1924. — Jores, L.: Arterien. In: Handbuch der speziellen pathologischen Anatomie (Henke-Lubarsch), B. II. Berlin: Springer 1924. — Junghanss, W.: Die Endstrombahn der Lunge im postmortalen Angiogramm. Virchows Arch. path. Anat. **331**, 263 (1958); — Das Lungenemphysem im postmortalen Angiogramm. Virchows Arch. path. Anat. **332**, 538 (1959). — Jungmann, P.: Beiträge zur Freundschen Lehre vom Zusammenhang primärer Rippenknorpelanomalien mit Lungentuberkulose und Emphysem. Frankfurt. Z. Path. **3**, 38 (1909).

Kafarnik, D.: Zur Statik des Thorax-Lungensystems. Med. Inaug.-Diss. Münster 1963. — Kalbfleisch, H. H.: An die physiologischen Segmente der Lunge gebundene pathologische Vorgänge des Organs. Allgemeinpath. Schriftenreihe **3/4**, 5 (1942). — Kalbfleisch, H. H., u. G. Herklotz: Experimentelle Untersuchungen über die segmentale Innervation der Lunge. Z. ges. inn. Med. **1**, 25 (1946). — Kartagener, M.: Die Bronchitiden. Die Bronchiektasen. In: Handbuch der inneren Medizin, Bd. IV/2, 4. Aufl. Berlin-Göttingen-Heidelberg: Springer 1956. — Kaufmann, A.: Zur Frage der glatten Muskulatur der Lunge und ihrer funktionellen Bedeutung. Frankfurt. Z. Path. **63**, 122 (1952). — Kautsky, E.: Vergleichende Untersuchungen über den elastischen Lungenwiderstand. Helv. physiol. pharmacol. Acta **15**, 358 (1957). — Kawamura, K.: Experimentelle Studien über die Lungenexstirpation. Dtsch. Z. Chir. **131**, 189 (1914). — Keck, E.: Sektionsbefunde von 60 Über-90-jährigen. Z. Alternsforsch. **9**, 145 (1955). — Kehler, E.: Neurovegetative Grundprobleme des muskulären und vasculären Lungensystems. Ärztl. Forsch. **1**, 197 (1953). — Keith, A.: The mechanism of respiration in man. In: Further Advances in Physiology. London: E. Arnold 1909. — Kempf, F.-K.: Die kompensatorischen Möglichkeiten der Restlunge nach Pneumonektomien. Fortschr. Med. **79**, 659 (1961); — Die kompensatorischen Möglichkeiten zur Stabilisierung des kardiorespiratorischen Systems nach Pneumonektomie. Bruns' Beitr. klin. Chir. **205**, 311 (1962). — Kernen, J. A., R. M. O'Neal and D. L. Edwards: Pulmonary arteriosclerosis and thromboembolism in chronic pulmonary emphysema. Arch. Path. **65**, 471 (1958). — Kessler, P.: Compensatory phenomena in the residual lung following resection. Acta med. Acad. Sci. hung. **9**, 181 (1956). — Kettler, L. H.: Über die vakuolige Degeneration der Leberzellen. Virchows Arch. path. Anat. **315**, 587 (1948); — Die Leber. In: Lehrbuch der speziellen pathologischen Anatomie (Kaufmann, Staemmler). Berlin: W. de Gruyter & Co. 1958. — Kety, S. S.: Circulation and metabolism of human brain in health and disease. Amer. J. Med. **8**, 205 (1950). — Kilches, R.: Zur Frage der Retraktionskräfte der Lunge. Klin. Wschr. **1940**, 695. — Kirch, E.: Die Veränderungen der Herzproportionen bei rechtsseitiger Herzhypertrophie. Zbl. allg. Path. path. Anat. **35**, 305 (1924); — Entwicklungsablauf der rechtsseitigen tonogenen Herzdilatation bei Mensch und Versuchstier und seine physiologische Erklärung. Virchows Arch. path. Anat. **291**, 682 (1935); — Die pathologische Anatomie des Cor pulmonale. Verh. dtsch. Ges. Kreisl.-Forsch. **21**, 163 (1955). — Kjaergaard, H.: Spontaneous pneumothorax in the apparently healthy. Acta med. scand. **43**, 1 (1932). — Kläsi, C.: Anatomische Untersuchung über das Entstehen des vesiculären Lungenemphysems. Virchows Arch. path. Anat. **104**, 353 (1886). — Klaus, M., J. Clements and R. J. Havel: Surface-active extract of the lung. Amer. J. Dis. Child. **102**, 709 (1961). — KLEINSORG, H., u. K. KOCH-SIEK: Der Stoffwechsel bei künstlicher in- und exspiratorischer Atmungsbehinderung. Klin. Wschr. **1960**, 551. — KLÖSS, J.: Strukturwandel der Restlunge nach Resektion im Tierversuch. Thoraxchirurgie **10**, 207 (1962). — KLOOS, K., u. H. WULF: Die Pathogenese der pulmonalen hyalinen Membranen bei Neugeborenen. Dtsch. med. Wschr. **1962**, 869. — KNEBEL, R.: Akutes Cor pulmonale. Dtsch. med. J. **1956**, 276. — KNIPPING, H. W.: Die Pneumonose. Ergebn. inn. Med. Kinderheilk. **48**, 249 (1935); — Pathophysiologie der Ventilation (I). Verh. dtsch. Ges. Path. **44**, 6 (1960). — KNIPPING, H. W., u. W. BOLT: Pathologische Physiologie der Atmung. In: Handbuch der allgemeinen Pathologie, Bd. V/1. Berlin-Göttingen-Heidelberg: Springer 1961. — KNIPPING, H. W., W. BOLT, H. VALENTIN u. H. VENRATH: Normale und pathologische Physiologie der Atmung. In: Handbuch der Thoraxchirurgie. Berlin-Göttingen-Heidelberg: Springer 1958. — KNOBLOCH, H., u. W. HILSCHER: Über das Verhalten einiger Funktionen des Respirationstraktus im Alter. Z. Alternsforsch. **11**, 351 (1958). — KNOLLE, H.: Progressive Lungendystrophie bei konnataler Bronchusatresie und Pulmonalarterienhypoplasie. Klin. Wschr. **1957**, 876; — Die pathologische Anatomie der progressiven Lungendystrophie. Zbl. allg. Path. path. Anat. **102**, 76 (1961). — KÖNN, G.: Die pathologische Morphologie der Lungengefäße beim chronischen Cor pulmonale. Beitr. path. Anat. **116**, 273 (1956); — Die pathologische Morphologie der Lungengefäßerkrankungen und ihre Beziehungen zur chronischen pulmonalen Hypertonie. Ergebn. ges. Tuberk.- u. Lung.-Forsch. **14**, 101 (1958); — Arteriosklerose des Pulmonalsystems (Referat). Verh. dtsch. Ges. Path. **41**, 77 (1958); — Über morphologische Befunde bei dem klinischen Bild der progressiven Lungendystrophie. Verh. dtsch. Ges. Path. **44**, 151 (1960). — *Kolloquium* über „Klinisch brauchbare Einteilung des Lungenemphysems auf Grund der Resultate von Lungenfunktionsprüfungen". VI. Internat. Kongr. für Erkrankungen der Atemorgane, Wien 1960, Herausg. M. SCHERRER. Schweiz. Z. Tuberk. **18**, H. 3 (1961). — KOROL, E.: Pulmonary emphysema in tuberculosis. Amer. Rev. Tuberc. **38**, 594 (1938); — Observations on cystic and bullous emphysema of the lungs: A study of 100 cases. Dis. Chest **13**, 669 (1947). — KOUNTZ, W. B., and H. L. ALEXANDER: Emphysema. Medicine (Baltimore) **13**, 251 (1934). — KOUNTZ, W. B., H. L. ALEXANDER and M. PRINZMETAL: The heart in emphysema. Amer. Heart J. **11**, 163 (1936). — KOURILSKY, R., S. KOURILSKY, S. LAURENT, J. CHEVREAU, D. BRILLE et C. HATZFELD: Le role de l'atteinte bronchiolaire dans l'emphysème pulmonaire chronique. Presse méd. **1956**, 324. — KREUZER, F.: Modellversuche zum Problem der Sauerstoffdiffusion in den Lungen. Helv. physiol. pharmacol. Acta, Suppl. **9** (1953). — KRÖKER, P.: Beobachtungen bei einseitigen Staublungen im Zusammenhang mit einseitigen Gefäßhypoplasien der Lunge. Röntgenpraxis **17**, 127 (1948); — Zur Frage der sogenannten progressiven Lungendystrophie. Fortschr. Röntgenstr. **93**, 1 (1960). — KRUPKE, H.-J.: Untersuchungen über die Mechanik des kindlichen Thorax-Lungensystems an der Leiche. Med. Inaug.-Diss. Münster 1962. — KUMAGAI, T., S. OKA, CH. SUZUKI, T. KUROBANE, T. OOTA, G. SHIOKAWA, T. ONOZUDA, I. KANNO, S. SATO a. o.: On cleaned-out healing of pulmonary tuberculosis and far advanced pulmonary tuberculosis. Sci. Rep. Res. Inst. Tohoku Univ., Ser. C, **9**, Suppl., 1 (1959). — KUSCHELEWSKIJ, E. P.: Lungenemphysem und Asthma bronchiale nach Traumen. Z. ärzt. Fortbild. **44**, 8 (1950).

LAENNEC, R. T. H.: Traité de l'auscultation médiate et des maladies du poumon et du coeur. Paris 1819. —LAPP, H.: Über die Sperrarterien in der Lunge und die Anastomosen zwischen Arteriae bronchiales und Arteriae pulmonales, über ihre Bedeutung, insbesondere für die Entstehung des haemorrhagischen Infarktes. Frankfurt. Z. Path. **62**, 537 (1951). — LAUCHE, A.: Die Entzündungen der Lungen und des Brustfells. In: Handbuch der speziellen pathologischen Anatomie (HENKE,

LUBARSCH), Bd. III/1. Berlin: Springer 1928; — Das Lungenemphysem. Medizinische **1956**, 490. — LAUR, A., u. H. W. WEDLER: Die einseitig helle Lunge im Röntgenbild. Fortschr. Röntgenstr. **82**, 305 (1955). — LAVENNE, F.: Le retentissement cardio-vasculaire de la silicose et de l'anthracosilicose. Contribution à l'étude du „Cor pulmonale". Rev. belge Path. **21**, Suppl. 6 (1951). — LEBERT, G.: Klinik der Brustkrankheiten. In: Handbuch der praktischen Medizin, 4. Aufl., Bd. II. Tübingen 1871. — LEMOINE, J. M., et J. P. GARAIX: Les dyskinésies a forme hypotonique. Sem. Hôp. Paris **29**, 933 (1953). — LENGGENHAGER, K.: Zur Genese des stenotischen Lungenemphysems. Schweiz. med. Wschr. **1952**, 542. — LEOPOLD, J. G., and J. GOUGH: The centrilobular form of hypertrophic emphysema and its relation to chronic bronchitis. Thorax **12**, 219 (1957). — LESCHKE, W.: Tierexperimentelle Beiträge zur Frage der segmentalen Innervation der Lungen. Z. ges. inn. Med. **1952**, 769; **1953**, 249; **1956**, 38. — LESTER, C. W., A. COURNAND and R. L. RILEY: Pulmonary function after pneumonectomy in children. J. thorac. Surg. **11**, 529 (1941/42). — LETTERER, E.: Die pathologische Anatomie des Asthma bronchiale. Allergie u. Asthma **3**, 65 (1957). — LICHTERFELD, A.: Untersuchungen über den inspiratorischen Tiffeneau-Test. Klin. Wschr. **1960**, 219. — LIEBERMEISTER, G.: Zur normalen und pathologischen Physiologie der Atmungsorgane. I. Über das Verhältnis zwischen Lungendehnung und Lungenvolumen. Zbl. allg. Path. path. Anat. **18**, 644 (1907); — Zur normalen und pathologischen Physiologie der Atmungsorgane. II. Studien über die Atmungsmechanik bei plötzlich auftretenden Larynxstenosen (nach Beobachtungen an Diphtherie). Dtsch. med. Wschr. **1908**, 1669; — Zur normalen und pathologischen Physiologie der Atmungsorgane. Frankfurt. Z. Path. **28**, 253 (1922). — LIEBOW, A. A.: The bronchopulmonary venous collateral circulation with special reference to emphysema. Amer. J. Path. **20**, 215 (1953). — LIEBOW, A. A., M. H. HALES and G. E. LINDSKOG: Enlargement of the bronchial arteries and their anastomoses with the pulmonary arteries in bronchiectasis. Amer. J. Path. **25**, 211 (1949). — LILJESTRAND, G.: Chemismus des Lungengaswechsels. In: Handbuch der normalen und pathologischen Physiologie (BETHE-BERGMANN-EMBDEN-ELLINGER), Bd. II. Berlin: Springer 1925. — LIN, CHI KONG: Cardiac catherization in acquired lesions of the hearts or lungs. Dis. Chest **29**, 73 (1956). — LINDNER, J.: Histochemische und biochemische Untersuchungen der traumatisch gestörten Beziehung zwischen Grundsubstanz und Kollagenfasern. Verh. dtsch. Ges. Path. **43**, 61 (1959). — LINZBACH, A. J.: Untersuchungen über die muskuläre Bauchwand und ihren Einfluß auf die Lage der Eingeweide. Virchows Arch. path. Anat. **304**, 140 (1939); — Vergleich der dystrophischen Vorgänge an Knorpel und Arterien als Grundlage zum Verständnis der Arteriosklerose. Virchows Arch. path. Anat. **311**, 432 (1943); — Pathogenese und Ätiologie der Arteriosklerose. Bedeutung der Gefäßwandfaktoren für die Entstehung der Arteriosklerose (Referat). Verh. dtsch. Ges. Path. **41**, 24 (1957). — LOCHNER, W.: Zur Physiologie des kleinen Kreislaufs. In: Bad Oeynhausener Gespräche I, 12 (1956). Berlin-Göttingen-Heidelberg: Springer 1957. — LÖFFLER, W.: Klinik und Therapie des Emphysems. Verh. dtsch. Ges. inn. Med. **62**, 44 (1956); — Die Lunge als myoelastisches System. Störungen der Lungenfunktion. Die Kardinalsymptome. In: Handbuch der inneren Medizin, 4. Aufl., Bd. IV/1. Berlin-Göttingen-Heidelberg: Springer 1956; — Die Lungenatelektase. In: Handbuch der inneren Medizin, 4. Aufl., Bd. IV/2. Berlin-Göttingen-Heidelberg: Springer 1956. — LOESCHCKE, H.: Über Wechselbeziehungen zwischen Lunge und Thorax bei Emphysem. Dtsch. med. Wschr. **1911**, 916; — Über Wesen und Bedeutung des Zwerchfelltiefstandes beim Emphysematiker. Verh. dtsch. Ges. Path. **16**, 435 (1913); — Die Morphologie des normalen und emphysematösen Acinus der Lunge. Beitr. path. Anat. **68**, 213 (1921); — Störungen des Luftgehaltes der Lunge. In: Handbuch der speziellen pathologischen Anatomie und Histologie (HENKE-LUBARSCH), Bd. III/1. Berlin: Springer 1928. — LÖTTENBACH, K.: Das Lungenemphysem. In: Handbuch der inneren Medizin, 4. Aufl., Bd. IV/2. Berlin-Göttingen-Heidelberg: Springer 1956. — LOTTENBACH, K., I. NOELPP-ESCHENHAGEN u. B. NOELPP: Mechanische Aspekte der Lungenfunktion. Theoretischer Beitrag zu den Kapiteln Asthma und Emphysem. In: Handbuch der inneren Medizin, 4. Aufl., Bd. IV/2. Berlin-Göttingen-Heidelberg: Springer 1956. — LÜCHTRATH, H.: Zur Frage der Cystenbildungen in der Lunge. Frankfurt. Z. Path. 62, 136 (1951). — LUFT, U. C.: Physiologie der Atmung. Die Lungenbelüftung und der alveolare Gasaustausch. In: Handbuch der allgemeinen Pathologie, Bd. V/1. Berlin-Göttingen-Heidelberg: Springer 1961. — LUISADA, A.: Über Lungendynamik. Ergebn. inn. Med. Kinderheilk. 47, 92 (1934). — LUXEMBURGER PROTOKOLLE: Arbeitsgruppe Pathologische Anatomie des Emphysems (DI BIASI, COLLET, GIESE, GOUGH, GRAILLES, HUSTEN, MEERSSEMAN, PLETTE, POLICARD), Luxemburg 27. 10. 1958. — Arbeitsgruppe Emphysem-Bronchitis, Luxemburg 8. 7. 1958. Dok. Nr. 5734/58d; Abt. für Arbeitsfragen; — Forschungsleitertagung der Arbeitsgruppe Emphysem (BRILLE, CARSTENS, GERNEZ-RIEUX, GIESE, HARTUNG, ORIE, SADOUL, SYMANSKI, ULMER, DE VRIES, WORTH, ZORN), Luxemburg 26. 9. 1961. Dok. Nr. 7343/61d; Abt. für Arbeitsfragen.

MACKLIN, C. C.: The musculature of the bronchi and lungs. Physiol. Rev. 9, 1 (1929); — Functional aspects of bronchial muscle and elastic tissue. Arch. Surg. 19, 1212 (1929); — Pulmonary sumps, dust accumulations, alveolar fluid, and lymph vessels. Acta anat. (Basel) 23, 1 (1955). — MAGNENAT, P.: Étude neuro-histologique du poumon. Acta anat. (Basel) 13, 193 (1951). — MAIER, H. C., and A. COURNAND: Studies of the arterial oxygen saturation in the postoperative period after pulmonary resection. Surgery 13, 199 (1943). — MARCHAND, F.: Ein Beitrag zur Pathologie und pathologischen Anatomie des Bronchialasthma, mit Berücksichtigung der plastischen Bronchitis und der Colica mucosa. Beitr. path. Anat. 61, 251 (1916). — MARCHAND, P., J. C. GILROY and V. H. WILSON: An anatomical study of the bronchial vascular system and its variations in disease. Thorax 5, 207 (1950). — MARSHALL, R., R. W. STONE and R. V. CHRISTIE: The relationship of dyspnoea to respiratory effort in normal subjects, mitral stenosis and emphysema. Clin. Sci. 13, 625 (1954). — MARTINI, A. DE, e G. BALESTRA: Sindromi di rarefazione del testuto polmonare con particolare riguardo alla atrofia polmonare idiopatica. Minerva med. 2, 917 (1951). MATTHES, K.: Pathophysiologie der Diffusion und Perfusion (Referat). Verh. dtsch. Ges. Path. 44, 75 (1960). — MATTHES, K., u. W. ULMER: Untersuchungen über die pathophysiologische Bedeutung des Emphysems. I. Verschiedene Emphysemformen. II. Emphysem und Störungen der Ventilation (Untersuchungen in Ruhe und unter Arbeit). III. Krankheitsverlauf verschiedener Emphysemformen und deren Beziehung zum chronischen Cor pulmonale. Dtsch. Arch. klin. Med. 204, 275, 284, 298 (1957). — MATTHES, K., W. ULMER u. D. WITTEKIND: Cor pulmonale. In: Handbuch der inneren Medizin, 4. Aufl., Bd. IX/4. Berlin-Göttingen-Heidelberg: Springer 1960. — McILROY, M. B., and G. H. APTHORP: Pulmonary function in pulmonary hypertension. Brit. Heart J. 20, 397 (1958). — McILROY, M. B., and R. V. CHRISTIE: A post-mortem study of the visco-elastic properties of normal lungs. Thorax 7, 291 (1952); — A post-mortem study of the viscoelastic properties of the lung in emphysema. Thorax 7, 295 (1952); — The work of breathing in emphysema. Clin. Sci. 13, 147 (1954). — McILROY, M. B., R. MARSHALL and R. V. CHRISTIE: The work of breathing in normal subjects. Clin. Sci. 13, 125 (1954). — McKEOWN, F.: The pathology of pulmonary heart disease. Brit. Heart J. 14, 25 (1952). — McLEAN, K. H.: The macroscopic anatomy of pulmonary emphysema. Aust. Ann. Med. 5, 73 (1956); — The histology of generalized pulmonary emphysema. I. The genesis of the early centrilobular lesion: Focal emphysema.

174 Literatur

Aust. Ann. Med. 6, 124 (1957). — MEAD, J., J. LINDGREN and E. A. GAENSLER: The mechanical properties of lung in emphysema. J. clin. Invest. 34, 1005 (1955). — MEAD, J., and J. L. WHITTENBERGER: Physical properties of human lungs measured during spontaneous respiration. J. appl. Physiol. 5, 779 (1953). — MEESSEN, H.: Über Lungencirrhose. Beitr. path. Anat. 110, 1 (1949); — Die Lunge bei der Mitralstenose. Dtsch. med. Wschr. 1956, 1445; — Pathomorphologie der Diffusion und Perfusion (Referat). Verh. dtsch. Ges. Path. 44, 98 (1960). — MEHNERT, E.: Über topographische Altersveränderungen des Atmungsapparates und ihre mechanischen Verknüpfungen, an der Leiche und am Lebenden untersucht. Jena: Gustav Fischer 1901. — MENEELY, G. R., A. D. RENZETTI jr., J. D. STEELE, J. P. WYATT and H. W. HARRIS: Chronic bronchitis, asthma, and pulmonary emphysema. A statement by the committee on diagnostic standards for nontuberculous respiratory diseases. Amer. Rev. resp. Dis. 85, 762 (1962). — METZ, G. A.: Die Elastizität und Dehnbarkeit normalen und pathologischen Lungengewebes. Krankh.-Forsch. 8, 137 (1930). — MEY, A. V. M.: Emphysem, Bronchitis und Silikose. In: Die Staublungenerkrankungen, Bd. 3. Darmstadt: Dr. Dietrich Steinkopff 1958. — MEYER, W. W.: Die Lebenswandlungen der Struktur von Arterien und Venen. Verh. dtsch. Ges. Kreisl.-Forsch. 24, 15 (1958). — MICHELAZZI, A. M.: Angiomatous type changes in the emphysematous lung and their probable functional significance. Cardiologia (Basel) 24, 210 (1954). — MILLER, H. R.: Sclerosis of the pulmonary artery and its branches. Med. Clin. N.Amer. 9, 673 (1925/26). Zit. nach STRAWBRIDGE 1960. — MILLER, W. S.: A further study of emphysematous blebs. Amer. J. Roentgenol. 18, 42 (1927); — The lung, 3. Aufl. Springfield (Ill.): Ch. C. Thomas 1950. — MINKOWSKI, O., u. A. BITTORF: Die Pathologie der Atmung. In: Handbuch der allgemeinen Pathologie (KREHL-MARCHAND), Bd. II, 1. Abt. Leipzig: S. Hirzel 1912. — MIYATA, S.: Aufbau und Gestalt der peripheren arteriellen Strombahn des kleinen Kreislaufes. Virchows Arch. path. Anat. 304, 608 (1939). — MÖNCKEBERG, I. G.: Zur pathologischen Anatomie des Bronchialasthmas. Verh. dtsch. Ges. Path. 13, 173 (1909). — MOTTURA, G.: Penetration of dust particles and sites of dust stores in pneumoconiosis. Brit. J. industr. Med. 9, 65 (1952); — Neue Vorstellungen über die Pathogenese der Silikose. Zbl. allg. Path. path. Anat. 100, 194 (1959). — MÜLLER, H.: Studien über den Pleuradruck. Virchows Arch. path. Anat. 238, 157 (1922); — Mißbildungen der Lunge und Pleura. In: Handbuch der speziellen pathologischen Anatomie und Histologie (HENKE-LUBARSCH), Bd. III/1. Berlin: Springer 1928. — MÜLLER, W.: Die Massenverhältnisse des menschlichen Herzens. Hamburg u. Leipzig: Voss 1883. — MÜNZER, E.: Die Erkrankungen des Herzgefäßsystems im Lichte moderner Untersuchungsmethoden. Zbl. Herz- u. Gefäßkr. 5, 484 (1913); — Gefäßsklerosen. Sklerosen der Arterien und Arteriolokapillaren im Gebiete der Aorta und Arteria pulmonalis. Ergebn. ges. Med. 4, 162 (1923).

NAGER, F., F. ZENGER u. J. R. RÜTTNER: Bronchitis, Bronchiolitis und Silikose. Schweiz. med. Wschr. 1960, 1959. — NAKAMURA, T., R. KATOSI, K. MIYAZAWA, SH. OHTOMO, TA. WATANABE, TE. WATANABE, Y. MIURA and T. TAKIZAWA: Bronchial blood flow in patients with chronic pulmonary disease and its influences upon respiration and circulation. Dis. Chest 39, 193 (1961). — NAKASONE, K.: In: F. ROHRER, Physiologie der Atembewegung. 1925. — NEERGAARD, K. v.: Zur Frage des Druckes im Pleuraspalt. Beitr. Klin. Tuberk. 65, 476 (1927); — Neue Auffassungen über einen Grundbegriff der Atemmechanik. Z. ges. exp. Med. 66, 373 (1929); — Eine neue Auffassung der Retraktionskraft der Lunge und ihre Bedeutung für den Kollapszustand. Verh. dtsch. Ges. inn. Med. 1929 (41. Kongr.), 249. — NEERGAARD, K. v., u. K. WIRZ: Über eine Methode zur Messung der Lungenelastizität am lebenden Menschen, insbesondere beim Emphysem. Z. klin. Med. 105, 35 (1927); — Messung der Strömungswiderstände in den Atemwegen des

Menschen, insbesondere bei Asthma und Emphysem. Z. klin. Med. 105, 51 (1927). — Neuhof, H., and R. A. Nabatoff: An angiographic study of the form and function of the remaining lung after pneumectomy. J. thorac. Surg. 17, 799 (1948). — Nicod, J.-L.: L'emphysème pulmonaire dans la silicose par sténose mécanique des bronches. Presse méd. 60, 1682 (1952). — Niedner, F. F.: Beiträge zur Kenntnis von neurovegetativen Lungenreaktionen. Beobachtungen an der Lunge bei intrathorakalen Operationen. Acta neuroveg. (Wien) 1, 353 (1950). — Niekerk, J. van, u. J. W. G. ter Braak: Die Anpassung des Atmungsvorganges an Widerstandsänderungen in den Atmungswegen. Pflügers Arch. ges. Physiol. 236, 44 (1935). — Niemeyer: Über Emphysem der Lunge. Berl. klin. Wschr. 1864, 425, 433, 444. — Nissen, R.: Experimentelle Untersuchungen zur Theorie der Entstehung des Lungenemphysems. Dtsch. Z. Chir. 200, 177 (1927). — Noelpp, B., u. I. Noelpp-Eschenhagen: Asthma bronchiale. In: Handbuch der inneren Medizin, 4. Aufl., Bd. IV/2. Berlin-Göttingen-Heidelberg: Springer 1956. — Nürmberger, W.: Tierexperimentelle Studien über die Sportlunge und ihre Rückbildungsfähigkeit. Virchows Arch. path. Anat. 303, 303 (1939).

Oppikofer, E.: Wachsparaffinausgüsse der Luftröhre in situ der Organe hergestellt. Arch. Laryng. Rhin. (Berl.) 27, 383 (1913). — Ornstein, G. G.: Editorial: Pulmonary emphysema defined. Dis. Chest 28, 112 (1955). — Orsós, F.: Über das elastische Gerüst der normalen und der emphysematösen Lunge. Beitr. path. Anat. 41, 95 (1907); — Gerüstsysteme der Lunge und deren physiologische und pathologische Bedeutung. Beitr. Klin. Tuberk. 87, 568 (1936). — Orth, J.: Lehrbuch der speziellen pathologischen Anatomie, Bd. I. Berlin: A. Hirschwald 1887; — Beitrag zur Kenntnis des Lungenemphysems. Berl. klin. Wschr. 1905, 1. — Otis, A. B.: The work of breathing. Physiol. Rev. 34, 449 (1954). — Otis, A. B., W. O. Fenn and H. Rahn: Mechanics of breathing in man. J. appl. Physiol. 2, 592 (1950). — Otis, A. B., C. B. McKerrow, R. A. Bartlett, J. Mead, M. B. McIlroy, N. J. Selverstone and E. P. Radford: Mechanical factors in distribution of pulmonary ventilation. J. appl. Physiol. 8, 427 (1956). — Otto, H.: Die wichtigsten Emphysemformen bei Porzellinern. 4. internat. Staublungentagung Münster 1962. In: Fortschritte der Staublungenforschung (Reploh-Klosterkötter), S. 263. Dinslaken: Niederrheinische Druckerei 1963. — Otto, H., u. H. Schmidt: Die Beziehungen der deformierenden Hilussilikose zum Lungenemphysem. Frankfurt. Z. Path. 70, 447 (1900).

Paine, S. R.: Studies in the experimental production of pulmonary emphysema. J. thorac. Surg. (Lond.) 10, 150 (1940); — The clinical measurement of pulmonary elasticity. J. thorac. Surg. (Lond.) 9, 550 (1940). — Parkinson, J., and C. Hoyle: The heart in emphysema. Quart. J. Med. 6, 59 (1936). — Parow, J.: Die mechanische Entstehung und Behandlung des Lungenemphysems. Dtsch. Gesundh.-Wes. 1950, 1323. — Parrisius, W.: Ist das Emphysem der Bergleute eine Berufskrankheit? Med. wiss. Beitr. Krankenhaus Bochum, H. 6, 5 (1955). — Patterson, J. L., A. Heyman and T. W. Duke: Cerebral circulation and metabolism in chronic pulmonary emphysema. With observations on the effect of inhalation of oxygen. Amer. J. Med. 12, 382 (1952). — Pattle, R. E.: Properties, function, and origin of the alveolar lining layer. Proc. roy. Soc. B 148, 217 (1958). — Pattle, R. E., A. E. Claireaux, P. A. Davies and A. H. Cameron: Inability to form a lung-lining film as a cause of the respiratory-distress syndrome in the newborn. Lancet 1962 II, 469. — Pemberton, J.: Chronic bronchitis, emphysema and bronchial spasm in bituminous coal workers. Arch. industr. Hlth 13, 529 (1956). — Perls, M.: Über die Druckverhältnisse im Thorax bei verschiedenen Krankheiten. Dtsch. Arch. klin. Med. 6, 1 (1869). — Peromet, R.: La ventilation pulmonaire collatérale. Les dèfaillances. Acta tuberc. belg. 41, 155 (1950). — Petersen, H.: Über das mechanische Verhalten der elastischen Faser und deren Verwendung in der Konstruktion. Beitr. path. Anat. **76**, 222 (1927). — PFANNER, W.: Über Ventil-atmung. Med. Klin. **1920**, 1221. — PICHOTKA, J.: Der Gesamtorganismus im Sauer-stoffmangel. In: Handbuch der allgemeinen Pathologie, Bd. V/2. Berlin-Göttingen-Heidelberg: Springer 1957. — PIERCE, J. A., and J. B. HOCOTT: Studies on the collagen and elastin content of the human lung. J. clin. Invest. **39**, 8 (1960). — PIIPER, J.: Verhalten des Strömungswiderstandes und der Blutfüllung am isolierten Lungenlappen des Hundes. Pflügers Arch. ges. Physiol. **264**, 596 (1957); — Die funktionellen Abschnitte des Lungengefäßsystems. Beitr. Silikose-Forsch. H. 67 (1960); — Der Sauerstoffaustausch in der funktionell inhomogenen Lunge. In: Bad Oeynhausener Gespräche IV (1960). Berlin-Göttingen-Heidelberg: Springer 1961. — PIRCHER, L.: Physikalische Grundlagen zur Atemmechanik. In: Lungen und kleiner Kreislauf. Bad Oeynhausener Gespräche I, 33 (1956). Berlin-Göttingen-Heidelberg: Springer 1957. — POHL, R.: Universelle Erweichungszu-stände am Tracheobronchialsystem. Fortschr. Röntgenstr. **74**, 40 (1951). — POLGAR, F.: Studies on respiratory mechanics. Amer. J. Roentgenol. **61**, 637 (1949). — POLGAR, G., and R. DENTON: Cystic fibrosis in adults. Studies of pulmo-nary function and some physical properties of bronchial mucus. Amer. Rev. resp. Dis. **85**, 319 (1962). — POLICARD, A.: Le poumon. Structures et mechanismes à l'etat normal et pathologique, 2. Aufl. Paris: Masson & Cie. 1955. — PONFICK, E.: Ein Fall von angeborener primärer Atrophie der rechten Lunge. Virchows Arch. path. Anat. **50**, 633 (1870). — PRATT, PH. C., A. HAQUE and G. A. KLUGH: Corre-lation of postmortem function and structure in normal and emphysematous lungs. Amer. Rev. resp. Dis. **83**, 856 (1961); — Correlation of postmortem function and structure in panlobular pulmonary emphysema. Lab. Invest. **11**, 177 (1962). — PRICE-JONES, C.: The size of red blood cells in emphysema. J. Path. Bact. **24**, 326 (1921)

RAHN, H., A. B. OTIS, L. E. CHADWICK and W. O. FENN: The pressure volume-diagram of the thorax and lung. Amer. J. Physiol. **146**, 161 (1946). — RAINEY, G.: On the minute anatomy of the emphysematous lung. Med.-Chir. Tr. (Lond.) **31**, 297 (1848). — RAU, G., H. BEHN, W. GEBHARDT, P. H. ROSSIER u. A. BÜHLMANN: Atemmechanische Untersuchungen am Lungenmodell, bei Lungengesunden und bei Patienten mit obstruktivem Emphysem. Schweiz. med. Wschr. **1957**, 374. — REDENZ, E.: Untersuchungen über die elastischen Fasern. I. Untersuchung der isolierten elastischen Fasern des Nackenbandes mit dem Mikromanipulator. Beitr. path. Anat. **76**, 226 (1927); — Untersuchungen über die elastischen Fasern. II. Dehnung der elastischen Fasern und Platten der Aortenwand mit dem Mikro-manipulator. Z. Zellforsch. **4**, 611 (1927). — REGLI, J., F. WYSS u. P. STUCKI: Bronchialasthma nach stumpfen Thoraxtraumen. Schweiz. med. Wschr. **1954**, 897. — REICHEL, G.: Untersuchungen an einem Lungenmodell über verschiedene Arten der ventilatorischen Verteilungsstörung. Klin. Wschr. **1961**, 530. — REICHEL, GUIDO: Die Ursprungsvarietäten der Bronchialarterien und Veränderungen ihres extrapulmonalen Abschnittes bei Lungenerkrankungen. Med. Inaug.-Diss. Münster 1962. — REID, L.: Pathological aspects of emphysema. Brit. J. Anaesth. **30**, 98 (1958); — The connective tissue septa in the adult human lung. Thorax **14**, 138 (1959); — Measurement of the bronchial mucous gland layer: A diagnostic yardstick in chronic bronchitis. Thorax **15**, 132 (1960); — Pathology of chronic bronchitis, S. 137. Internat. Symposium „Bronchitis". Assen: van Gorcum 1961. — REID, L., u. M. RU-BINO: The connective tissue septa in the foetal human lung. Thorax **14**, 3 (1959). — REINHARDT, E.: Beiträge zur Kenntnis der Lunge als neurovasculares und neuromus-culares Organ nach Beobachtungen an der Lunge des lebenden Kaninchens. Virchows Arch. path. Anat. **292**, 322 (1934); — Lungenkreislauf und Lungenmuskulatur bei Atelektase und Emphysem. Verh. dtsch. Ges. Kreisl.-Forsch. **8**, 173 (1935); — Die Lunge — ein neurovasculares und ein neuromusculares Organ. Allgemeine path. Schriftenreihe H. 1, 12 (1941). — RÉNYI-VÁMOS, F., u. M. PAPP: Das Lymphgefäßsystem der Lunge. Acta anat. (Basel) **40**, 100 (1960). — RENZETTI, A. D., W. NICHOLAS, R. E. DUTTON and L. JIWOFF: Some effects of ankylosing spondylitis on pulmonary gas exchange. New Engl. J. Med. **262**, 215 (1960). — REUTERWALL, O. P.: Zur Frage der Arterienelastizität. Virchows Arch. path. Anat. **239**, 363 (1922). — RIBBERT, H.: Lehrbuch der allgemeinen Pathologie und der speziellen pathologischen Anatomie. Leipzig: F. C. W. Vogel 1902; — Zur Genese des Lungenemphysems. Virchows Arch. path. Anat. **221**, 85 (1916). — RIENZO, S. DI: Radiologic exploration of the bronchus. Springfield, Ill. 1949. — RINDFLEISCH, E.: Lehrbuch der pathologischen Gewebelehre, 6. Aufl. Leipzig: Wilhelm Engelmann 1886. — RIVERS, D., M. E. WISE, E. J. KING u. G. NAGELSCHMIDT: Dust content, radiology and pathology in simple pneumoconiosis of coalworkers. Brit. J. industr. Med. **17**, 78 (1960). — RÖSSLE, R.: Wachstum und Altern (Physiologischer Teil). Ergebn. allg. Path. path. Anat. **18** (II), 677 (1917); — Wachstum und Altern (Pathologischer Teil). Ergebn. allg. Path. path. Anat. **20** (II), 369 (1923); — Die pathologisch-anatomischen Grundlagen der Epituberkulose. Virchows Arch. path. Anat. **296**, 1 (1936). — RÖSSLE, R., u. F. ROULET: Maß und Zahl in der Pathologie. Berlin u. Wien: Springer 1932. — ROHRER, F.: Der Strömungswiderstand in den menschlichen Atemwegen und der Einfluß der unregelmäßigen Verzweigung des Bronchialsystems auf den Atmungsverlauf in verschiedenen Lungenbezirken. Pflügers Arch. ges. Physiol. **162**, 225 (1915); — Der Zusammenhang der Atemkräfte und ihre Abhängigkeit vom Dehnungszustand der Atmungsorgane. Pflügers Arch. ges. Physiol. **165**, 419 (1916); — Studien über das Wesen und die Entstehung des Lungenemphysems. Münch. med. Wschr. **1916**, 1219; — Physiologie der Atembewegung. In: Handbuch der normalen und pathologischen Physiologie (BETHE-BERGMANN-EMBDEN), Bd. II. Berlin: Springer 1925. — ROKITANSKY, C.: Handbuch der pathologischen Anatomie, Bd. III. Wien: Braumüller u. Seidel 1842. — ROMANOFF, M.: Experimente über Beziehungen zwischen Atmung und Kreislauf. Naunyn-Schmiedeberg's Arch. exp. Path. Pharmak. **64**, 183 (1911). — ROSSIER, P. H.: Die Pathophysiologie des Emphysems. Verh. dtsch. Ges. inn. Med. **62**, 34 (1956). — ROSSIER, P. H., A. BÜHLMANN u. K. WIESINGER: Physiologie und Pathophysiologie der Atmung, 2. Aufl. Berlin-Göttingen-Heidelberg: Springer 1958. — ROTTER, W., u. W. BÜNGELER: Blut und blutbildende Organe. In: Lehrbuch der speziellen pathologischen Anatomie (KAUFMANN-STAEMMLER), 11. u. 12. Aufl., Bd. I/1. Berlin: W. de Gruyter & Co. 1955. — ROUGHTON, F. J. W.: The average time spent by the blood in the human lung capillary and its relations to the rates of CO uptake and elimination in man. Amer. J. Physiol. **143**, 621 (1945). — RÜTTNER, J. R.: Zur Bronchiolitis pneumoconiotica deformans. 4. internat. Staublungentagung Münster 1962. In: Fortschritte der Staublungenforschung (REPLOH-KLOSTERKÖTTER), S. 269. Dinslaken: Niederrheinische Druckerei 1963. — RUFER, H. R.: Die Thoraxinnenraummaße und die Zwerchfellgröße bei der Albinoratte in verschiedenen Lebensaltern. Gegenbaurs Morph. Jb. **99**, 317 (1958). — RUSSAKOFF, A.: Über die Gitterfasern der Lunge unter normalen und pathologischen Verhältnissen. Zugleich ein Beitrag zur Kenntnis der feinsten Stützsubstanz einiger Parenchyme. Beitr. path. Anat. **45**, 476 (1909).

SALFELDER, K.: Über die Lungenmuskulatur. Verh. dtsch. Ges. Path. **38**, 150 (1954). — SATTLER, A.: Der idiopathische Spontanpneumothorax und ähnliche Krankheitsbilder. Ergebn. inn. Med. Kinderheilk. **59**, 213 (1940). — SCHADE, H.: Die physikalische Chemie in der inneren Medizin, 3. Aufl. 1912. Zit. nach STANDENATH 1928. — SCHALLOCK, G.: Biokolloidale Probleme des Alterns. Medizinische **1960**, 2357. — SCHAUB, F., A. BÜHLMANN, R. KÄLIN u. T. WEGMANN: Zur Klinik und Pathogenese des sog. Kyphoskolioseherzens. Schweiz. med. Wschr. **1954**, 1174. — SCHERRER, M.: Die Störungen des Gasaustausches in der Lunge. Bern: Huber 1961; — Zur Frage der Erfassung des Alveolar-Septen- und Kapillarschwundes bei chronisch obstruktivem Lungenemphysem mit gasanalytischen

Untersuchungsmethoden. Acta allerg. (Kbh.) 16, 416 (1961). — SCHERRER, M. (Herausgeber): Klinisch brauchbare Einteilung des Lungenemphysems auf Grund der Resultate von Lungenfunktionsprüfungen. Koll. VI. Internat. Kongr. des Amer. College of Chest Phys., Wien 1960. Schweiz. Z. Tuberk. 18, 129 (1961). — SCHERRER, M., A. KOSTYAL, H. WIERZEJEWSKI, F. SCHMID u. H. A. VAN GEUNS: Zur Pathophysiologie des provozierten bronchial-asthmatischen Anfalls. Int. Arch. Allergy 9, 65 (1956). — SCHILLER, E.: Tierexperimentelle Beiträge zum Thema Staublunge und Bronchitis. In: Die Staublungenerkrankungen, Bd. 3, S. 435. Darmstadt: Dr. Dietrich Steinkopff 1958. — SCHMIDT, M. B.: Atrophie und Hypertrophie des Knochens. In: Handbuch der speziellen pathologischen Anatomie und Histologie, Bd. IX/3. Berlin: Springer 1937. — SCHMINCKE, A.: Zur Genese des doppelseitigen Spontanpneumothorax. Beitr. path. Anat. 80, 692 (1928). — SCHMORL, G.: Über die Beziehungen anthrakochalikotischer bronchialer Lymphknoten zu Bronchialerkrankungen und über Bronchitis deformans. Münch. med. Wschr. 1925, 757. — SCHNEIDER, H.: Untersuchungen zur Frage des berufsbedingten Emphysems und der berufsbedingten Emphysembronchitis der Glasbläser. In: Berufskrankheiten in der keramischen und Glas-Industrie. Würzburg: Berufsgenossenschaft der keramischen und Glasindustrie 1958. — SCHOBERT, H.: Klinische Bedeutung und Behandlung der Trichterbrust. Kinderärztl. Prax. 28, 161 (1960). — SCHOEDEL, W.: Die Atmungsregulation. In: Handbuch der allgemeinen Pathologie, Bd. V/1. Berlin-Göttingen-Heidelberg: Springer 1961. — SCHOEDEL, W., u. F. GROSSE-BROCKHOFF: Die Orthologie und Pathologie der Kreislauffunktion. In: Handbuch der allgemeinen Pathologie, Bd. V/1. Berlin-Göttingen-Heidelberg: Springer 1961. — SCHOEN, H.: Pathologische Anatomie des Asthma bronchiale. Tagg. Nord- u. Westdtsch. Path. Kassel 1958. Zbl. allg. Path. path. Anat. 99, 198 (1959). — SCHOEN, R.: Vorgänge im Lungenkreislauf bei Herzkranken. Verh. dtsch. Ges. inn. Med. 41, 422 (1929); — Tonusprobleme der Atmung. Klin. Wschr. 1936, 1341. — SCHOENMACKERS, J.: Die akute Lungenblähung und das interstitielle Emphysem bei intrakraniellen Prozessen. Virchows Arch. path. Anat. 318, 61 (1950); — Über Bronchialvenen und ihre Stellung zwischen großem und kleinem Kreislauf. Arch. Kreisl.-Forsch. 32, 1 (1960). — SCHOENMACKERS, J., u. H. VIETEN: Vergleichende pathologisch-anatomische und postmortal-angiographische Betrachtungen der Lunge. Ergebn. ges. Tuberk.- u. Lung.-Forsch. 14, 347 (1958). — SCHRÖDER, J.: Über das angeborene Fehlen einer Lunge. Zbl. allg. Path. path. Anat. 98, 555 (1958). — SCHÜRMEYER, E., u. W. HARTUNG: Klinische, morphologische und funktionelle Befunde bei einem Fall von 15 Jahre bestehender Pulmonalarterienthrombose. (In Vorbereitung.) — SCHULTZE, W. H.: Über die Verknöcherung des ersten Rippenknorpels. Langenbecks Arch. klin. Chir. 103, 832 (1914). — SCHULZ, H.: Die submikroskopische Anatomie und Pathologie der Lunge. Berlin-Göttingen-Heidelberg: Springer 1959. — SCHULZE, W.: Die entzündlich-narbige Bronchostenose und ihre Folgen. Verh. dtsch. Ges. inn. Med. 62, 76 (1956); — Röntgenologische Aspekte des oligämischen Obstruktionssyndroms im Lungenkreislauf bei chronischer massiver Pulmonalarterienthrombose. Radiologe 1, 37 (1961). — SCHUMACHER, O.: Zur Thoraxtopographie bei Kyphoskoliosen. Beitr. path. Anat. 95, 247 (1935). — SCHUMANN. H. D.: Zur Wirkung intrabronchialer Druckerhöhung auf die Lungencapillaren. Langenbecks Arch. klin. Chir. 268, 554 (1951). — SCHWEINITZ, A. v.: Mechanische und chemische Schädigungen der elastischen Fasern. Verh. dtsch. Ges. Path. 43, 69 (1959). — SEGAL, M. S., and E. O. ATTINGER: Bronchial asthma. In: Clinical cardiopulmonary physiology. New York: Grune & Stratton 1957. — SEGAL. M. S., and M. J. DULFANO: Chronic pulmonary emphysema (Modern medical monographs). New York: Grune & Stratton 1953. — SELBERG, W.: Beiträge zur Anatomie und Pathologie der Konstitution. Beitr. path. Anat. 111, 165 (1951). —

SEMISCH, R.: 5-Jahresheilungen bei Bronchialcarcinom und die funktionellen Spätfolgen im kleinen Kreislauf nach Lungenresektion. Verh. dtsch. Ges. Chir. 77 (1960). — SEMISCH, R., J. GESSNER, H.-L. KÖLLING u. H. H. WITTIG: Atlas der selektiven Lungenangiographie. Jena: Gustav Fischer 1958. — SENNER, E.: Über Atmung in bewegter Luft. Pflügers Arch. ges. Physiol. 190, 100 (1921). — D'SILVA, J. L., D. E. FREELAND and G. KAZANTZIS: The performance of patients with ankylosing spondylitis in the maximum ventilatory capacity test. Thorax 8, 303 (1953). — SIMMONDS, M.: Über Alterssäbelscheidentrachea. Virchows Arch. path. Anat. 179, 15 (1905). — SINAPIUS, D.: Ventilstenose eines Stammbronchus durch Anomalie der linken Arteria pulmonalis. Zbl. allg. Path. path. Anat. 102, 90 (1961). — SJÖSTRAND, T.: Determination of changes in the intrathoracic blood volume in man. Acta physiol. scand. 22, 114 (1951). — SORS, CH.: L'emphysème pulmonaire. Étude anatomique et pathogénique. Presse méd. 1958, 1868. — SPAIN, D. M.: Patterns of pulmonary fibrosis as related to pulmonary function. Ann. intern. Med. 33, 1150 (1950). — SPAIN, D. M., and G. KAUFMAN: The basic lesion in chronic pulmonary emphysema. Amer. Rev. Tuberc. 68, 24 (1953). — SPALTEHOLZ: Diseases of bronchi, lungs and pleura. In: Nothnagels Encyclopaedia of Practical Medicine. Philadelphia and London: W. B. Saunders & Co. 1903. Zit. nach STRAWBRIDGE 1960. — SPATH, F., u. J. EDER: Rippenfell. In: Handbuch der Thoraxchirurgie, Bd. II. Berlin-Göttingen-Heidelberg: Springer 1959. —SPÜHLER, O.: Die Erkrankungen des Zwerchfells. In: Handbuch der inneren Medizin, 4. Aufl., Bd. IV/4. Berlin-Göttingen-Heidelberg: Springer 1956.— STAEHELIN, R.: Über das Lungenemphysem. Klin. Wschr. 1922, 1721; — Referat über Emphysem. Tagg. südwestdtsch. Pathologen, Mannheim 1922. Zbl. allg. Path. path. Anat. 33, 1—20 (1922/23); — Das Lungenemphysem. Die Bronchitis. In: Handbuch der inneren Medizin, Bd. II/2. Berlin: Springer 1930. — STAEMM-LER, M.: Die Kreislauforgane. In: Lehrbuch der speziellen pathologischen Anatomie (KAUFMANN, STAEMMLER), 11. u. 12. Aufl. Berlin: W. de Gruyter & Co. 1954; — Erosionsbildungen im Magen und Duodenum bei Rechtsinsuffizienz des Herzens. Zbl. allg. Path. path. Anat. 100, 279 (1959/60). — STANDENATH, F.: Das Bindegewebe. Seine Entwicklung, sein Bau und seine Bedeutung für Physiologie und Pathologie. Ergebn. allg. Path. path. Anat. 22 (II), 70 (1928). — STAUBLUNGEN-TAGUNG, III. Internat., Münster 1957. Beiträge von: HUSTEN, WORTH, SCHILLER, DEENSTRA, GIESE, GILSON, MEY, DÜNNER, DI BIASI, In: Die Staublungenerkrankungen, Bd. III. Darmstadt: Dr. Dietrich Steinkopff 1958. — STERNBERG, C.: Über die elastischen Fasern. Virchows Arch. path. Anat. 254, 656 (1925). — STILLER, B.: Die asthenische Konstitutionskrankheit. Stuttgart: Ferdinand Enke 1907. — STRAWBRIDGE, H. T. G.: Chronic pulmonary emphysema. I. Historical review. II. Spontaneous pulmonary emphysema in rabbits. III. Experimental pulmonary emphysema. Amer. J. Path. 37, 161, 309, 331 (1960). — STURM, A.: Die klinische Pathologie der Lunge in Beziehung zum vegetativen Nervensystem. Stuttgart: Georg Thieme 1948; — Die nervalen Faktoren beim Asthma- und Emphysemproblem. Beitr. Klin. Tuberk. 110, 429 (1954). — STUTZ, E., u. H. VIETEN: Die Bronchographie. Stuttgart: Georg Thieme 1955. — SUDSUKI, K.: Über Lungenemphysem. Virchows Arch. path. Anat. 157, 438 (1899). — SUNDERMANN, A., u. G. PANZRAM: Extrapulmonale Symptomatik von Lungenkrankheiten (Sammelreferat). Münch. med. Wschr. 1962, 1106. — SUNDER-PLASSMANN, P.: Der Nervenapparat der menschlichen Lunge und seine klinische Bedeutung. Dtsch. Z. Chir. 250, 705 (1938). — SWANN jr., H. E.: Occurrence of pulmonary edema in sudden asphyxial deaths. Arch. Path. 69, 557 (1960). — SWEET, H. C., J. P. WYATT, A. J. FRITSCH and P. W. KINSELLA: Panlobular and centrilobular emphysema. Correlation of clinical findings with pathologic patterns. Ann. intern. Med. 55, 565 (1961). — SWEET, H. C., J. P. WYATT u. P. W. KINSELLA: Correlation of lung macrosections with pulmonary function in emphysema. Amer. J. Path. **29**, 277 (1960). — SYLLA, A.: Lungenkrankheiten. Berlin u. Wien: Urban & Schwarzenberg 1952. — SYMPOSIUM on emphysema and the „chronic bronchitis" syndrome, Aspen/Colo. 1958. Amer. Rev. resp. Dis. **80**, Suppl. (1959).

TAKINO, M.: I.—III.-Mitt. Acta Sch. med. Univ. Kioto **15**, Fasc. 4 (1933). Zit. nach REINHARDT. — TAKIZAWA, T., H. HASEYAMA and M. KURODA: Histopathological findings on a function of bronchiolus respiratorius. II. Mechanism of dust-macule formation. Tohoku J. exp. Med. **68**, 373 (1958). — TANNER, E.: Probleme der operierten Lunge. Bibl. tuberc. (Basel) **11**, 102 (1956); — Die Tracheobronchialtuberkulose des Erwachsenen. Die Tuberkulose und ihre Grenzgebiete in Einzeldarstellungen, Bd. 11. Berlin-Göttingen-Heidelberg: Springer 1957. — TENDELOO, N. PH.: Lungendehnung und Lungenemphysem. Ergebn. inn. Med. Kinderheilk. **6**, 1 (1910); — Allgemeine Pathologie, II. Aufl. Berlin: Springer 1925. — TENDELOO, N. PH., J. PH. HENNEMANN u. G. A. METZ: Untersuchungen über Lungenemphysem und Lungenelastizität. I. Elastizität, Dehnbarkeit und Lungenemphysem. II. Elastizität normalen und pathologischen Lungengewebes. Krankheitsforsch. **7**, 163 (1929). — TERBRÜGGEN, A.: Die Sagittalfurchen der Leber und Zwerchfellatmung. Verh. dtsch. Ges. Path. **28**, 255 (1935). — THEWS, G.: Die Sauerstoffdiffusion in den Lungencapillaren. In: Bad Oeynhausener Gespräche IV (1960). Berlin-Göttingen-Heidelberg: Springer 1961. — THIERFELDER, J.: Die Lungenfrisch- und -trockengewichte sowie das anatomische Lungenvolumen bei der Albinoratte in verschiedenen Lebensaltern. Ein Beitrag zur Frage des postnatalen Lungenwachstums. Gegenbaurs Morph. Jb. **99**, 286 (1958). — THIES, O.: Beiträge zur Atemmechanik auf Grund von Leichenversuchen. Virchows Arch. path. Anat. **284**, 772, 796 (1932). — TIFFENEAU, R.: L'examen pulmonaire de l'asthmatique. Déductions, diagnostiques, prognostiques et thérapeutiques. Paris: Masson & Cie. 1957. — TIEMANN, F.: Über die Sportlunge. Münch. med. Wschr. **1936**, 1517. — TÖNDURY, G.: Anatomische Vorbemerkungen. In: Handbuch der inneren Medizin, Bd. IV/1. Berlin-Göttingen-Heidelberg: Springer 1956. — TÖNDURY, G., u. E. WEIBEL: Anatomie der Lungengefäße. Ergebn. ges. Tuberk.-u. Lung.-Forsch. **14**, 59 (1958). — TRENDELENBURG, P.: Physiologische und pharmakologische Untersuchungen an der isolierten Bronchialmuskulatur. Naunyn-Schmiedeberg's Arch. exp. Path. Pharmak. **69**, 79 (1912); — Versuche an der isolierten Bronchialmuskulatur. Zbl. Physiol. **26**, 1 (1913). — TRIEPEL, H.: Einführung in die physikalische Anatomie. Wiesbaden 1902. — TRIMBLE, H. G.: Lungen-Emphysem. Münch. med. Wschr. **1954**, 1501. — TURA, S.: Pulmonary emphysema and polycythemia induced in rats by forced swimming. Proc. Soc. exp. Biol. (N.Y.) **103**, 713 (1960).

UEHLINGER, A., W. A. FUCHS, A. BÜHLMANN u. E. UEHLINGER: Über Lungenfibrosen. Klinik, Radiologie, Pathophysiologie und pathologische Anatomie. Dtsch. med. Wschr. **1960**, 1829, 1847. — UEHLINGER, E.: Die Epidemiologie des Bronchialdurchbruches tuberkulöser Lymphknoten. Beitr. Klin. Tuberk. **110**, 128 (1953); — Die pathologisch-anatomischen Grundlagen der cardio-respiratorischen Insuffizienz. In: Funktion und Klinik der chronisch kranken Lunge. Bibl. tuberc. (Basel) **11**, 43 (1956); — Die Thoraxdeformitäten. In: Handbuch der inneren Medizin, 4. Aufl., Bd. IV/2. Berlin-Göttingen-Heidelberg: Springer 1956; — Vanishing lung, progressive Lungendystrophie. In: Röntgendiagnostik (SCHINZ-GLAUNER-UEHLINGER), Ergebnisse 1952—1956. Stuttgart: Georg Thieme 1957; — Extrapulmonal bedingte Ventilationsstörungen (Referat). Verh. dtsch. Ges. Path. **44**, 59 (1960). — UEHLINGER, E., u. G. SCHOCH: Zur Diagnose und Differentialdiagnose der Lungengerüsterkrankungen: Entzündungen und Dystrophien. Das Mittellappensyndrom. In: Röntgendiagnostik (SCHINZ-GLAUNER-UEHLINGER), Ergebnisse 1952—1956. Stuttgart: Georg Thieme 1957. — ULMER, W.: Untersuchungen über die effektive Ventilationsleistung bei Emphysematikern. Verh. dtsch. Ges. inn. Med. **62**, 08 (1956); — Die Lungenfunktion bei der Silikose. In: Beiträge zur Silikoseforschung, Grundfragen aus der Silikoseforschung, Bd. 4, S. 345. Bochum: Bergbau-Berufsgenossenschaft 1961. — ULMER, W. T.: Staubbelastung und Lungenfunktion. 4. internat. Staublungentagung Münster 1962. In: Fortschritte der Staublungenforschung (REPLOH-KLOSTERKÖTTER), S. 275. Dinslaken: Niederrheinische Druckerei 1963. — ULMER, W. T., u. X. AP. MALIKIOSIS: Zur Pathophysiologie des Lungenemphysems. Thoraxchirurgie **9**, 127 (1961). — ULMER, W. T., u. G. REICHEL: Untersuchungen über die Altersabhängigkeit der alveolären und arteriellen Sauerstoff- und Kohlensäuredrucke. Klin. Wschr. **1963**, 1.

VALLÉRY-RADOT, P., et E. ISRAEL: Sur un cas d'atelectasie massive du poumon gauche, précédée par un syndrome d'obstruction partielle de la bronche souche. Bull. Soc. méd. Hôp. Paris 1936, 298. — VERSÉ, M.: Über die kongenitale Trichterbrust. Beitr. path. Anat. **48**, 311 (1910). — VERZÁR, F.: Die Regulation des Lungenvolumens. Pflügers Arch. ges. Physiol. **232**, 322 (1933). — VIRCHOW, R.: Emphysema pulmonum. Berl. klin. Wschr. 1888, 1. — VOLHARD, F.: Vortrag über Lungenemphysem, Verein der Ärzte in Halle, 23. 2. 1921. Ref.: Münch. med. Wschr. **1921**, 928; — Referat über Emphysem. Tagg südwest-dtsch. Pathologen, Mannheim 1922. Zbl. allg. Path. path. Anat. **33**, 1—20 (1922/23).

WACHOLDER, K.: Die Vitalkapazität als Maß der körperlichen Leistungsfähigkeit. Klin. Wschr. **1928**, 295. — WADE, O. L.: Movements of the thoracic cage and diaphragm in respiration. J. Physiol. (Lond.) **124**, 193 (1954). — WALKER, D. G.: Elastic fiber alterations in rats treated with lathyrus odoratus. Arch. Path. **64**, 434 (1957). — WALZER, J., and T. FROST: Cor pulmonale. Dis. Chest **26**, 192 (1954). — WASSNER, U. J.: Funktionelle Spätfolgen nach Lungenresektion. Verh. dtsch. Ges. Chir. **77** (1960). — WATERS, A. T. H.: Researches on the nature, pathology and treatment of emphysema of the lungs, and its relations with other diseases of the chest. London: J. Churchill 1862. — WEBER, H. H.: Die normale Atmung. In: Röntgenkymographische Bewegungslehre innerer Organe (STUMPF-WEBER-WELTZ). Leipzig: Georg Thieme 1936; — Radiologische Exploration des Hustenaktes. Fortschr. Röntgenstr. **90**, 274, 452 (1959). — WEBER, H. W.: Untersuchungen über die Bedeutung der Lungensegmente. Frankfurt. Z. Path. **62**, 499 (1951); — Die Bedeutung der Verzweigungsgebiete der Bronchien. I. Ordnung für die Ausbreitung von Krankheitsherden in der Lunge. Frankfurt. Z. Path. **62**, 523 (1951).— WEBER, K.-H.: Über die Zwerchfellbeweglichkeit nach thoraxchirurgischen Eingriffen. Beitr. Klin. Tuberk. **118**, 262 (1958). — WEDLER, H. W.: Stammhirn und innere Erkrankungen. Monographien Neur. H. 76 (1953). — WEGELIN, C.: Zur pathologischen Anatomie des Asthma bronchiale. Schweiz. med. Wschr. **1944**, 5. — WEIBEL, E.: Die Blutgefäßanastomosen in der menschlichen Lunge. Z. Zellforsch. **50**, 653 (1959). — WEIBEL, E. R.: Morphometrische Analyse von Zahl, Volumen und Oberfläche der Alveolen und Kapillaren der menschlichen Lunge. Z. Zellforsch. **57**, 648 (1962). — WEINSCHENK, K.: Herzmuskelveränderungen bei pathologischer Belastung des rechten Ventrikels. Beitr. path. Anat. **102**, 477 (1939). — WENZEL, H. G.: Untersuchungen einiger mechanischer Eigenschaften der Haut, insbesondere der Striae cutis distensae. Virchows Arch. path. Anat. **317**, 654 (1950). — WESTENHÖFER, M.: Über angeborene Raumfalten und -furchen (sog. Sagittalfurchen) der Leber. Virchows Arch. path. Anat. **227**, 172 (1920) u. Disk.-Bemerkung zu TERBRÜGGEN, Verh. dtsch. Ges. Path. **28**, 263 (1935). — WHITE, P. D.: Weekness and failure of the left ventricle without failure of the right ventricle. J. Amer. med. Ass. **100**, 1993 (1933). — WILLIGH: Zit. nach SYLLA 1952. — WILSON, H. G.: The emphysematous lung. Univ. Toronto med. Bull. **8**, 9 (1927). — WINKLER, F.: Untersuchungen über die Beziehungen des Abdominaldruckes zur Respiration. Pflügers Arch. ges. Physiol. **98**, 163 (1903). —

WINTRICH, M. A.: Krankheiten der Respirationsorgane. In: Virchows Handbuch der speziellen Pathologie und Therapie, Bd. V/1. Erlangen: Ferdinand Enke 1854. — WIRZ, K.: Das Verhalten des Druckes im Pleuraraum bei der Atmung und die Ursachen seiner Veränderlichkeit. Pflügers Arch. ges. Physiol. **199**, 1 (1923). — WÖHLISCH, E., u. R. DU MESNIL DE ROCHEMONT: Untersuchungen über elastische und thermodynamische Eigenschaften des Bindegewebes (vorläufige Mitteilung). Beitr. path. Anat. **76**, 233 (1927). — WOLLHEIM, E., u. J. MOELLER: Hypertonie. In: Handbuch der inneren Medizin, 4. Aufl., Bd. IX/5. Berlin-Göttingen-Heidelberg: Springer 1960. — WOOD, D. A., and M. MILLER: The role of the dual pulmonary circulation in various pathologic conditions of the lung. J. thorac. Surg. **7**, 649 (1937). — WORTH, G.: Bronchitis-Emphysem-Silikose (Referat). 3. Internat. Staublungentagung, Münster 1957. In: Die Staublungenerkrankungen, Bd. 3. Darmstadt: Dr. Dietrich Steinkopff 1958; — Die Lungenfunktion bei der Silikose. Beitr. Silikoseforsch. Sonderbd. Grundfragen aus der Silikoseforschung **4**, 361 (1961); — Lungenfunktionsprüfungen bei Bergleuten mit und ohne Silikose unter Berücksichtigung von Bronchitis und Emphysem. 4. internat. Staublungentagung, Münster 1962. In: Fortschritte der Staublungenforschung (REPLOH-KLOSTERKÖTTER), S. 291. Dinslaken: Niederrheinische Druckerei 1963. — WORTH, G., u. E. SCHILLER: Die Pneumokoniosen. Köln: Staufen-Verlag 1954. — WRIGHT, R. R.: Bronchial atrophy and collapse in chronic obstructive pulmonary emphysema. Amer. J. Path. **37**, 63 (1960). — WURM, H.: Pathologische Anatomie der Heilungsvorgänge bei der tuberkulösen Lungenkaverne. In: Kollapstherapie der Lungentuberkulose (HEIN, KRÄMER, SCHMIDT). Leipzig 1938; — Tuberkulose und Atelektase. Ergebn. ges. Tuberk.- u. Lung.-Forsch. **12**, 121 (1954). — WYATT, J. P., V. W. FISHER and H. C. SWEET: Centrilobular emphysema. J. clin. Lab. Invest. **10**, 159 (1961). — Panlobular emphysema: Anatomy and pathodynamics. Dis. Chest **41**, 239 (1962). — WYSS, F.: Asthma bronchiale. Stuttgart: Georg Thieme 1955.

YESNER, R., S. BERNSTEIN and N. D. D'ESOPO: The evolution of bullous cavities in adequately treated experimental pulmonary tuberculosis. Amer. Rev. resp. Dis. **82**, 810 (1960).

ZADEK, I., u. H. RIEGEL: Die Lungenzysten. Pathologie und Klinik. Berlin: W. de Gruyter & Co. 1958. — ZDANSKY, E.: Röntgendiagnostik des Herzens und der großen Gefäße. Wien: Springer 1949; — Die Röntgenologie des Lungenkreislaufs. Verh. dtsch. Ges. Kreisl.-Forsch. **17**, 139 (1951). — ZEILHOFER, R.: Die Differentialdiagnose von Störungen der Atemmechanik an Hand des statischen und dynamischen Volumen-Druck-Koeffizienten. (Untersuchungen bei obstruktiver, restriktiver und kombinierter Ventilationsstörung in vivo und am Lungenmodell.) Klin. Wschr. **1960**, 1013. — ZORN, O.: Über das Cor pulmonale und den Lungenkreislauf bei Silikosen. Verh. dtsch. Ges. Kreisl.-Forsch. **17**, 99 (1951); — Chronische Bronchitis bei Staubinhalation und ihre Vorbeugung. Verh. dtsch. Ges. inn. Med. **62**, 99 (1956). — ZUIDEMA, P., u. M. SCHERRER: Beitrag zur funktionellen Diagnostik des chronisch substantiellen Lungenemphysems. Schweiz. Z. Tuberk. **12**, 215 (1955). — ZUPPINGER, A.: Die Strahlenveränderungen der Lunge. In: Handbuch der inneren Medizin, 4. Aufl., Bd. IV/2. Berlin-Göttingen-Heidelberg: Springer 1956.

Namenverzeichnis

Die kursiven Seitenzahlen beziehen sich auf das Literaturverzeichnis

Abbot, O. A., W. A. Hopkins, W. E. van Fleit u. J. J. Robinson 35, 107, *160*

Abelanet, R. s. Delarue, J. 108, *163*

Adebahr, G. 108, *160*

Alexander, H. L. s. Kountz, W. B. 4

Allen, C. M. van 121, *160*

Altmann, H. W. 40, 41, 130, *160*

— u. H. Schubothe *160*

Altmann, K. *160*

Amberson, I. B., u. D. M. Spain 116, *160*

Andersen, D. H. s. Jacobson, J. H. 82, *170*

Anthony, A. J. 68, *160*

Apthorp, G. H. s. McIlroy, M. B. 154, *173*

Armstrong, J. B., u. L. Cudkowicz 7, 151, *160*

— s. Cudkowicz, L. 108, *163*

Aschoff, L. 115, 120, *160*

Attinger, E. O. 139, *160*

— s. Segal, M. S. 140, *178*

Auriol, M. s. Delarue, J. 108, *163*

Austrian, R., J. H. McClement, A. D. Renzetti jr., K. W. Donald, R. L. Riley u. A. Cournand 20, 135, *160*

Avery, M. E. s. Cook, C. D. 47, *163*

Baader, E. W. 90, *160*

— s. Cancella, L. de C. 91, *162*

Baarsma, P. R., u. M. N. J. Dirken *160*

— — u. E. Huizinga 121, *160*

Backmann, R. 62, 131, 132, *160*

Baldwin, E. F., A. Cournand u. D. W. Richards jr. 3, 124, 135, *160*

Balestra, G. s. Martini, A. de 108, *173*

Baltisberger, W. 46, 102, *161*

Barcroft, J. 133, *161*

Bargmann, W. 99, 102, 133, *161*

Barrie, H. s. Cook, C. D. 47, *163*

Bartels, H. 133, *161*

— E. Bücherl, C. W. Hertz, G. Rodewald u. M. Schwab 3, 126, *161*

Bartlett, R. A. s. Otis, A. B. 42, *175*

Bayer, G. 100, *161*

Bayliss, L. E., u. C. W. Robertson 46, *161*

Beatty, O. A. 120, *161*

Bedford, E. D. 105, *161*

Behn, H. s. Rau, G. 116, *176*

Behrens, W. 102, *161*

Behrens sen., W., u. A. Fanconi 29, 116, *161*

Beitzke, H. 75, 80, 114, *161*

Bell, J. W. 30, 116, *161*

Beneke, F. W. 58, 61, *161*

Berblinger, W. 148, 149, *161*

Bernoulli 55, *161*

Bernstein, S. s. Yesner, R. 116, *182*

Berry, F. B. s. Cournand, A. 76, *163*

Biasi, W. di 21, 66, 90, 95, *161*, *173*, *179*

Binet, J. P., Ch. Nezelof u. J. Fredet 82, *161*

Bittorf, A. s. Minkowski, O. *174*

Böhmig, R. 67, *161*

Boemke, F. 90, *161*

Bönninger, M. 46, *161*

Bohr, Chr. 100, *161*

Boller, C. s. Hurtado, A. *169*

Bolt, W. 150, *161*

— W. Forssmann u. H. Rink 130, 152, *161*

— H. W. Knipping u. H. Rink 76, *161*

— u. H. Rink 152, 153, *162*

— s. Knipping, H. W. 5, 76, 124, 127, 128, *171*

Bostroem, B., u. J. Piiper 132, *162*

Braak, J. W. ter s. Niekerk, J. van 79, *175*

Brauer, L. 4, 123, 124, *162*

Braus, H. 44, *162*

Brille, D. s. Kourilsky, R. *171*, *173*

Briscoe, A. M., u. W. E. Loring 65, *162*

Briscoe, W. A. 136, *162*

— u. A. Cournand 136, *162*

— s. Comroe, J. H. 5, 47, 128, *163*

Brock, R. C. 156, *162*

Bronkhorst, W., u. C. Dijkstra 99, *162*

Brooks, W. D. W. s. Hurtado, A. 68, *169*

Sachverzeichnis

Kursivschrift bezieht sich auf Haupthinweise